Jessica Wapner
ジェシカ・ワプナー

斉藤隆央［訳］

フィラデルフィア染色体

遺伝子の謎、
死に至るがん、
画期的な治療法発見の物語

The Philadelphia Chromosome

A Genetic Mystery, a Lethal Cancer,
and the Improbable Invention of
a Lifesaving Treatment

柏書房

フィラデルフィア染色体

遺伝子の謎、死に至るがん、画期的な治療法発見の物語

第2部 合理的設計

この物語に結実したビジョンや執念をもち、苦しみと希望を味わったすべての人へ

著者よりひと言

本書は、実際にこの物語を生きた方々に対しておこなった膨大なインタビューをもとにしている。とくに明記していなければ、引用はすべて、二〇一二年か、何人かの科学者の場合は二〇〇七年におこなったインタビューによるものだ。ほかの資料から引用した場合は、もとにした文献を付記している。

――ジェシカ・ワプナー

序文　ロバート・A・ワインバーグ博士

多くの人は、がんが現代の病気で、環境汚染やひどい食事など、現代のライフスタイルに関わる無数の要因の産物だと錯覚している。本当はまるで違う。がんという病気は、あらゆる多細胞生物を多かれ少なかれおびやかしている。われわれ自身の種の場合、がんの発生率が急増したのは、（アルツハイマー病のように）高齢者を主に襲う病気をわずらうほど長く生きるようになったからだ。

最近まで、この病気がなぜ、どのように生じるのかはわかっていなかったが、それでも一部の――とはいえ、ほとんどない――タイプを治療する手段が開発されていた。化学療法や放射線治療は、一部のがんの治療には著効を示す一方、ほとんど効果のないがんもあった。それでも一九七〇年代の初めごろには、こうした細胞毒性療法がもたらすメリットはほとんど限界に達していた。つまり、がんによる死亡率の減少に大きく寄与する能力を使い果たしてしまっていたのだ。科学の地平を見わたす人々は、この病気の新たな治療法が必要だと結論づけていた。

そうしたがん治療の革新に関心をもつ人は、この病気がどのように引き起こされるのかという点に目を向けた。がん細胞内の欠陥が理解できさえすれば、新たな治療手段がきっと現れる、と考えたのだ。この信条は、一九七〇年代の後半、がん細胞のなかに明確にがんを引き起こす遺伝子が見つかるとともに広まった。この遺伝子――まもなく腫瘍遺伝子と名づけられる――は、ヒトのさまざまながん細胞がとめどなく増殖する原動力のようだった。この遺伝子（と、さらに言えばそれが作り出すタンパク質）を攻撃することで、標的を絞り込んだきわめて効果的な治療法が生み出せる、と少なくとも考えられた。

がんに対処するこの新しいアプローチを支持する人々は、がん細胞内の特定の分子的欠陥に的を絞ることで、合理的に抗がん剤を開発する手段として自分たちの戦略を描いてみせた。彼らはこの新しいがん治療を、細胞毒性療法など、それまで数十年間にわずかな成功を収めていた粗削りなツールとも言える従来の戦略と対比した。後者の治療は、なぜがん細胞が異常な振る舞いをするのかについては何の知識もなしに考案されていた。それがここへきて初めて、見通しが明るくなった。がん細胞のなかで機能不全を起こしているタンパク質を攻撃すれば、腫瘍全体を打ち負かすことができたのだ。

一九八〇年代の初頭を迎えるころには、がんの分子的起源を探る研究は急成長を遂げ始め、二〇世紀末には、がん細胞がなぜ異常に増えるのかについて、具体的な情報が驚くほどたくさん集まっていた。しかし、そのような結果を新たな治療につなげるのは、そう簡単ではなかった。がん細胞をきわめて特異的に叩ける――がん細胞を選択的に殺す一方、正常な細胞は比較的影響を与えずに残す――薬を開発するには、一般に科学的な障害があったのだ。がん細胞を標的とするそのような選択性は、完全であることはまずなかった。副作用の毒性は、どんなに効き目の高い標的療法にもほぼ必ずついてまわったのである。さらに、経済的な問題があった。具体的には、新たな抗がん療法の開発で急増するコストが、臨床薬で回収できるかどうかだ。

本書は、合理的薬物設計の「申し子」と広く（少なくともがんの研究や治療に関わっているわれわれのような人間のあいだでは）見なされているものに焦点を当てている。本書で語られる話は、いつの日かがんを合理的に設計された薬で治療できるようになると夢見た人々が正しかったことを明らかにしている——そして今日に至るまで有数のサクセスストーリーであり続けている。残念ながら、その後、それに匹敵する話はほとんど現れていない。まず起こらなかったと言ってもいいような話なのだ。

グリベックは、開発されなかったかもしれなかった。この薬を生み出した製薬会社の財務担当者たちが、病気が希少すぎて薬の開発への多大な投資を正当化できない、と主張していたからだ。彼らは、薬の開発コストが売上でまかなえないと言った。幸いにも、彼らの説得は成功せず、合理的薬物設計の先駆者たちはどんどん突き進んで、真にすばらしい治療薬を生み出した。

慢性骨髄性白血病（CML）患者の白血病細胞に異常染色体を発見してからの段階的なプロセスをたどれば、抗がん剤の開発が、臨床前のレベル（つまり実験室のレベル）でも臨床のレベルでも、どれほど真に難しいものだったかがわかるようになる。CMLと診断されるのは、かつては死刑宣告に等しかった。数年でほぼ必ず進行し、患者の命が終わる合図と言える「急性転化」に至ったからである。今は、初期に診断されたCMLは慢性病となりうる——厳密には治らないが、きわめて効果的に抑えられるので、患者は自分の骨髄に白血病細胞の小さな巣があるのを忘れてしまっていることも多い。白血病細胞は、毎日飲む特効薬によって封じ込められているのだ。

なぜグリベックは、CMLの治療でこんなにも華々しい成功を収めたのだろう？　ほかのタイプのがんを治療する類似薬はまちまちの結果で、短期的な奏効を示したあとに薬剤耐性の臨床的再発を起こすこともままあるのに。その答えは、ひとつには、まだ侵攻性［訳注：腫瘍の増殖が速いこと］に至っていない病気を治療し、そこで止めるという幸運な選択をしたことにある。ほかのほとんどのタイプのがんは、自然に進行して遅くなってから診断される場合も多く、するとそれを排除すべくなされた治療をかわす手だてをもってしまっている。本書は、この薬を真に輝かしい成功へと導いた英雄たちの仕事に興味のある人にとって、面白く読めるはずだ。

ロバート・A・ワインバーグ博士は、MITのがん研究センターでダニエル・K・ラドウィグ記念教授を務め、アメリカがん協会の研究教授で、全米科学アカデミーのメンバーでもある。ヒトのがんの遺伝的基礎にかんしては、世界的に認められた権威でもある。ヒトで最初の発がん遺伝子や最初の腫瘍抑制遺伝子を発見した功績により、一九九七年には米国科学栄誉賞を、二〇〇四年にはウルフ賞医学部門を受賞した。また、五冊の書籍と三二五を超える論文の著者や編者を務めている。

ペーパーバック版へのまえがき

今これを書いている時点で、われわれの遺伝子をめぐってひとつの戦いがおこなわれている。民間企業が唾液のサンプルと九九ドルでＤＮＡを解析するサービスを提供しようとするのに対し、規制当局がそれを許すべきかどうか決めようと奮闘しているのだ。アメリカ食品医薬品局（ＦＤＡ）は最近、遺伝子検査企業「23アンドミー」に、個人を対象とした健康関連のゲノム解析サービスの提供を中止するように命じた。そのサービスは、われわれの染色体に収められた遺伝子と、アルツハイマー病やがんなどのおそろしい病気との関連についての情報を、依頼者へ報告するものだ。

ＦＤＡの考えでは、個人のＤＮＡを将来の健康状態の可能性と結びつける個人ゲノム解析サービスの提供は、医療器具の販売に近く、無責任な小売り販売が野放しになる問題が生じるという。営利目的の企業が、医療指導なしにそうした情報を提供していいものだろうか？　そんなことを暴いて本当に人々のためになるだろうか？　その情報が、不要な医療を受けることにつながりはしないか？　遺伝子構成など、自分でコントロールできないことがらに対するパニックを引き起こすおそれは？　ＦＤＡが23アンドミーの事業の手綱を握る――またそうして消費者が自分個人のゲノムの情報を手ごろな価格で入手するのを制限する――ことには、反発が強かった。反発の中心には、ひとつの大きな疑問があった。自分のゲノムについて、なんでもほしい情報が得られてはいけないのか？　あなたの細胞に、たとえば卵巣がんに関わる遺伝子変異があるとしたら、手段を問わずその情報を手に入れる権利があるだろうか？　その情報が、ＦＤＡの言うとおり医療の意思決定（と支出）に影響しうるのなら、なぜそれを制限するのか、と批判者たちは問うているのだ。

こうした疑問がそんな論議をあおり、いまだにきちんと答えられていないという事実は、われわれの遺伝子研究がある意味で瀬戸際に立たされている証拠と言える。いまや、染色体をすべて読み出し、個人の身体的特徴やそこにひそむ危険もわかるデータに、だれもがアクセスできるような未来を容易に思い描くことができるのだ――また同じぐらい容易に、われわれの遺伝子のプロフィールが厳しく規制されたり監視されたりする世界も想像できる。さらにそのような情報が、保険金や、結果的に医療費に、どこまで加味されるかも想像がつく。

この新時代――個人ゲノムのプロフィールをもつことが、パスポートをもつのと同じぐらい当たり前になる時代――への突入は、もう始まっている。どんどん多くの薬――ほとんどはがんの薬だが、ほかの病気の薬もある――が、そうした病気の元凶とおぼしき変異遺伝子がコードするタンパク質を標的とするものになってきている。あれこれの遺伝子変異の存在は、診断で病気の重さの見込みが語られる際、予後に加味される。そして個人個人の遺伝子の特性は、乳がんや卵巣がんのリスクを高める*brca*遺伝子のある女性が乳房切除や卵巣摘出をおこなうなど、医療上の重大な意思決定をおこなう際にますます利用されるようになっている。

今日、われわれは皆、ＤＮＡとは何か、遺伝子変異がどのように生じるか、その情報が自分にとって重要かどうかを理解するために、自分のなかに少しばかり遺伝学者を必要とする。研究者が、ヒトなどの生物に加え腫瘍やウイルスについてもゲノムを明らかにしていくなかで、新たな情報が豊富に手に入るようになっている。だが過去にも、遺伝学がどのようにして科学や医学の多くの部分を占めるようになったのかについて、重要な情報がひそんでいる。そんな歴史によってわれわれは、将来もたらされそうなものをより良く推測し、それに備えることもできる。

本書は、オーダーメイド医療の時代の始まりについての物語だ。ある遺伝子変異を明らかにし、それをまれな白血病と結びつけた――初めて遺伝子とがんを決定的に結びつけた――画期的な研究を、時系列で語る。物語はさらに、このがんを根本的な原因から治療する薬の開発へと続き、新薬が作られるプロセスと、えてして科学のブレイクスルーとともに生じる、生物学そのものや官僚的組織を相手にする苦闘を明らかにする。

がんは今も世界の人々をなぎ倒し続けている。医療の進歩は、せいぜい漸進的なものだ。死と苦痛と恐怖――社会的な懸念と個人的な苦悩によってわれわれの人生を翳（かげ）らせる脅威――は、当然この病気についてまわる。本書では、苦労して作り上げた薬が死に至る病を治療可能な症状に変えた、たぐいまれな勝利の時について語る。それにより、そうした成功が起こりうると信じられるわけもわかるはずだ。

われわれが現在、遺伝子医療の時代の入口にいるという事実のおかげで、本書は時宜を得た物語となっている。一方で、これを時代を超えた物語としているのは、顕微鏡の背後にいた人々だ。しかるべき時にしかるべき疑問を抱き、答えを明らかにする手だてを見つけた研究者たちと、有望な薬が無駄にならぬよう、疲れも知らずに働いた医師たちと、沈みかけた船を操って自分を家に帰した患者たち――彼らが残したものから、われわれは皆、力を引き出せる。彼らこそが、命を救う薬の発明をもたらす意外な発見やつながりにわれわれの目を向けさせ、止まりそうになった薬の開発の流れを変えてくれたのだ。

そしてなにより、この物語は、自分たちにできることを気づかせて、良くも悪くもわれわれの心を強く動かす。

本書はまた、新薬のコストを巡る議論とも反響している。二〇〇一年に慢性骨髄性白血病の最初の標的薬として承認されてから、価格は毎年数千ドルずつ上がり続け、現在一年間に患者に投与される薬のコストは、アメリカで約九万ドルとなっている。医師たちはそうした高い価格に猛反対の声を上げたが、それでも価格は変わらなかった。ここでまた、この物語は、製薬業界――現在年間三〇〇〇億ドル以上の利益を上げている――と、現在アメリカ経済の一八パーセントを占めている保健医療全般について、概観できる縮図ともなっている。

われわれの遺伝情報をどのように管理し、命を救う薬のコストをどのように決め、保健医療においてどのように人道性を保つかという問題に取り組んでいくにつれ、フィラデルフィア染色体の遺産はわれわれ人類のＤＮＡに組み込まれていくのだ。

ジェシカ・ワプナー
ニューヨーク市ブルックリン
二〇一三年一二月

プレリュード　骨の髄まで　二〇一二年二月

ゲイリー・アイクナーは、壁を背にして椅子に座っていた。部屋の真向かいには担当の看護師がいるが、その姿はコンピュータに半ば隠れている。彼女はアイクナーからは見えないモニターのカルテをスクロールしては、質問に対する彼の答えを打ち込んでいた。アイクナーは健康そのものといった具合に、にっこり笑いながら答えていた。そうすればどうにかして本当に健康になるかのように。そして自分の心配な気持ちを隠したまま、人生にいきなり降りかかった病気について、このあとどんなことがわかるだろうかと黙って考えていた。何を考えても、不安に染まっていく。

看護師は、アイクナーが最近服用を始めた白血病薬で生じる可能性のある副作用の数々を目で追っている。「胸に痛みは？」彼女は尋ねる。「心臓はおかしくない？　足首にむくみは？　吐き気は？」アイクナーは「ない」とばかり答えていったが、ただひとつ、空腹時に薬を飲むと出る症状についてはこう語った。「きりきりと、胃がものすごく痛い。これまで味わったこともない最悪の感じ」

看護師には、アイクナーが実は自分と同じ種類の白血病患者の味わいうる最悪のものを知らないのだとわかっていた。今日、アイクナーの病気に罹った患者のほとんどは、その種の痛みを知ることがない。だがそんなことを考えていたとしても、看護師は思いを胸にしまい込んでいた。なにしろ目の前の患者は、医師が骨髄サンプルを採取できるよう、大きな中空の針を骨に差し込まれようとしていたのだ。この薬を飲む患者を世話する看護師として一二年間、幾度となくそうした処置に立ち会ってきて、彼女はどれだけ多くのことがこの生検（生体組織検査）にかかっているのかを知っており、四三歳のアイクナーが自分の命の危機に十分気づいていることもわかっていた。

彼の気持ちを楽にしてあげられる者がいたとすれば、それは担当医のブライアン・ドラッカーだった。「私が気にかけているのは、あなたが少しでも良くなっていくことだけなんです」ドラッカーは、骨髄生検のためにオレゴン州ポートランドにある自分の大学病院の外来を訪れたこの患者に、そう声をかけた。その生検で、薬――アイクナーが六か月にわたり毎日飲み続けてきた錠剤――が、彼の体を侵している白血病と取っ組み合えているかどうかが明らかになるはずだった。アイクナーは、慢性骨髄性白血病（CML）だった。これは白血球のがんで、進行はゆっくりだが死に至りうる。「二〇のうち一八になっていればうれしいですね」アイクナーは、わかっているというようにうなずいて見せた。落ち着きのない足だけが、彼の緊張ぶりを示していた。

アイクナーにとって、そうした数は、二〇一一年の夏に診断されてから知った新しい言葉の一部だった。がんと診断される多くの人の場合と同じく、それは突然、思いがけない形で覚えていくこととなった。きりきりする腎臓の激痛に一日ほど苛まれたあげく、十代の息子をもつシングルファザーだったアイクナーは、自分で車を運転して当時住んでいたワシントン州オリンピアの病院へ行き、救急処置室へ入った。義理の女きょうだいはドクターヘリに搭乗する外傷専門の看護師をしていたが、彼女に腎臓結石だろうと言われてアイクナーは、痛みをともなうけれども一般的な処置のために入院すると思っていた。しかし数人の医師が病室に入ってくると、彼にも何かが違うようだとわかった。「あなたは腎臓結石ではありません」彼らは言った。「白血病と思われます」

　血液検査でまもなくアイクナーは、ほかの点ではまったく健康だが、ＣＭＬであることが判明した。サンプルの白血球数の過剰によって、それが確かめられたのである。刺すような痛みを、アイクナーは腎臓によるものだと思っていたが、医師たちは、脾臓が原因であり、それが内部の白血病細胞の過剰によって肥大したためにちがいないと説明した。この病気は進行が遅いのですぐに危険というわけではなかったが、無駄にできる時間はなかった。長く生存する可能性をできるだけ高めるには、すぐに治療を開始する必要があった。

　アイクナーが速やかに告げられたとおり、危険はいずれ訪れるおそれがあった。治療が効かなければ、五年以内に彼の骨髄は芽球でいっぱいになる。芽球とは未熟な白血球のことであり、それが多すぎて、しかもまったく役に立たないのだ。元はさらさらだったアイクナーの血液も、ねばついた泥のようになってしまう。酸素を体じゅうに運ぶ鉄分豊富な赤血球は確実に供給量が減り、彼は疲れて貧血を起こすようになるが、一方で血小板が減って血が固まらなくもなる。病気が加速期（芽球が一五パーセントを超える）から急性転化（芽球が三〇パーセントを超える）に至ると、眼や脳につながる細い毛細血管が詰まる。また、えてして脾臓が顕著に肥大する。そうして彼の体が機能停止へ向かうと、脳や腸のほか、あらゆる孔から出血することになる。

　二日後、アイクナーは最初の骨髄生検を受けた。片言の英語を話す看護師は、そのためにアイクナーに馬乗りになって、長さ四インチ（約一〇センチ）の針を骨に打ち込まなければならなかった。骨は、なかにあふれた大量の白血球によって、硬化し炎症を起こしていた。

　やがて、なんとか彼女は一オンス（三〇ミリリットル弱）の骨髄を採取できた。骨の中心にあって、新しい血液細胞を作っている海綿状のものである。病院の遺伝学ラボで、アイクナーの血液細胞に含まれるコイル状のＤＮＡ鎖に蛍光色素を組み込むと、ＣＭＬのまぎれもない証拠が見つかった。それは「フィラデルフィア染色体」という遺伝子変異を起こした異常染色体で、五〇年以上も前に発見され、この自然発生する致死性のがんの決定的な特徴と見なされている。アイクナーの骨髄サンプルでは、二〇の細胞のうち二〇に、この遺伝子のエラーが含まれていた。

アイクナーと家族ぐるみで付き合っている友人にも同じタイプのがんになった人がおり、すぐにブライアン・ドラッカーという医師と連絡をとるようにとアドバイスした。「彼に診てもらうまでは何もするな」診断が出て二、三日のころ、友人はアイクナーにそう言ったのだ。三日後、アイクナーはドラッカーから電話を受けた。不思議なことに——どうして知ったのかアイクナーにはわからなかったが——ドラッカーは電話番号を知っていたのだ。それから二〇分、ドラッカーはアイクナーの気分を落ち着かせるように話し、まだ病気の初期段階だから、一、二週間してから南のオレゴン健康科学大学（ＯＨＳＵ）に来ればいいと言って安心させた。その大学でドラッカーは、一九九三年から白血病の治療と研究をおこなっていたのだ。彼はアイクナーに、専門家の見地から、ビールを飲みに行くことにもオーケーを出した。時は八月。アイクナーは、地元オリンピアで毎年夏に開催されるビール祭りに日帰りで行く予定だった。兄がアイクナーの心を一時(いっとき)でも白血病から逸らそうと思って発案したのだが、そんなおりに電話が鳴ったのである。

一〇日後、アイクナーはポートランドへ向かっていた。ＣＭＬと診断されて三週間のうちに、彼は薬物療法の最初の錠剤を飲みだしていた。ドラッカーが開発に関わっていた、がんと根本的に取っ組み合うための薬だ。

治療を始めてしばらくは、まさに地獄だった。アイクナーは日に何度か嘔吐し、夜どおし吐くことも多く、悪心のせいでずっと眠れなかった。薬が骨髄に過剰にたまった血球を流し去り、骨が元に戻るときの痛みは耐えがたいものだった。睡眠不足と、身体がこの新しい状況に対処するのを助ける薬のあれこれによって、彼は衰弱し、血の気を失った。治療中も、勤め先の会社が建設していたキャノーラ油工場で現場監督の仕事を続け、日に何時間も現場を歩きまわって電気工事にミスがないか確かめていたが、昼過ぎにはへとへとになっていた。のちにアイクナーの頬に赤みが戻ったときに初めて、仕事仲間はぎょっとするほど彼の顔色が悪かったと言った。十代の息子は、アイクナーの先妻が住むコロラドへ行っていたので、仕事も遊びも全力投球の父が痛みに身をかがめ、トイレでえずいているのを見ずに済んでいた。その息子が戻ってくるころには、副作用もなくなり、アイクナーは新しい状況に適応していた。筋肉はまだ回復の途中だったが、彼はまたジムへ通い、一日じゅう工事現場を歩いても疲れなくなった。

今、二月の寒さのなかで、アイクナーがＣＭＬと診断される前の夏のことはまるで夢のように思われた。現在彼はワシントン州のバンクーバーで暮らしている。職場が変わってＯＨＳＵからわずか二〇分の距離に移ったのだ。妻とは最初の診断後に離婚をいったん保留したが、今は正式に別れている。がん患者となって六か月が過ぎ、薬が効いているかどうか確かめるべく、再び骨髄生検をおこなう時になっていた。息子と兄が病院のカフェで待っているあいだ、アイクナーはドラッカーから今の治療段階で期待しうる内容の説明を受けた。骨髄生検では、熟練した技師が骨髄細胞——きっかり二〇個——のサンプルを取り出し、顕微鏡で調べる。アイクナーが最初に診断されたとき、二〇個すべての細胞に、ＣＭＬの証拠となる遺伝子の特徴が見られた。このがんは数年かけてゆっくり進行するものだったので、変異遺伝子を含む細胞がわずかでも減れば、ドラッカーは治療が効いているのだと納得できる。だからアイクナーを元気づけるように「二〇のうち一八になっていればうれしいですね」と言ったのだ。ドラッカーが、柔らかな物腰に見合う穏やかな青い瞳で患者に語りかけたとおり、異常な細胞がたった二個減るだけでも薬が効いている十分なしるしとなるのだった。彼はアイクナーに、この段階でどれほどいろいろな結果がありうるかを説明した。薬がまったく効かない可能性もあり、それだとアイクナーは二〇のうち二〇のままだ。あるいはまた、一八をはるかに下回り、〇にさえなる可能性もあった。

黒のパーカーにジーンズという出で立ちで、ヤギひげをきちんと刈り整えたいかつい顔のアイクナーは、がんと戦っている人間にはとても見えなかった。体格はずんぐりしていながら贅肉がない。看護師にもこう言っていた。「またウェイトリフティングも始めてみたんだ。全力じゃないけどね」屈託のない笑顔を見せ、威勢のいいだみ声で医師や看護師の問いかけにはきはき答える彼は、目の前のプロたちの印象を良くしたくてしかたがないようだった。

もう何分か検査結果などの話をしてから、五六歳のドラッカーはそろそろ潮時だと思った。いよいよ生検を前にして、患者が緊張しているのがわかる。「時間稼ぎは終わりにしますか」そんな冗談を飛ばして、ドラッカーは患者の気持ちをほぐそうとした。アイクナーは診察台へ向かうと、うつぶせになる。下に敷いてある薄手の白い紙がくしゃくしゃになった。看護師が抗不安薬のアティバンをアイクナーの腕の静脈に注射したあとで、ドラッカーは針を挿入する腰部に直接、局所麻酔薬リドカインを注射する。七〇〜八〇センチメートル離れた場所で、検査技師が器具を準備し、ドラッカーのために金属のテーブルにきちんと並べていく。部屋の奥、薄い花柄のカーテンの向こうでは、もうひとりの看護師がコンピュータのそばに腰かけていた。ピンクのメッシュが彼女のブロンドのショートヘアを華やかに彩っている。「ゲイリー、あなたの名前と誕生日は？」彼女が大声で尋ねる。「ゲイリー・アイクナー。六九年一〇月五日」彼は答える。鎮痛剤が彼をリラックスさせ始めていた。「それで、あなた今日何をされるかわかる？」看護師のこの質問は、外科的処置の前に必ず患者にそのことを確認するという病院の手順に従っていた。「骨髄生検だよね」とアイクナーが言う。「よくできたわね」と言う彼女の返事に、急速に感覚をなくしつつあるアイクナーは野太い声で笑った。

天井の蛍光灯に加え、ガラス張りの壁のおかげで光に満ちた部屋が、しんとなる。処置の各段階でふたりの看護師と医師と検査技師が交わす短い会話は、静かな岸辺を洗う波のように打ちつけてはすぐに引いていく。「これからあなたの背中に針が刺さりますよ」ドラッカーが患者に語りかける。「つらくならないように、息をして」

植物学者が樹木の中心部のサンプルを取るべく幹に穴をあけるように、医師は骨髄に穴をあける。皮膚を切開してからドラッカーは、ほっそりしたランナー体型の体をアイクナーの背中へ向けてかがめ、スタイレットという鋭い針を収めた、トロッカーと呼ばれる細長いベヴェルエッジ〔訳注：先端を斜めに面取りした形状〕のシリンダーを真下へ挿入した。そのままシリンダーを押し込み、針を筋肉と脂肪の奥にある腸骨稜まで刺す。腸骨稜とは、蝶のような形をした骨盤の上部を形成する、翼状の骨の部分のことだ。元気で力のあるドラッカーでも、全力を振り絞ってトロッカーのてっぺんにある取っ手を左右にねじらないと、骨のなかまで針を通せない。彼は、アイクナーを支えに利用して、針を押し込み続けながら汗が何滴か肌を伝うのを感じていた。

この大変さのせいで、最初の生検のときに看護師はハンマーが必要だった。まだそのときのつらい記憶があるアイクナーは、最悪の状況になるかと心の準備をしたが、ドラッカーは格子縞のシャツのなかにネクタイをたくし込んで患者の体に触れないようにし、静かに手際よく作業を続けた。何か言葉を口にするにしても、あくまで患者を安心させようとしてのものだ。アイクナーの骨は、六か月にわたり薬を飲み続けたおかげで軟らかさを取り戻しており、ドラッカーは二、三分で左の寛骨に針を通すことができた。

ベッドの向かい側では、アティバンの投与をモニターしている看護師が、アイクナーに毎分のように気分はどうかと尋ねている。アイクナーの腰部に垂直に針を突き刺したまま、ドラッカーはスタイレットを引き抜き、代わりにシリンジ（注射器）をトロッカーに差し込む。そして最初にやるのは「ドライ・プル」で、骨髄を一、二ミリリットル取り出す作業だ。このサンプルで、検査技師は細胞のサイズと形状、それに芽球のパーセンテージを調べる。二本目のシリンジでは、骨髄を一〇ミリリットルほど引き抜く。この作業が「ウェット・プル」で、血球が凝固しないようにヘパリンを加える。このサンプルは遺伝学のラボへ送られ、その暗室で技師たちが、フィラデルフィア染色体をもつ細胞の数をかぞえるのだ。結果が「二〇のうち二〇」なら、薬は効いていない――少なくとも今のところは。二〇より少しでも減っていれば、ドラッカーは満足できる。アイクナーはゼロになる望みを抱いていた。

ドラッカーは、二種類の「プル」を終えると、それらの骨髄サンプル――血液のように赤いがもっと明るい――を検査技師に渡した。技師は検体の出どころを、針状体――骨髄全体に散らばる白い塊――の存在によって確かめる。最後は骨生検だ。ドラッカーは別の針を新たに挿入し、寛骨のさらに奥まで掘り進めた。それからスタイレットを抜き出し、トロッカーを左右にねじって、シリンダーのなかにくっついたままの骨片をはがす。そして患者の体からステンレスのチューブを引き抜くと、一センチメートル程度の骨片を小さなプラスチック容器にトントン叩いて落とした。

アイクナーの息子は、細身で背が高く、無造作な髪型で栗色の温かい目をしていた。また兄は、アイクナーより少しだけ年上だったが、弟と同じように飾らない性格の持ち主だった。処置の終わった直後にカフェから戻ってきたふたりが、アイクナーの丸出しの尻をちょっぴりからかうと、たちどころにその場の雰囲気がなごんだ。このとき初めてふたりはドラッカーに会ったのだが、その瞬間をアイクナーは息子に病院への同行を頼んだときから心待ちにしていた。アイクナーは、麻酔のせいでぼうっとして少し間抜けのようになったまま、うつぶせの状態からごろんと仰向けになった。ジーンズのボタンを留め、医師とふたことみこと、別れの挨拶を交わす。

アイクナーの骨にあいた穴は、塞がるのに二週間ほどかかる。検査結果はおよそ三週間以内に出るだろう。最良のシナリオ——フィラデルフィア染色体をもつ細胞がゼロ——になれば、この骨髄生検がアイクナーにとって、もしかしたら人生で最後のものになるかもしれなかった。

生検から三週間後、アイクナーの頭にはまだドラッカーの言葉が反響していた。「二〇のうち一八になっていれば私はうれしいですよ」アイクナーには、自分もそうなればうれしいはずだとわかっていた。薬が効いているということだからだ。すると、飲み慣れた錠剤をそのまま飲み続ければよく、それ以上手だてを試さずに済み、別の新薬でまた体を痛めつける必要もなくなる。自分は大丈夫ということになるのだ。その程度減るだけでも、骨のなかのがんが命取りにならなくなることの十分な確証となる。

二〇一二年三月六日、アイクナーのもとに、検査結果が「マイチャート」で見られることを伝える電子メールが届いた。マイチャートとは、患者が外からカルテを見られるようにするプライベートなオンライン・システムだ。彼にその結果が見られるようになる前に、キャロリン・ブラスデル——ドラッカーの大学病院におけるアイクナーの主な連絡相手で、副作用について彼に問診したあの看護師——が結果について留守番電話にメッセージを残していた。「二度ぐらい続けざまに電話していたから、何かあったんだとはわかっていたよ」とアイクナーは言っている。彼には、残されたメッセージの声色が明るいように思えていた。

最後に病院を訪れて以後、何度か初期評価の結果は目にしていた。白血球数・赤血球数のほか、いくつかのデータが、生検の数日後にはマイチャートに載せられていた。しかしアイクナーには、その数字の意味がよくわからなかった。いい数字のようにも思えたが、彼に何がわかるというのか？　それに、自分に偽りの期待を抱かせたくもなかった。彼にとって大事な数字は、サンプルの二〇個の細胞のうち、まだフィラデルフィア染色体をもっているものの数だけだったのである。

アイクナーが職場からブラスデルに電話をすると、彼女は一緒にすべての検査結果を眺め、ＦＩＳＨ、核型、Bcr/Ablといった用語の意味を説明した。ブラスデルは手元のモニターで細胞遺伝学的検査報告を開くと、重要な箇所を読んで聞かせた。「分裂中期の二〇個の細胞はすべて、健常男性の外見。すべての結果は正常範囲内」報告にはそう書かれていた。彼女はそれを易しい言葉に言い換えた——調べた細胞のなかに、フィラデルフィア染色体をもつものはなかったと。アイクナーは、二〇のうちゼロだったのだ。「慢性骨髄性白血病の形態学的証拠は認められず」とブラスデルは読み上げた。また、白血球数も正常値に戻っていた。

アイクナーが飲んでいた薬を服用した患者たちのデータはなお増えているので、臨床医たちはいまやＣＭＬの患者に五年間の予後（経過予想）を知らせている。これまでの奏効率をもとに、ブラスデルはアイクナーに、この先五年の生存率は九九パーセントだと語った。

仕事の現場で同僚や二〇〇〇万ドル相当の電気設備に囲まれながら、アイクナーはうれしさをこらえていた。「ただもう大声ではしゃぎまくりたいという気持ち」と彼は言った。ついに職場の人にこの知らせができるというのはとても気分がいいものだったが、最高の瞬間は数時間後に訪れた。「その晩家に帰ってから、今後五年はいいそうだと息子に知らせた」瞬間である。アイクナーは、少なくとももう何年かは息子とともにいられるのだ。なんと自分は幸運なのだろうと彼は思った。「一〇年前なら、もうほとんど死んでいたよね」アイクナーは語った。「今は、薬を飲むかぎり［この先］五年はほぼ保証されているんだ」

三か月後、アイクナーはさらに良い知らせを受けた。最近の検査から、分子遺伝学的完全寛解［訳注：遺伝子検査でも白血病細胞が見つからない状態］に至っていることがわかったのだ。最高に厳密な分析でも、異常な細胞の形跡がないことが判明した。薬の服用をやめるとがんが再発する可能性があるので、治ったとは見なせなかったが、寛解なら、アイクナーが当面は事実上がんから解放されたことを意味していた。

第1部　染色体と疾患

一九五九〜一九九〇年

一九五九年の時点で、慢性骨髄性白血病（ＣＭＬ）という血液がんは一般に死に至る病だった。最初期のステージでこの疾患と診断されても、大半の患者は六年以内に亡くなっていた。唯一の治療法である脾臓への放射線照射も、ほとんど効果がなかった。その後数十年経っても、まだ満足な治療法がなかった。薬で多くの患者の命が何年か延びたが、結局は悪性腫瘍が始末に負えなくなるのだった。

ＣＭＬは決して例外とは言えない。一九八〇年代の初めでも、ほぼすべての種類のがんがまだ頑（かたく）なに不治の病だった。治療をおこなう者はひどい絶望に直面し、罹った者はほぼ皆早くして亡くなった。

1　最初の手がかり

デイヴィッド・ハンガーフォードは、わが目を疑った。

彼は顕微鏡をのぞき込み、調節ネジを左右に回してピントをはっきりさせた。小さなスライドガラスに下から照明があたっている。そこに封じ込められた一個の細胞は、ガラスの上に広げてから増殖を止められ、四六本の染色体が丸見えになっていた。ハンガーフォードは何度も確認したが、絶対に間違いなかった。染色体の一本が極端に短かったのだ。

それは一九五九年、ダウン症の遺伝的要因――ある染色体がひとつ余分にあること――が明らかにされた年のことだった。遺伝子研究という分野はほとんど存在していなかった。一九五六年にヒトの細胞に収められた染色体の標準的な数――父母のそれぞれからひと組ずつ受け継いで二三対、すなわち四六本――が確定すると、それまで把握できなかったこと、当時のツールでは遠すぎて見えなかった水平線上の陸地が、おぼろげに見えるようになった。ジェームズ・ワトソンとフランシス・クリックが一九五三年にＤＮＡのらせん構造を発見するという偉業をなし遂げていたが、ＤＮＡと病気とのつながりの探究は、まだ始まったばかりだった。世界じゅうの研究室が、遺伝物質を探るのに必要なテクノロジーをいじりだしているところだったのだ。遺伝子は遺伝の単位であり、欠陥も含め、形質を次の世代へ渡す手だてだった。しかし、病気がいったいどのように遺伝子と関係しているのかは、何もわかっていなかった。「遺伝子変異」や「染色体異常」といった熟語はまだ専門語の仲間入りをしていなかった。そんな言葉が必要なかったからである。

だから、顕微鏡をのぞき込んでいた若き科学者デイヴィッド・ハンガーフォードは、レンズを通して見えたものにびっくりしたのだった。この男は、染色体が本来どう見えるかを知っていた。カメラ付きの顕微鏡は、一九五〇年代にはホットな研究機器となっており、写真撮影に熱を上げていたハンガーフォードは、フィラデルフィアのがん研究センターにあるそんな顕微鏡を扱う仕事に就いていた。そして膨大な時間をショウジョウバエのヒトデ形の染色体の観察に費やし、その細かい縞模様を見る目を鍛えていた。当時、染色体のぼやけた黒い縞のなかに異常を見つけられる、ひとにぎりの人間のひとりだったのだ。

そのため、彼がピーター・ノーウェルと協力することになるのも必然だったのかもしれない。ノーウェルは医学者で、やはり三十代初めで、街の向こう側にあるペンシルヴェニア大学でがん研究をおこなっていた。そして一九五六年に偶然、細胞内の染色体を観察する新しい方法を発見した。彼は白血病患者の血液細胞を詳しく調べていて、その作業は当時の一般的なやり方に従っていた。細胞を水で洗い、青紫の色素で着色していたのである。

一六六五年に顕微鏡で細胞――どの生物にもある基本的な構成単位――が見つかって以来、科学は細胞のなかをのぞく能力を大きく進歩させてきた。この発見はほかのさまざまな発見をもたらし、それが細胞説の誕生につながった。細胞説とは、あらゆる生物は細胞で成り立っており、古い細胞が分裂して新しい細胞ができるとする考えのことだ。しかし、内部のからくりを見る最先端の手法はまだ初歩的なもので、研究者は、スライドガラスに落とした細胞の塊にカバーガラスをかぶせ、親指で押しつぶす必要があった。押しつぶすと、細胞は破れ、遺伝子の詰まった中身があふれ出ることになる。だが、このやり方では成功と同じぐらい失敗も起き、中身が出すぎると壊れた細胞のかけらだけ残って、研究者の役に立たなくなる。人々は貴重な時間と資源を無駄にするこの手法に苛立ちを覚えていた。

ある日、ノーウェルはふだんの研究手順で手を抜いた。「ピートは気がせいていたんですよ。若い人によくあることでしょ」とデイヴィッドの妻アリス・ハンガーフォードは、ずいぶんあとに語っている。ノーウェルは、厳密な洗浄方法に従わず、白血球のサンプルを水道水で洗った。そうして洗った細胞をスライドガラスにのせた彼は、顕微鏡で見えたものに仰天した。水道水は低張性、つまり浸透圧の低い液体だった。だから細胞は膨張し、空気を入れすぎたせいで破れてつぶれたゴムボートのようになっていた。

細胞がそのように膨らむと、ノーウェルはまたそれと同じぐらい驚くべきものを目にすることができた。赤血球を凝集させる（そしてサンプルから取り除きやすくする）ために加えた豆の抽出物が、白血球の細胞分裂もうながしていたのだ。分裂のさなかに取り出した細胞は、とりわけ大きくなっていた。水道水がさらにその細胞のサイズを増大させたおかげで、染色体の広がる余地が増し、一気にそれが見やすく、かぞえやすくなった。だれもまだこのようにして染色体を見てはいなかった。ノーウェルも、そんなことができるとは知らなかった。また一方で、彼は遺伝子のことは何も知らず、遺伝学にほとんど興味をもっていなかった。それでも、ほかのだれかが見たがるかもしれないと考えて、そのスライドガラスの標本を残した。

遺伝学界は当時まだ小さく、フィラデルフィア界隈で遺伝子研究に興味のある人の数は片手でかぞえられる程度だった。ハンガーフォードがノーウェルの標本のことを聞きつけると、ふたりは共同で研究を始めた。数年間、ノーウェルはハンガーフォードが顕微鏡で観察する標本を作成した。ふたりは、今も分子遺伝学で使われている低張液を完成させ、細胞をさらに広げやすくするために標本を空気乾燥する手だてを考え出したのである。しかし注目に値するものは見つからなかった。

やがて一九五九年、ふたりが出会った三年後に、決定的な瞬間が訪れた。CML患者の細胞のなかに、異常に腕の短いイモムシ形の染色体を見つけたのだ。押しつぶされた細胞のなかに染色体が広がっていたので、ハンガーフォードはひとつが極端に短いとはっきりわかった。一部が失われていたのだった。ふたりはほかに六人のCML患者の血液サンプルを観察し、同じ異常を見つけた。

ハンガーフォードは、驚いてカメラのシャッターを切った。生きてその撮影した写真の重要性を知ることはなかったが。一九五九年の時点では、一個の変異染色体を示す一枚の写真がたくさんの患者の命とがん治療の未来に影響を与えることになるとは、まるで考えられもしなかった。

「私たちがこのフィラデルフィア染色体に出くわすまで、がんの原因が遺伝子変異である可能性を示す証拠はいっさいなかったのです」現在七九歳のノーウェルは、何十年もあとにそう語っている。この写真は、がんと医療のすべてが一変した瞬間を収めた、不朽のポートレートとなったのだ。それは、まだ気づかれてはいなかったが、がんの根本的な原因を狙い撃つ今の時代へと向かう出発点なのだった。

2　三〇〇語

発見した当時、デイヴィッド・ハンガーフォードは日におよそ一〇時間もショウジョウバエの染色体を観察しており、ピーター・ノーウェルはペンシルヴェニア大学へ戻ったばかりだった。ノーウェルは、もともと一九五〇年に夏のアルバイトとしてそこの病理学研究室で働きだしていた。自信過剰でカリスマ的な医学生だった彼は、自分にチャンスさえ与えられれば、ものの数か月で「このがんの問題を解決する」ことができると確信していた。ところがその夏に彼は結婚し、地元の大リーグ球団フィリーズは優勝へ突き進んでおり、彼いわく、そんなこんなで気が散ってがん治療の計画が遅れてしまったらしい。

だがこの夏の数か月で十分に、ノーウェルはがん研究者として自分の飛び込んだ領域がいかに広大かを思い知らされた。「実際私には、詳しい知識がほとんどなかったのです」のちに彼は言っている。「あのころは、ほとんどだれもがそうでしたが」そこで、近くの病院で一年間、血液学者による研修を受けることにした。そのときに彼は、血液のがんについて初めて本格的な教育を受けた。その病気が現実にどれほど破滅的で厄介なものかを知ったのである。

たとえば白血病は白血球を冒し、慢性のタイプは進行がゆっくりで、急性は免疫系を急激に破壊する。白血球は病原体の感染に対して戦い、通常は血液一マイクロリットルあたり四〇〇〇〜一万個ある。白血病患者では一般に一マイクロリットルあたり数十万個になる。リンパ腫がリンパ系をおかすことも、ノーウェルは知った。リンパ系を巡るリンパ球も感染と戦う免疫系の一部で、体じゅうにあるソラマメ形の節に主に集中している。リンパ腫はリンパ節のあいだを転移していき、それはキノコが森じゅうに広がっていくのにも似ている。多発性骨髄腫は、形質細胞——B細胞と呼ばれるリンパ球が分化した細胞で、血管系やリンパ系のなかで運ばれている——のがんだ。このがんは骨髄を悪性化した細胞で満たし、免疫系を働かなくして骨を蝕む。

これらは液性がんや血液悪性腫瘍と総称される。がん研究者にとっては、利便性ゆえに研究しやすかった。患者の体を切開して奥に埋まった固形の腫瘍を掘り出すよりも、血管から液体を取り出すほうがずっと簡単だったのだ。しかし、がんに手が届きやすくても、治療においてより大きな進歩があったわけではなかった。ノーウェルが医学生だったころ、大半の液性がんは依然として不治の病だった。

回診の際、ノーウェルはこうした苛酷な病気に罹った人々を目にした。彼らは、顕微鏡観察のために押しつぶしたどんな細胞よりも、がんのおそろしさを感じさせた。死を初めてはっきり目の当たりにした若者として、ノーウェルは、自分がペンシルヴェニア大学に来たばかりのころにどれだけ浅はかな考えをもっていたかに気づかされた。謙虚になった彼は、がんが何世紀ものあいだ世界じゅうの人に取り組まれてきた野獣で、これの退治についてはほとんどまともな進歩が見られていないことを知った。

やがて、長きにわたるがん研究に身を捧げる気持ちがこみ上げてきた矢先に、ノーウェルは軍に徴兵された。彼はサンフランシスコへ行かされ、アメリカ海軍放射線防護研究所で放射線の潜在的影響を調べるチームに配属された。アメリカ政府は、太平洋での核実験による放射性降下物（死の灰）がもたらしうる危険を知ろうとしていた。人間へのリスクとしては、短期的には体内を巡る赤血球や白血球の減少、長期的には白血病などの悪性腫瘍が考えられた。再び彼は、がんのおそろしさをはっきり感じることなった――今度は人為的な破壊なので、いっそうはっきりと。

一九五六年、ペンシルヴェニア大学へ戻ったノーウェルは、このがんの問題を解決しようと変わらぬ決意を胸に秘めていた。

一方、ハンガーフォードにはがんを治したいという願望はなかった。それは科学者として彼がとる道ではなかったのだ。彼はもっと学究的な博士の道をたどっており、研究の原動力となっていたのは、観察が好きでたまらないという気持ちだった――よく見て、見たものを記録して、そうした知見を関心のありそうなだれかにも提供したかったのである。ノーウェルの情熱に比べ、ハンガーフォードの取り組み方は、ふたりの同僚から見れば冷ややかなものに思われたかもしれない。だがハンガーフォードは、観察したものは記録すべきだというただそれだけの理由で、観察して記録するのを楽しんでいた。「あの人はただ顕微鏡をのぞいて何かを見るのが好きだったんですよ」とアリスは言っている。ハンガーフォードは自分のアイデアが自分のものとは思っていなかったし、人に認められる必要も感じていなかった。ただ科学の仕事がしたかったのだ。それがこの世界における自分の役割なのだからと。そのおかげで彼は生き甲斐を感じていた。

ノーウェルとハンガーフォードによる「微小染色体」の発見は、一九六〇年に公表された。その報告は三つの短いパラグラフからなり、ある科学誌に、科学論文にはふつう付いている参考文献リストさえなく、同じ月のいくつかの報告にまぎれるようにして掲載されていた。「三〇〇語だ」とエミール・フライライヒは言った。彼は白血病の治療で大きな進歩をいくつもたらした医師で、がん医療の世界では大御所だ。「それで大革命が起きたんだよ」

ノーウェルとハンガーフォードが三番目の科学論文で、多くの患者に寸詰まりの染色体があることと、世界じゅうの大学のチームによる報告の数々がその現象を裏づけていることを記すと、この微小染色体は発見された街にちなんで「フィラデルフィア染色体」という名前に変わった。

世界じゅうの科学者が自分たちのCMLの細胞サンプルにも異常染色体を見出すと、彼らの多くはそうした変異体をほかにも探しはじめた。当初、研究者たちは、この染色体ががんに関連してほどなく見つかるはずの奔流のごとき遺伝子変異の最初のひとしずくにすぎず、願わくばがん治療に何か有意義な進歩をもたらしてほしいと思っていた。科学誌では、この染色体はPh^1と呼ばれた。ほかの変異——Ph^2、Ph^3など——が見つかる見込みと、当時ほかの街であとを追っていた研究者がいることを考えて、その余地を設けた略号だ。ところが、がんに関連した変異はほかに見つからなかった。フィラデルフィアでもほかのどこでも、それ以外に発見できなかったのだ。Ph^1——今でもよくそう呼ばれている——は、急性リンパ性白血病と急性骨髄性白血病（AML）という、ほかの白血病の患者のサンプルからもわずかな割合で見つかったが、その関連の強さはCMLの場合とはほど遠かった。ニュージーランドの研究者たちが見つけた異常では一時騒ぎが起きた——「クライストチャーチ染色体」と呼ばれた——が、まもなくそれは誤報だとわかった。どんな変異が見つかっても、それはCMLの場合のフィラデルフィア染色体よりもずっとまれにしか見られなかった。そのような関連の薄さから、がん治療の鍵を握るものにはほとんど思えなかった。

すると、フィラデルフィア染色体への関心は衰えてしまった。それをどうしたらいいのかだれにもわからなかったというのが主な理由だ。「初めのころ、医学界はヒトの染色体に無関心でした」とアリス・ハンガーフォードは振り返る。彼女がデイヴィッドと出会ったのは、彼のラボ（研究室）に就職したときのことだ。それはまるで、夜空に明るい点を見つけながら、惑星や恒星系のことを知らないようなものだった。CMLとフィラデルフィア染色体のあいだに明らかにつながりはあっても、遺伝子異常とがんのあいだに因果関係があるとはほとんど思えなかったのである。当時はそれ以上変異を調べるテクノロジーがなかった。それどころか、変異と呼ばれてさえおらず、欠失と見なされていた。ノーウェルとハンガーフォードは、染色体の一部が細胞から完全に消えたとする考えには抵抗があった。そのような欠失が致命的だろうとはわかっていた。しかし、ほかに起きたと考えられることが説明できなかった。遺伝物質の一部がなくなった。どうして消えたのか？　この変化がなんらかの形で白血病をもたらしたのか、それとも白血病がなんらかの形でこの変化をもたらしたのだろうか？

こうした疑問に答えられるのは、まだ一〇年先の話だった。すでに、染色体の標準的な数がわかっていたので、遺伝学者は普遍的な数による名称を生み出せてはいた。ところが、当時のテクノロジーで見える像は非常に粗かったため、初めノーウェルとハンガーフォードは、どの染色体に異常があるのかさえわからなかった。やがて、欠失が見られるのは、二本ある22番染色体のうちの一本であることが明らかになったが、それでもまだ説明は不完全だった。22番染色体は21番染色体とおそろしくよく似ていたし、男性がもつY染色体にも似ていることがあった。のちに、特定の染色体だけに色をつける手法によって、はるかによく区別ができるようになる。だが一九六〇年には、そうした手法がまだ知られていなかった。フィラデルフィア染色体について科学者の抱く疑問がどんなものであれ、答えられるものはひとつもなかったのである。

ノーウェルとハンガーフォードの共同研究も止まってしまった。まるで、ふたりが一緒になったのはフィラデルフィア染色体を見つけるだけのためで、見つかったからにはもう解散しないといけないというかのように。ノーウェルはがん研究を続行し、結局最後まで同じラボにいた。早くに成功を収めたことで、政府からめったにない終身の研究補助金を獲得していた。その金で、論文を次々に出したり、数年ごとに補助金申請の書類を書き上げたりする——今日、ラボの研究の大きな足かせになっている要素だ——プレッシャーなしに、がん研究を続けられたのである。「楽をさせてもらってましたよ」ペンシルヴェニア大学にいた最後のころ、実験着と同じぐらい白い髪のノーウェルはそう振り返っていた。「妻もよく言ってましたが、私はほんとに緑の紙切れ［訳注：紙幣のこと］の入った戸棚があるみたいに思ってました」ノーウェルはこの補助金のおかげで、成果が出るかと気をもまずに、存分に研究を続けることができた。

再び偶然の発見で金（きん）を掘り当てることはなかったが、ノーウェルは、腫瘍の成長のしかたにかんする重要な理論に貢献した。彼は、腫瘍が時間とともに変異を蓄積するという考えを早くから採り入れていた。その考えは、現代の抗がん剤開発の鍵を握る要素となっている。彼いわく、がんは木のように成長する。幹から分かれた枝は最初の変異を示し、その後の小枝はどれもＤＮＡのさらなる変化を表している。やがて、最初は正常なものとわずかに違うだけだった細胞が、たくさんの異常を蓄積する。どの異常も、そうした細胞を体内で生き残りやすくし、新薬の潜在的な標的となる。この現象は、現在のがん研究の要（かなめ）となっている。科学者は数十、ときには数百の遺伝子異常をふるいにかけて、致死の細胞を成長させているものを割り出そうとしているからだ。

ハンガーフォードの人生は、まるで違う展開をたどった。一九七一年、彼は多発性硬化症と診断された。同僚の哀れみを受けたくなかった彼は、病気であることを隠し、いまや親友となっていたノーウェルにだけ話した。治療と病状によってハンガーフォードの仕事の生産性が落ちると、同僚や補助金の審査者たちは、彼がさぼっているのか才能がないかのどちらかだと考えた。資金は次第に減り、ついには、ノーウェルと出会う前から働いていたフォックス・チェイスがんセンターのラボが閉鎖に追い込まれた。打ちのめされたハンガーフォードは、二度と顕微鏡をのぞくことはなかった。「それからもうあの人は科学誌を手に取りはしませんでした」アリスは語る。「心が折れたんですよ」長年タバコを吸っていたハンガーフォードは、一九九三年、六六歳で肺がんのために亡くなった。

3 ニワトリのウイルスを調べる

最初の雨の一滴で芽を出そうと干ばつに耐える種子のように、フィラデルフィア染色体についてのさらなる調査は、一九七〇年代の初めまで休眠状態にあった。研究は主にテクノロジーの後押しを受けて花開いたわけだが、一九六〇年代の初頭には、この染色体の意味を分析するのに必要なツールがなかった。そうしたツールが登場するのは、まだ一〇年以上先のことだった。

そのあいだ、第二の糸となる研究も進んでいた。それはいずれフィラデルフィア染色体と結びつくことになるのだが、まるで思いも寄らぬ形でそうなった。こちらは遺伝子でなくウイルスの話である。

ニューヨークのアッパー・イースト・サイドに隠れるようにして、一九〇一年に創立したロックフェラー大学は、立派な頭脳がこつこつ働いて、いくつもの科学の発見をもたらしてきた。そこを卒業したか、そこで研究をおこなっていたノーベル賞受賞者は、二四人にのぼる。この大学の研究が、B型肝炎、肥満、糖尿病、がん、皮膚病、感染症などの病気や謎を解き明かすための突破口を切り開いてきたのだ。まだロックフェラー医学研究所と呼ばれていた最初の一〇年では、ペイトン・ラウスという男がリンパ球の研究をしていた。リンパ球は白血球の一種で、体じゅうを巡り、脇の下などの部位にあるリンパ節という小さな塊に集まっている。

ラウスは一八七九年に生まれ、ふたりのきょうだいとともに、メリーランド州ボルティモアでシングルマザーに育てられた。父の死後、母はテキサス州の実家へ戻る誘惑に耐えた。実家では家族が子育てを手伝ってくれたはずなのだが、彼女はこの街ならわが子にできるだけ良い教育を受けさせられると考え、ボルティモアに残った。ラウスを最初に科学へ導いたのは、学校ではなく、家の近所にある森をよく散歩するときに出会う野の花だった。そんな散歩で観察した花の歳時記は『ボルティモア・サン』紙に載り、それが彼の初めて公表した論文となった。

ジョンズ・ホプキンズ大学で医学の博士号を取得してから、ラウスは医療行為でなく医学研究のほうに的を絞ることにした。一九〇六年から一九〇八年まではミシガン大学で病理学者として働き、一九〇七年に短期でドイツのドレスデンでも仕事をした。のちに彼は、「戦争の気配など少しもなかった」と書いている。一九〇九年には、実験科学者としてロックフェラー大学に職を得た。その年の九月、仕事に就いて二、三週間足らずのころ、ラウスはロングアイランドのある農家の女性の訪問を受けた。彼女は関節炎になった手で、プリマスロックという一般に飼われているニワトリの雌を抱えていた。その胸からは大きな腫瘍が突き出て、縞模様をなす羽のすきまから顔をのぞかせている。このニワトリを、ラウスはその研究について公表した一九一〇年の論文で「たくましくて若い雌鶏」と呼んでいたが、年齢はおよそ一五か月で、腫瘍は二か月ほど前からできていた。飼い主はラウスに、カチカチになった悪性腫瘍を取り除いてほしいと頼んだ。

ラウスは承諾し、数日後、ロックフェラー研究所は創立以来初めてとなるニワトリの外科手術をおこなった。一〇月一日、ラウスはエーテルで雌鶏に麻酔をかけ、腹部にメスを入れた。そしてごつごつした丸い塊の大半を取り除くと、その黄みがかったピンクの組織はラウスのメスによってぼろぼろに砕けた。手術は成功ではなかった。雌鶏はひと月後、取り残した腫瘍が腹部全体の組織に広がって死んだ。ところが、摘出した腫瘍が永遠の遺産を生み出すこととなった。

この機会を無駄にしたくなかったラウスは、摘出した腫瘍をじっくり見てみることにした。そこで一部を切り取り、細かくすりつぶしてから、砕けたものを非常に目の細かいフィルターにかけた。ニワトリの生体物質や細菌は通さないフィルターだ。理論上、その結果得られる濾液には、がんの成長に直接関わる要素だけが含まれていると考えられた。抽出液を別のニワトリに注射すると、そのニワトリには、接種から数週間以内に同じこぶ状の腫瘍ができた。がんが伝染したのである。この伝染性のニワトリのがんを説明できるものはただひとつしかなかった。原因はウイルスにちがいなかった。

ウイルスとがんのつながりを示唆したのは、ラウスが最初ではない。一八四〇年代にイタリアのある科学者は、ヴェローナの修道女には子宮頸がんはまれにしか見られないのに、既婚女性にはもっとよく見られることに気づいた。その元凶――ヒトパピローマウイルス（ヒト乳頭腫ウイルス）――は一九八三年まで見つからなかったが、当時でも何か伝染性の要素が働いているはずだとわかっていた。ラウスのもとへ先の有名なニワトリが持ち込まれるわずか一年前、デンマークのふたりの科学者が、ある種の

「鳥の白血病」に同様の伝染性があることを明らかにしていたが、その白血病は当時悪性腫瘍と認識されていなかったため、発見がほぼ見過ごされていた。ヒツジに見られるある種の肺がんは、一八〇〇年代には伝染性があると知られており、一九〇〇年代にはウマで伝染性貧血のウイルスが見つかっていた。しかしどれも、ラウス肉腫ウイルス（RSV）と呼ばれるようになるものに比べれば、たいした衝撃は与えなかった。ラウスの発見は、がんが感染によって発生しうることを初めて具体的に立証したのである。

それでも、RSVが真にがん研究で注目を浴びるようになるのは、ようやく一九六〇年代になってのことだった。そのころ、がんの運び屋（ベクター）となるウイルスへの関心が、ふたつの理由で高まっていた。第一に、ラウスの調べた肉腫や、そのほかの動物のがんをもとに、ウイルスがヒトのがんを引き起こすという疑いが増していた。動物がそのようにしてがんになるのなら、ヒトがなっても不思議はないではないか。医学の研究者はがんの発生についてわずかでも知ろうと躍起になり、見えないことと、細胞に侵入する巧みさなどの理由で、ウイルスこそが妥当な答えのように思っていた。

だがこれまた重要なことに、ウイルスは、がんが正常な細胞をどうやって制御不能の塊に変え、成長してついにはその持ち主である人間を殺すのかを調べる有用なツールにもなった。マウスなどの実験動物にがんを発生させられるので、ウイルスは管理された研究環境のなかでがんを観察する手段となった。がんがなぜ、どのように発生するかについて何もわかっていなかったころには、体に侵入できるどんなものでも注目する価値があったのだ。「あまりにもわかっていなかったから、なんでも手がかりになりうると見なされたのです」とコロンビア大学のウイルス学者、スティーヴン・ゴフは言っている。一九七〇年代に始まった彼の研究は、この分野をこうした初期のころから先へ進めるのに役立った。

がん研究の歴史を通じて、知識はテクノロジーの歩みとともに向上してきた。一九五〇年代、ハワード・テミンというウイルス学者は、ウイルス——とくにRSV——がどうやってがんを引き起こすのかを調べる、より良い手段の探索に乗り出した。なにしろ、がんを伝染させることがわかっているウイルスがあるのだから、と考えたのである。実際に起こることを観察する手だて、つまり、ニワトリやマウスの体外でペトリ皿（シャーレ）に入れて現象を目の当たりにする方法があれば、その詳細なメカニズムを解明できるかもしれなかった。一九五八年、テミンは同僚のハリー・ルービンとともに、それに成功した。

フォーカスアッセイというその手法は、正常な細胞を背景にしてがん細胞を際立たせるものだった。細胞群の培養物を発がんウイルスにさらしたのち、その細胞群をペトリ皿になすりつけ、そのまま自己複製させる。がん化した細胞はふつうより速く自己複製し、正常な細胞とはまったく見かけの違う塊になる。これで、細胞の形質転換を定量的に測ることができる。どれだけ速く起きるか、どれだけ激しくそうなるか、転換を起こすにはどれだけのウイルスが必要かがわかるのだ。このフォーカスアッセイでテミンは、RSVの場合、一個のウイルス粒子——ビリオン——があれば細胞をがん化できるという驚くべき事実を発見した。

ウイルスに感染した細胞の形質転換を観察する手だてができると、がん研究の分野全体が転換を遂げた。「新しい手法が登場するたびに、まったく新しいことが可能になったのです」とゴフは言っている。このアッセイの登場は、まるで電話のダイヤルがプッシュボタンに変わったようなものだった。がん研究が大幅にスピードアップされ、テミンは世界に知られるようになった。まもなく、このアッセイは最初の衝撃的な知見をもたらした。RSVは、DNAでなくRNAで構成されたウイルスだったのである。

もたらす打撃の大きさを考えれば、ウイルスがこれほどまで小さくて単純なのは驚くべきことと言えた。そもそも、宿主の体外では増殖できないので、それ自体が生物と見なされてさえいないのだ。ウイルスには、基本的にDNAとRNAのふたつの種類がある。どちらのタイプも、遺伝物質がタンパク質でできた殻に包まれており、なかにはさらに脂質分子の膜をもつものもある。ウイルスがもつ遺伝子は一般にごくわずかで、たいていは四、五個しかない。ウイルス学の黎明期には、DNAウイルスが最もがんと関連のあるウイルスだと考えられていた。ところが主にテミンのフォーカスアッセイのおかげで、RNAウイルスも正常な細胞をがん化させる場合があることが明らかになった。

発がん性のRSVに、DNAでなくRNAがあるのは謎だった。当時の科学者は皆、細胞分裂――細胞が増殖するプロセスで、われわれが生きているあいだずっと起きている――の核心にあるDNA合成が、決まりきった経路をたどることを知っていた。DNAがRNAに翻訳され、RNAがタンパク質に翻訳されるのだ。生命の多様性はもちろん、単一の体にある細胞のバラエティを考えれば、DNAの複製は不思議なほど単純である。遺伝コード全体は、A、T、C、G（それぞれアデニン、チミン、グアニン、シトシンのこと）という文字で表されるわずか四種類の塩基の配列で綴られており、各文字は決まった文字と（AはTと、GはCと）対をなして相補的な鎖として結合し、らせん状のはしごを形成している。RNAとDNAの大きな違いは、RNAにはチミンの代わりにウラシルが含まれているという点だ。DNAの二重らせんがほどけると、RNAの相補鎖が塩基対の配列をタンパク質に翻訳する。DNAは指令で、RNAがそのメッセージを伝え、タンパク質が指令を実行するのだ。

動物にがんを引き起こすDNAウイルスも知られており、どうして引き起こすのかはかなり謎だった。

しかしRNAウイルスの場合は話が違った。こちらは仲介役で、不完全な形態なので、そうしたウイルスのなかにあるRNAは、ヒトゲノムに恒久的なダメージを与えることはできないはずだった。RNAからなるポリオウイルスは、おそろしい病気だが、個体のDNAに組み込まれはしない。ウイルスが消えるときは、跡形もなく消えるのだ。同じことはインフルエンザについても言える。インフルエンザウイルスも、RNAウイルスの一種だ。われわれがインフルエンザに罹ると、そのウイルスがわれわれの遺伝子構成の一部になるわけではないし、DNAにウイルスの遺伝子が入り込むせいでその後ずっと死ぬまで体内で受け渡されていくわけでもない。いずれウイルスが体から根絶されると、われわれのゲノムは無傷のままなのだ。

当時の科学者も、がんがなぜか遺伝子レベルでの変化と関係していることはわかっていたが、その主張は証拠よりむしろ論理にもとづいていた。その論理は、病気が細胞の世代を超えて広まる——つまり、病気は新しい細胞のそれぞれでも生じるわけで、細胞が（がんなので）取り返しのつかないほど変わってしまっている——のなら、なんらかの恒久的な遺伝子変異が起きていなければならない、というものだ。しかし、RNAをもつウイルスがそうした変化を起こすという考えは、とんでもないことに思われた。

自分の主張を裏づけるものがないまま、テミンは、RNAウイルスによってDNAが作られ、そのDNAが腫瘍のゲノムに存在することになるのだと断言した。この考えはあまりにも常識に反していた——DNAからRNAができることは広く知られていたが、逆は知られていなかった——ため、テミンはあからさまに嘲笑の的となった。「［彼は］何年も完全にばかと思われていました」とゴフは言った。そのころはまだ少年だったゴフだが、ほどなくRNAウイルスの研究に没頭することになったのである。

テミンを狂っていると思わなかった数少ない人間のひとりが、デイヴィッド・ボルティモアだった。ボルティモアは、急速に注目を浴びつつあったMIT（マサチューセッツ工科大学）のウイルス学者で、RNAをDNAに変えることのできる知られざる要素を見つけようとするテミンに協力した。テミンは、ウイルスになんらかの酵素――しばしば細胞のさまざまなプロセスを助けるものとして働き、プロセスを加速したりスムーズに進めたりするタンパク質――が含まれていて、RNAからDNAができる逆向きのプロセスが可能になっているのだと仮定した。そして一九七〇年、まさしくそれをふたりとも見つけたのである。ふたりはその酵素を「逆転写酵素」と名づけ、このRNAウイルスはのちに「レトロウイルス」と改名された。逆向き（レトログレード）のアプローチで複製を起こすからだ。がんを発生させるRNAウイルスは、「発がんレトロウイルス」と呼ばれるようになった。ボルティモアとテミンは、一九七五年にノーベル生理学・医学賞を共同受賞している（テミンは、指導者だったソーク研究所の先駆的なウイルス学者、レナート・ドゥルベッコとともにフォーカスアッセイを確立したことでも知られている）。

世界じゅうのウイルス学者が、ウイルス感染ががんを引き起こす仕組みを知ろうとして、RSVなどのいわゆる形質転換ウイルスの研究を続けた。当時カリフォルニア大学バークリー校にいた花房秀三郎（はなぶさひでさぶろう）は、骨の折れる実験を続けて重要な発見をし、一部の形質転換ウイルスが実は二種類のウイルスが一緒になったものであることを明らかにした（ただしラウスのウイルスはこのタイプではなかった）。二種類をばらばらにすると、片方のウイルスは、がん化の形質転換を引き起こすが複製は起こさず、もう片方のウイルスは、複製を起こすががん化の形質転換は引き起こさなかった。花房には、二種類のウイルスのRNA鎖について、唯一の違いが遺伝子一個だとわかっていた。片方のウイルス鎖がもう片方から分かれるとがんを引き起こす能力を失うのなら、当然、がんの引き金を引く何か単一の遺伝子があるにちがいなかったのだ。

次の突破口を開いたのは、温度変化に感応する変異タイプのRSVの研究だった。どのタイプでも、ウイルスゲノムのなかで（二種のRNA鎖のあいだで）違いのある一個の遺伝子は、温度が変化すると働かなくなった。この遺伝子は、低温ではふつうに働くが、高温ではうまく働かなくなるのだった。RSVがもつRNAのセグメントをひとつずつ働かなくすることで、研究者はそうしたセグメントのさまざまな機能を知ることができた（RSVにはDNAでなくRNAとして遺伝情報が収められているが、その情報もやはり個々の遺伝子をコードで綴っている）。温度が上がると、ウイルスにどんな違いが生じたのだろう？　その違いが、温度感受性の遺伝子の正体を突き止めるのに役立った。それはまるで、泥棒が入った窓を特定しようとするようなものだった。温度感受性の変異種のそれぞれが、割って入られた窓を知る手がかりを提供してくれたのである。

一九七〇年、ハリー・ルービン――テミンとともにフォーカスアッセイをおこなった同僚――の研究室で働いていたG・スティーヴン・マーティンが、摂氏三五度でがん化の形質転換を起こすが四一度では起こさないような、RSVの変異株を分離した。だがこのウイルスは、高温でも増殖し続けていた。そこでマーティンは、そのウイルス株のなかで温度感受性をもつようになったRNAセグメントが、腫瘍の形成に必要で、腫瘍の形成だけのためのものなのだと気づいた。そこが泥棒の入った窓だったのである。

この遺伝子は、*src*（サークと発音する）として知られるようになった。ペイトン・ラウスがそれより六〇年前に調べた雌鶏と同様、ニワトリに肉腫（sarcoma）を引き起こすことにちなんでいる。「あのころのがん研究で一番胸躍らされる着想でした」とレイ・エリクソンは言っている。彼はウィスコンシンの農場主の息子で、ＲＳＶの騒ぎに飛び込もうとしていた。「これでウイルスに、スイッチが入れば細胞集団に形質転換を起こし、ニワトリに腫瘍を形成させられる、単一の遺伝子が見つかったようだったのです」ほどなく、*src*の研究はがん研究を根底から揺さぶり、ＣＭＬを筆頭とするがんの研究と治療に大変革をもたらすこととなる。だがまずは、*src*がいったい何をするのかを明らかにする必要があった。この小さなＲＮＡ鎖がどうやって、まるっきり正常な細胞を、ニワトリを死に至らしめるがんにしてしまうのか？　腫瘍形成をもたらす細胞内の一連の現象はどんなもので、この遺伝子がどう関与しているのか？

*src*がどうしたらそんなことができるのかを明らかにするというのは、その遺伝子がコードするタンパク質を解き明かすということだ。当時の科学では、どの遺伝子も細胞内で作られるもののコードになっていると言われていた。それは生存に不可欠のメカニズムである。では、*src*が作り出すものは何なのか？「私はその疑問こそ、コロラド大学にある自分の小さな研究室で取り組める最大の疑問と考えたのです」実家の農場を出て科学者の道を進んだエリクソンは、そう語った。エリクソンは自分の研究室のメンバーとともに、宿主細胞に存在する何十万もの遺伝子産物のなかから、ひとつのタンパク質を見つける仕事に乗り出した。それは、干し草の山のなかの針を、とんでもなく極端にしたようなものだった。その針探しに突入したことで、ふたつめの研究の道が開け（ひとつめはフィラデルフィア染色体だった）、それは、がんの最も致命的な仕組みを解き明かすうえで重要なものだったのである。

4 正しい数と、間違った場所

エリクソンが研究に乗り出したころ、イギリスから、染色体を染める新しい手法について報告があった。一九六九年までは、ギムザ染色――もともと細胞にマラリア原虫などの寄生体がいるかどうか確かめるために考案された、色素を用いる処理――が唯一使える手法だった。確かに使い物にはなった。染色体の英語chromosomeは「色づけられた物体」を意味するギリシャ語に由来するが、その名がついたのは、すぐに色素を吸い込み、本来透明な組織が見えるようになるからだ。しかしギムザ染色は、染色体をひとつの均一な色にするだけで、ノーウェルとハンガーフォードが明らかにしたとおり、役に立つが大きな制約があった。そこへ、まったく新しいやり方で染色体を目立たせる、これまでにない「分染法（分別染色法）」の話が飛び込んできたのだ。

染色体は、ずんぐりした二匹のイモムシが真ん中で束ねられたような姿で、もう少し上品な言い方をすれば、手足だけのダンサーのように見える。そして、身体のあらゆる細胞の中心にあるゼリー状の原形質の海に浮かんでいる。すべて遺伝情報でできていて、目を凝らすと、インクのしみのようなそれぞれが、きつく巻かれたくねくねしたものに見える。DNA分子とそれに結びついたタンパク質が、圧縮されてらせん状のはしごになっているのだ。ヒトの場合、このぎっしり詰め込まれたらせんに全部でおよそ二万五〇〇〇個の遺伝子が含まれている（ヒトゲノムプロジェクトとその後のエンサイクロペディア・オブ・

DNAエレメント［ENCODE］プロジェクトでは、ヒトゲノムの一・五パーセントしかタンパク質をコードしておらず、残りの遺伝子の大多数は何かしているとしても、正確な生化学的機能はまだほとんどわからないということが明らかにされた）。

遺伝子研究の黎明期には、科学者はたいてい、染色体の働きを知るのにヒト以外の種に目を向けていた。血液や骨髄を利用する方法はまだ考案されておらず、生殖腺（卵巣や精巣）など、遺伝子研究にとりわけ適した組織を進んで提供する人を見つけるのは、容易ではなかった。最初の鍵となる発見は、ウニと、ウマの回虫でなされている。一九世紀末から二〇世紀初めにかけて、ドイツの科学者テオドール・ボヴェリが、染色体にかんして三つの本質的な事実を明らかにした。染色体は遺伝の運び手だということ。それぞれの染色体には異なる遺伝情報が収められているということ。そして、どの受精卵にも父母双方から一セットずつ受け継いだ一対の染色体がある――受精卵ができるには、同じ「生命の物語」を二度語らなければならない――ということだ。この三つの事実は、遺伝学という分野全体を支える三本の脚となっている。

ボヴェリはみずからの実験をもとに、がんが遺伝子の異常によって発生すると考えるようにもなった。その理論は、現代のがん研究の核心をなしている。二〇〇六年、アメリカの国立がん研究所はがんゲノムアトラスの作成に着手した。あらゆるタイプのがんのゲノムのカタログを作るという、世界規模でおこなわれている多数の試みのひとつだ。ヒトゲノムプロジェクトが、ヒトのDNAを構成する二万強の遺伝子の塩基配列を書き出したように、がんゲノムアトラスは、がんにおけるA、C、T、Gの配列を染色体上で明らかにする。そのパターンのほんのわずかな変化が、遺伝子の出す命令を変えている可能性があるのだ。一個のAをTに替えるだけで、適切なときに細胞が死ぬようなプログラムに関与するタンパク質をコードする遺伝子が働かなくなり、細胞が実質的に不死（多くの悪性腫瘍の特徴）になるおそれがある。塩基配列の変化は細胞にとっては取るに足らないことかもしれない。あるいは、変化が生じてもすぐに消えてしまう場合がある。しかし、なかには致命的な変化もある。遺伝子配列の致命的な変化――腫瘍の形成、増殖、生存の引き金となる変化――を突き止めることは、今日のがん研究の核心的な目標となっている。

ボヴェリは一九一四年にこの方針をたどっていたが、その考えは、同業者のあいだでほとんど関心を集めなかった。彼の考えは未来からの訪問者のようで、だれにも理解できなかったのだ。ＣＭＬの細胞に妙に小さな染色体がある理由について、ノーウェルとハンガーフォードはほとんど手がかりをもっていなかったが、ボヴェリの時代の科学者は、がんを遺伝子と結びつけられることを理解するための枠組みを、なおのこと手にしていなかった。彼らはまた、がん細胞の染色体と正常な細胞の染色体を比較する手だてももっていなかった。それは、細胞遺伝学――遺伝子と病気とのつながりの研究――という分野が次第に活気づいて、そんな枠組みができる何十年も前のことだ。まず第一にすべきは、ヒトがいくつの染色体をもっているのかを明らかにすることだった。その数がわからなければ、ほかのすべての問いは無意味だったのである。

二〇世紀の初め、ヒトの染色体の正しい数を知ろうとする研究は、かなりいい加減だった。答えとして挙がった数は一五から一一五まであり、どの研究者も、自分の見積もった数が正しいことを認めろとやかましく求めていた。やがて一九二一年、テキサス大学の世界的に有名な動物学者、セオフィラス・ペインターが、これで決まりだと彼自身が考えた数を宣言した。ヒトの染色体は四八本だと。

彼が扱っていた素材を考えれば、ひどい見積もりではなかった。ペインターは、去勢させられた精神病患者の睾丸から精子を取り出し、なかに含まれている染色体の数をかぞえた。だが、精子細胞内の染色体は、見かけがはっきりしない。二重になって見える染色体もあるし、並び方もぐちゃぐちゃで把握しにくい。また、彼が扱っていたサンプルは、重い疾患の人のものだったことを考えれば、特異でもあったかもしれない。どれほど正解に近かろうと、四八という数はまだ間違っていた。

この間違いは、あとに続く科学者が義理を感じ、ただ自分の目で見たものを報告するのでなく、ペインターの所見を追認してしまうことがなければ、そんなにひどいものではなかったはずだ。ペインターはとても高名な科学者だったし、自分が正しいと確信していたので、四八が定説となり、だれも反駁しようとはしなかった。それに、当時のテクノロジーがかなり未熟だったため、科学者は別の数を見つけ出しても、正確さにほとんど自信をもてなかった。一番声の大きな答えが一般に認められる答えとなり、遺伝学研究は三〇年以上も遅れてしまったのである。

一九五五年まで、その間違いは正されなかった。答えを明らかにしたのは、スウェーデンの研究室で働いていたインドネシア人の科学者、ジョー・ヒン・チオだった。チオは、第二次世界大戦中に日本軍によって強制収容所に入れられたのち、故国を逃げ出した。収容所では、仲間を助ける医療を施したとして拷問を受け、衣服を編んで絶望に屈しないようにして正気を保った。戦前、チオは病気に強いイモを育種する研究で成果を上げており、収容所から解放されると、スペイン政府から、独自の植物品種改良プロジェクトのポストを提供された。休暇をとったり夏休みになったりすると、チオはスウェーデンへ行ってアルバート・レヴァンとともに研究した。レヴァンは著名な遺伝学者で、細胞遺伝学の先駆的な研究をおこなっていたのだ。

一九五五年の冬、チオとレヴァンはヒトの胎児の肺組織を調べていた。一二月終わりのある晩にチオは、厳しい寒さや吹きだまりの雪の深さをものともしない熱意でえっちらおっちら研究室まで歩いていき、スライドガラスにのせた顕微鏡用標本をいくつか作製した。その前にレヴァンが、コルヒチンという植物由来の毒素を数滴垂らすと、哺乳類の細胞が分裂の途中で停止することを発見していた。それはまるで、音楽を止めて、踊っている子どもたちにその場で止まりなさいと言うと、人数をかぞえやすい状況になるようなものだ。チオは肺組織にコルヒチンを垂らし、数時間放置してから標本を押しつぶした。それを顕微鏡の台にのせて照明をつけ、ふたつの小さなレンズの焦点をターゲットに合わせる。

チオは、その晩は染色体をかぞえるつもりはなかったのだが、我慢できなかった。コルヒチンを使う手法により、彼は、ペインターも含めそれまでのだれよりも明確に染色体を見られるようになった。だからその目で見たものは否定しようがなかった。染色体は四六本だったのだ。チオは果敢にもその結果を報告し、ペインターの示した数に長いことしがみついてきた科学者たちに裁かれ愚弄される危険をおかした。しかし、世界じゅうの同業者が自分の手元にある細胞サンプルを改めて調べても、その数を裏づける答えばかりだった。

一五年後、シカゴ大学の遺伝学者ジャネット・ラウリーは、染色体研究の特異な歴史を熟知し、遺伝子とがんのつながりをすでに熱心に研究していたが、イギリスで新たな染色法が開発されたという話を耳にした。すぐさま、彼女はそれを学ばなければと思った。ラウリーは一九歳で大学を卒業した科学の天才で、医科大学院のクラスでは六人しかいない女性のひとりだった。運よく一九七一年は一年間の有給休暇だったし、顕微鏡からあまり離れたくなかったので、彼女はやはりその年休暇だった科学者の夫とオックスフォードで過ごし、噂の分染法を学ぶことにした。

それは、手際を要するけれどもその甲斐がある方法だった。ギムザ染色をする前に、細胞サンプルをキナクリンマスタードという強力な蛍光色素で前処理しておく必要があった。それから蛍光顕微鏡で観察すると、サンプルはもはや単色ではなくなっていた。明るさの違う黄色と緑の縞模様が染色体についていたのだ。それはまるで、ずっと明かりをつけたまま映画を見ていたが、だれかがようやく明かりを消すことを思いついたかのようで、見事な眺めだった。

いまや、遺伝学者は四六本の染色体——二三対で、父母から一セットずつ受け継ぐ——について、これまでになく詳しく知ることができるようになった。染色体ごとに腕の縞模様は異なり、だれでも数か月も経験を積めば、自分がどの染色体を見ているのかすぐにわかるようになる。この分染によって、どの染色体もはっきりした写真となり、ヒトゲノムの内部の仕組みや遺伝病の謎を明らかにする準備が整った。次に現れてくる課題は、それぞれの染色体がヒトの物語のどの部分を語っているのかを明らかにすることだった。

ここでも、ラウリーの鋭い知能が彼女に好結果をもたらした。シカゴへ戻るころには、彼女はその分染法をすっかりマスターしていた。そして新たなスキルを武器に、張り切って仕事を再開した。ラウリーは、白血病の前触れとしてよく見られる、未解明の貧血や骨髄異常を特徴とする身体状態について調べていた。有給休暇の前に、彼女はこのいわゆる前白血病となった人に遺伝学的異常を見つけていた。また、CML患者の細胞を観察し、病気の最終段階である急性転化に入った人のサンプルで、フィラデルフィア染色体以外の遺伝学的異常も見つけていた。

新たな分染法で、ラウリーは、CML患者で見つけた各種の異常が何はともあれ一貫して見られるのかどうかを確かめようとした。どの患者も変異が同じように進行しているのか（ノーウェルなら同じ枝分かれをすると言ったかもしれない）？　それとも、フィラデルフィア染色体よりあとの変異はランダムに起こり、順序を予測できないのだろうか？

毎日ラウリーは、スライドガラスにのせた標本を蛍光顕微鏡で観察し、取りつけたカメラで写真を撮った。三五ミリフィルムなので、家族の写真と一緒にどこの写真屋でも現像してもらえた。毎晩、彼女はダイニングルームのテーブルで染色体の写真を切り抜いて模様を調べていた。そのため四人の子どもは、だれが母の紙人形遊びに金を払っているのだろうと思っていた。

すべてのサンプルに、異常に小さな22番染色体――フィラデルフィア染色体――があった。ラウリーは、ＣＭＬ細胞では、ふたつある22番染色体の片方が、正常な細胞の22番染色体にある部分を失っていることに気づいた。だがそれから、一九七二年に別のことにも気づいた。サンプルの9番染色体にも異常があったのだ。縞模様が見えるようになったので、ＣＭＬ患者での縞が健常者のものと違うことに気づいたのである。ＣＭＬ患者の細胞では、9番染色体が正常な細胞のものよりも長かった。その違いは大きくはなく、分染法がなければ彼女は見つけていなかっただろう。しかしまっさらなページにあぶり出しのインクで書いたもののように、蛍光色素によって新たなメッセージが現れたのだ。

ラウリーは、ＣＭＬの初期の段階で得られたサンプルをチェックしてみた。9番染色体の変化はすでに起きていた。彼女が記録していたほかの異常がまだ現れていなかったときでさえ、9番染色体と22番染色体は変化していた。9番染色体の異常は、22番染色体が短くなるフィラデルフィア染色体という変異とまったく同時に現れ、ずっとそのままだった。さらにラウリーは、22番染色体から失われた縞模様の部分が、9番染色体に加わったものとそっくりであることにも気づいた。絶対にそうだと確かめることはできなかったが、彼女には、正しいはずだとわかっていた。22番染色体からなくなった部分は、決して消えたわけではなかった。22番の切れ端は9番へ移動していたのである。そして、正常な9番染色体にはあるのにCML患者のサンプルにはない縞模様が、逆に22番染色体にあった。フィラデルフィア染色体は、多くの科学者が思っていたのと違い、欠失ではなかった。遺伝学の専門用語で言えば、相互転座というものだった。二本の染色体のあいだで遺伝物質が場所を入れ替えたのだ。

欠失でなく転座だという考えは、当時の多くの科学者にはいかれたものに思えた。それまでにも転座は見つかっていたが、がんではめったになかった。ペインターの誤った染色体数が人々のあいだにしみついていたように、フィラデルフィア染色体が欠失だという考えも深くしみついていた。だが今回は、はるかに早く受け入れられた。ラウリーはすでに急性骨髄性白血病（AML）で別の転座（8番染色体と21番染色体のあいだで発生）を報告していたので、ほかの研究者たちもすぐに同調した。彼らは、自分がもっていたCML細胞サンプルで染色体を分染してみて、ラウリーが正しいとわかったのである。

それでも、染色体異常は重要ではないという考え方がまだ広くいきわたっていた。「まったく取るに足らないことで、遺伝的不安定性の結果だと片づけられていたのです」後年、ゆるやかな巻き髪で縁取られた幅広の顔のラウリーは、そう語っていた。染色体の変化――挿入、欠失、転座――は明らかにさまざまな病気の指標にはなったが、中立的なもので、興味深い付随的な現象と考えられていた。がんの研究や治療に関わっていたほぼすべての人にとって、遺伝学的異常は病因とは無関係だった。証拠が増え続けても、六〇年前にテオドール・ボヴェリの主張をはねのけた考えにとらわれたままだったのだ。

しかしラウリーは、AMLの一種である急性前骨髄球性白血病の患者の細胞に15番染色体と17番染色体の転座も見つけたとき、その考えが間違っていることを確信した。三つの異なるがんで三つの別個の転座が見られるという事実は、そうした転座とがんの発生とのあいだに何か本質的なつながりがあることのまぎれもない証拠と言えた。専門的な裏づけはなかったが、彼女は転座がなんらかの形で白血病を引き起こしているという考えにしがみついた。とくに、フィラデルフィア染色体にかかわる転座――t(9;22)と書かれ、tは転座（translocation）のことで、ふたつの数は関与する染色体を指している――は、がんの症状が完全に現れる前に見られていたから、この白血球の危険なほど野放図な増殖を引き起こしているにちがいなかった。だがどのように引き起こすのだろう?

5 ニワトリのがん遺伝子の意外な起源

一九七〇年、ラウリーが染色体の分染法を学ぶことになる一年間の有給休暇に備えていたちょうどそのころから、それとは無関係だったレイ・エリクソンのSrc――*src*遺伝子がコードしているタンパク質産物――の探索が始まっていた。* エリクソンには、この遺伝子が、ラウス肉腫ウイルスの発がん性の元となるものだとわかっていた。温度感受性の変異株の実験から、そこまでは明らかになっていたのだ。しかし、その知見をそれ以上役に立たせるためには、その遺伝子がどうやって正常な細胞を悪性化するのかを知る必要があった。

＊ 科学の慣例に従い、本書で遺伝子は小文字のイタリックで表し（それゆえ*src*）、タンパク質は大文字で書き始めてふつうのフォントにする（それゆえSrc）。

何も示す成果のないまま年月が過ぎた。エリクソンは教え子の若きポスドクたちとデンヴァーの冬をいくつも越えたが、実験からほとんど何も得られるものがなかった。そのあいだ、彼の研究は同僚の物笑いの種になっていた。「まわりのたくさんの同僚が、『レイ・エリクソンはニワトリのがんを治したいだけなんだ』と言ってましたね」とエリクソンは振り返っている。なにしろ、ラウスが数十年前に腫瘍を取り出したのは雌鶏からで、RSVはヒトにはがんを引き起こさないのだ。それでもエリクソンは(ほかに多くの研究者も)、正常な細胞から悪性の細胞への形質転換をもたらすメカニズムが多くの種(しゅ)で似かよっているという考えにしがみついていた。「私たちは、ニワトリを相手にしているということなど気にしてなかったのです」エリクソンは言った。

src への関心は、エリクソンの研究室をはるかに超えて広がった。彼がその遺伝子の生み出すタンパク質の問題に取り組んでいるあいだ、ほかの人は遺伝子そのものに目を向けていた。*src* はどこからやって来たのか? *src* 遺伝子がなくてもうまく増殖できるウイルスが、どのようにしてこの発がん性配列をもつようになったのか? どうやってそれがニワトリに入り込んだのかがわかれば、がんの仕組みを知る重要な手がかりになるかもしれなかった。

エリクソンがSrcタンパク質の探索を始めたころ、腫瘍遺伝子仮説(腫瘍遺伝子[がん遺伝子]の英語oncogeneの"onco"は、「塊」を意味するギリシャ語に由来する)が関心を引きつつあった。NIH(アメリカ国立衛生研究所)のふたりの研究者が、がんは、はるか昔にウイルスによって脊椎動物のゲノムに挿入された腫瘍遺伝子——つまり、この致死的な病気をもたらすようにとくにプログラムされた遺伝子——が引き起こすという考えを提示したのだ。この仮説によれば、そうした腫瘍遺伝子は、環境にあるなんらかの発がん物質によって活性化されないかぎり発現しない。

カリフォルニア大学サンフランシスコ校では、がん遺伝学の研究室をもっていたJ・マイケル・ビショップが、この仮説を怪しんでいた。「進化の点であまり納得がいかなかったんだよ」彼は言っている。「細胞のなかで目的のない遺伝子は長持ちしないから」ビショップは、そうした遺伝子は生存にかんして役割をもたないので、対象となる生物種のDNAに残らなかったはずだと考えた。だが、この疑問は残った。*src*はどこからやって来たのか？ どうしてそれがウイルスゲノムの一部になったのか？ DNAを変化させることで、研究者たちはがんを引き起こさないタイプのRSVを作り出していた。RSVの変異株が正常な細胞をがん化しないのなら、明らかに形質転換をもたらすなんらかの遺伝子が存在するにちがいなかった。ウイルスがその遺伝子を失ってもなお増殖し続けられるとすれば、がんを引き起こす遺伝子はウイルスの生存とは関係がない。がんを引き起こすというのは、なんらかの形でウイルスを強化した可能性があるにしても、ウイルスの生存と密接に結びついてはいない余計な特質なのだった。ウイルスの仕事は増殖だ。増殖と関係のない特徴――がんを引き起こすなど――は、進化を遂げてからウイルスに加わったおまけにちがいなかった。ならば、その遺伝子はどこからやって来たのか？ なぜそれがRSVのゲノムの一部になり、どのようにしてそうなったのか？ これらの疑問への答えが、研究の第三の重要な方針をたどらせだした。第一の方針はフィラデルフィア染色体の解明で、第二の方針はSrcタンパク質の探索だった。そして今度の方針は、*src*遺伝子の起源をたどるというものだったのである。

ビショップは、この遺伝子が元のウイルスゲノム以外のどこかからやって来たのでなければならないと思った。一〇年以上前に花房やマーティンなどがおこなった研究も、これを知る土台作りに役立った。

それでも、遺伝子がどこからやって来たのかという疑問は手ごわい謎のままだった。がんを引き起こす遺伝子はがんになる動物のなかに元からあるという考えは、とうていなかった。空を飛ぶとか地球が丸いといった考えが出たときのように、そんな考えは当時、とんでもないものに思われていただろう。

ビショップにとって、腫瘍遺伝子仮説は、眉唾ではあるが最良の出発点でもあった。そこで彼は、ウイルスを学ぶために自分の研究室に来ていたハロルド・ヴァーマスと、ニワトリのＤＮＡのなかに*src*遺伝子を探し求めだした。今日、その仕事は簡単だ。ウイルスの遺伝子のクローンは——場合によってはどこか外部の企業でも——すぐに作成でき、ニワトリのゲノムのなかに一致するものがあるかどうかは容易にわかる。ところがビショップとヴァーマスは、組み換えＤＮＡ以前の時代に捜索隊を送っていたので、そもそも使える歩兵と懐中電灯を用意することが、広大な遺伝子の森のなかで一致する配列を見つけるのに劣らず難しかった。

まずビショップとヴァーマスは、ＲＳＶのゲノムからＲＮＡを取り出し、ちょうどウイルスが宿主内で自己複製するときにおこなうように、ＤＮＡの相補鎖を作った。そのＤＮＡに放射性元素で標識をつける。次にふたりは、*src*が含まれていない変異型のＲＳＶからＲＮＡを取り出した。その変異型ＲＮＡを、先ほどの放射性ＤＮＡとファスナーのようにつなぎ合わせる。それは、二枚の壁紙の帯を、互いの縁（へり）で模様がぴったり一致するように貼り合わせるようなものだった。

この放射性のＤＮＡ鎖と変異型のＲＮＡ鎖は相補的なので、ビショップとヴァーマスは、通常の細胞分裂におけるＤＮＡとＲＮＡのようにちょうど組み合わさるはずだとわかっていた。だが、ＲＮＡ鎖のほうには*src*遺伝子がなかったため、放射性ＤＮＡの*src*遺伝子のコードは組み合わせからあぶれる。こうしてビショップとヴァーマスは、放射性*src*のかけらを手に入れた。壁紙の一部が余って絨毯の上にまで伸びていたのである。

この放射性の遺伝子は、プローブ（探り針）として使えた。ほかのもののDNAをつつき回してぴったり合う遺伝子配列を探る手段になったのだ。ビショップたちは、*src*がウイルスゲノム以外のどこかからやって来たと考えていた。このプローブで、ほかのゲノムのなかにその遺伝子があるかどうか調べられるのは、本物の*src*遺伝子とだけちょうど組み合わさるからなのだった。失踪者の写真を手にした探偵のように、ふたりはあれやこれやの種のDNAにプローブをかざして、その遺伝子を探すことができた。

このプローブを作るのに、彼らは四年を要した。次のステップは、実際に探索を始め、放射性*src*を使ってウイルス以外で問題の遺伝子を見つけることだ。まず当然調べるべきゲノムは、ニワトリのものだった。なにしろ、そこで最初にそのウイルスが見つかったのだから。「私自身本当にびっくりしたんだけど、あったんだ」ビショップは言っている。「それからカモのDNAにも見つかり、ダチョウのようにもっと古い鳥を見てもあった」

一九七六年になされたこの発見は、まったくもって仰天ものだった。ニワトリにがんを引き起こす遺伝子をどうにかして獲得したウイルスがあった。はたしてその遺伝子はどこからやって来たのか？ニワトリだった。しかもその遺伝子は、はるか昔から存在していたのだ。「初期の後生動物から進化してきた今まで、ずっとそれはあり続けていた」と語るビショップは、四〇年後の今もカリフォルニア大学サンフランシスコ校にいる。「ふつうの遺伝子なんだよ」したがって、*src*は多くの種に存在する正常な遺伝子なのだが、レトロウイルスのゲノムに転移すると、腫瘍遺伝子になることがわかったのである。

*src*遺伝子の起源を探る試みは、*src*がどのようにして正常な細胞をがん化させるのかを知ろうとする

探究の一環として始まった。しかし、遺伝子の起源をたどるうちに、ビショップとヴァーマスははからずも腫瘍学の分野全体を変えてしまった。発がん遺伝子がのちにがんに罹る種自身の細胞に由来するとは、だれも予想していなかったのだ。

この驚くべき発見から、すぐにがんの研究・治療の基盤となるふたつの重要な考えが生まれ、その両輪によってがん医療の未来が切り開かれることとなった。まずビショップとヴァーマスは、正常な遺伝子が発がん遺伝子に変わりうるということを確かに証明した。なぜどのようにして変化が起こるのかは謎のままだったが、この事実自体は否定しようがなかった。健康な動物のDNAで働いている正常な遺伝子がいきなり腫瘍遺伝子に変わり、なんらかの形で、がんに至る一連の細胞レベルの現象を開始させることがあるのだ。

だが、*src*プローブの研究で明らかになったことは、それだけではない。さらに衝撃的なことに、ビショップとヴァーマスは、そうした潜在的発がん性をもつ正常な遺伝子——原腫瘍遺伝子と呼ばれるようになる——が、そのがんに罹る動物のものであると立証したのである。このときまで、ほとんどの科学者は、腫瘍遺伝子が犯行現場で——RSVがニワトリに感染したときに——生じたものと思い込んでいた。しかしビショップたちは、犯人をおおもとまで、まだ罪をおかしていなかったときまでたどった。すると、RSVの*src*は腫瘍遺伝子だが、それと同じような遺伝子が健康なニワトリの正常な細胞にも見つかったのだ。腫瘍遺伝子は、ウイルスでなくニワトリの細胞に起源があったことになる。RSVは、これまでのどこかの時点でニワトリに感染し、そのなかで自己複製した際に、宿主であるニワトリから*src*遺伝子を手に入れた。ところが*src*は、ウイルスゲノムに組み込まれたとき、発がん性のタイプに変異してしまった。こうして、腫瘍遺伝子の起源は細胞にあるという見方が生まれた。ウイルスが宿主から原腫瘍遺伝子を獲得する現象は、「腫瘍遺伝子の捕獲」と呼ばれている。

しかし、正常な*src*遺伝子は、マウスや——最終的な問題として——ヒトなど、ほかの動物にもあるのだろうか？　ビショップとヴァーマスが捜索の網を広げてもっと多様な種にプローブをかざしてみたところ、正常で健康な非発がん性の*src*をヒトゲノムに発見した。つまり、その元来の持ち主の動物にがんを引き起こすことで知られる遺伝子は、ヒトのＤＮＡにもあったのである。ヒトのがんも同じメカニズムによるのだろうか？　なんらかのきっかけで発がん性をもちうる原腫瘍遺伝子が、ヒトにもあったのだろうか？　もしそうなら、その変化はどのようにして起きるのか？　一九八九年、ビショップとヴァーマスは「レトロウイルスの腫瘍遺伝子が細胞起源であること」の発見によってノーベル賞を受賞する。ふたりは、レトロウイルスのもつ発がん遺伝子がもとは正常な細胞の正常な遺伝子だったという、一見したところありえないことを実証したのだ。この成果は、以後のがん研究を一変させた。やがて、腫瘍遺伝子を知るための旅は、がんの遺伝学的起源へと人を導くことになる。

*src*が正常な細胞の遺伝子で、過去のある時点でＲＳＶに拾われ、取り込まれると発がん性をもつようになったという——事実でなく——考えは、エリクソンの探究にまったく新しいレベルの重要性を与えた。遺伝子の機能を理解することが、それまで以上に重要になったのだ。がん遺伝子が正常な遺伝子の変化したものだったら、そうした正常な遺伝子の働きを知るのは、欠かせないことのように思われた。それにより、ほかの原腫瘍遺伝子を見つけられるかもしれなかった。いずれは、がんを予防したり、せめて今より効果的に治療したりできるかもしれなかった。原腫瘍遺伝子と関連する細胞メカニズムを突き止めれば、がんになる際に乗っ取られる細胞メカニズムを突き止められる可能性があったのである。

ビショップも、*src* の生み出すタンパク質を探しはじめた。この問題は、がんを理解するうえでどう見ても重要だった。このひとつの遺伝子が変異するだけでがんを引き起こすのなら、その遺伝子がコードするタンパク質を知ることが肝要だったのである。腫瘍遺伝子の出どころがわかったのは、称えるべき成果だった。だが、原腫瘍遺伝子から腫瘍遺伝子への変化はなぜ起きたのか？　また、腫瘍遺伝子はどうやってその命令を実行するのか？　この遺伝子がタンパク質のコードとなっているのは明らかだった。当時の科学によれば、ほとんどの遺伝子がそうだったのだ。しかし、どのようなタンパク質なのかについては、まだ手がかりがなかった。

タンパク質は、アミノ酸――あらゆる生命に備わっている二二種の分子群――がつながってできており、そうしたアミノ酸の大半は、われわれの体内で自然に作られる。そんなタンパク質は、われわれの外見を形作り、代謝の速さを決定し、細胞のなかで一瞬ごとに起きているプロセスを実行している。タンパク質の英語 protein は「第一」を意味するギリシャ語 protos に由来するが、この物質は一八〇〇年代初めにオランダの科学者ヨハンネス・ムルデルによって発見され、あらゆる生物の基本物質と考えられている。われわれの遺伝コードを翻訳し、身体に具体的な結果をもたらしているのだ。卵白は、ムルデルが最初に見つけたタンパク質であり、それからタンパク質のリストは急激にふくれ上がっていった。

src 遺伝子の起源がわかっても、それがコードするタンパク質の探索にはほとんど役立たなかった。候補となるタンパク質はたくさんあるのに、そのなかで犯人の選んだ武器についてはほとんど手がかりがなかったのだ。一九七六年、エリクソンは探索を始めて六年経っても一本の科学論文も公表しておらず、自分の研究室の将来を案じだしていた。研究のために示せる成果のないまま、補助金はどんどん手に入れにくくなっていた。「とても優秀な学生たちもなかにはいました」とエリクソンはのちに回想し

ている。「私が資金を獲得できなければ、彼らを抱えていられなくなる状況だったのです」

ついに一九七七年、エリクソンは学生のひとりであるマーク・コレットと、*src* のタンパク質産物を見つけ出した。その発見は、エリクソンをニワトリのがんにばかりエネルギーを注いでいるとからかっていた同僚さえも興奮させた。ところが、発見の喜びはつかのまのものだった。なにしろ、あるタンパク質を取り上げ、これが *src* の産物だとわかったのはすばらしいにはちがいないが、その情報は実のところたいして意味がなかったのだから。科学が本当に明らかにすべきことは、そのタンパク質の機能だった。それは細胞のなかで実際に何をしているのか？ 細胞分裂の要因となっているのか？ 細胞の活動を助けているのか？ 細胞を家にたとえれば、*src* の産物を突き止めるのは、家のひとつの部品を指してこれは重要だと宣言するようなものだった。その機能を突き止めるのは、指しているものがヒューズボックスなのか、ラジエーター（温水暖房器）なのか、水道管なのかを知ることに相当する。一年後、コレットとエリクソンはそれを明らかにした。*src* の産物は、「プロテインキナーゼ」（タンパク質キナーゼ）という酵素だったのである。*

src に対応するタンパク質がキナーゼ（リン酸化酵素のこと）だという発見は、エリクソンとコレットのほか、ウイルスやがんを研究していたすべての科学者にとって、驚きだった。キナーゼは、触媒として働くタンパク質の一種、すなわち酵素であり、細胞内で生存に欠かせないプロセスを促進させる役目を果たしている。エリクソンとコレットの発見から数年間で、ヒトの体内で五〇〇種類以上のキナーゼ

＊　ビショップも、自分の研究室のメンバーであるアート・レヴィンソンとともに同じように *src* 遺伝子の産物を探し、そのキナーゼを見つけた。彼らの論文は三か月後に公表されたので、発見の栄誉はエリクソンとコレットに与えられている。

が見つかった。キナーゼはやがてほぼすべての生物種に見つかることになる（ゾウリムシ——学校で顕微鏡を通してたいてい最初に見る単細胞生物——は、およそ二六〇〇というキナーゼの種類の世界記録をもっている）。だが一九七七年には、まだわずかしか見つかっていなかった。しかも、知られているかぎり、どれもがんとは関係がなかった。

キナーゼの働きの多くは、スコットランドにあるダンディー大学のサー・フィリップ・コーエンによって明らかにされていた。コーエンがこの分野に飛び込んだ一九六〇年代には、キナーゼはひとつしか知られておらず、彼の研究室は、キナーゼが「生体細胞の働きのあらゆる面」で果たしている役割の解明を主に目指していたらしい。「キナーゼ」(kinase) という言葉そのものが、その意味をほのめかしていた。語根がkinetic（運動の、動的な）と同じで、「運動」を意味するギリシャ語kinesisに由来しているのだ。コーエンらが明らかにしたのは、ほとんどの細胞プロセスが連鎖的な現象になるという事実だった。たとえばインスリンはあるシグナルを誘発し、それがまた別のシグナルを、さらにそれが次のシグナルを誘発する。こうしたシグナル誘発の経路——この連鎖は「シグナル伝達」と呼ばれることになる——を示すことが、今ではヒトの病気を理解するための基礎研究には不可欠となっている。コーエンは、キナーゼがほぼ必ずその連鎖反応の起点にあることに気づいていった。

さらに、生物学者たちは、そのような経路を始動させるためにキナーゼが利用するメカニズム——レースのスタートでその酵素が振る旗——をどうにか明らかにした。すべての生体細胞のなかには、ATP（アデノシン三リン酸）の分子が浮遊している。これはわれわれの細胞にあるエネルギーのコンテナだ。アデノシンは糖をベースとする物質で、これを土台に三分子のリン酸が糸に通したビーズのようにぶら下がり、ビーズは強力な結合によってつながっている。ATPは、実質的に燃料なのだ。

シグナル伝達の連鎖を開始させる際、キナーゼはATPからリン酸を一個引き抜き――糸からビーズをひとつ抜く――それをタンパク質にくっつける。このリン酸によってタンパク質は覚醒し、すぐさまコードされている仕事を実行する。仕事が終わると、別の酵素がやって来てリン酸を取り去り、タンパク質は休眠状態に戻って落ち着く。

「キナーゼは、細胞のなかでしかるべき物質をしかるべき場所へ、細胞にとって最小のエネルギーコストで運ぶのです」そう語るコーエンは、科学への貢献により、ナイト爵を二度授かっている。リン酸をタンパク質へ運ぶプロセスはタンパク質リン酸化といい、驚くほど効率的で、一度のすばやい動きで必要な現象の連鎖を開始させる。キナーゼは、持続可能なエネルギーのひな型とも言えるものだったのである。

それはまた、科学者がまもなく明らかにしたとおり、がんを増殖させるのにうってつけのツールでもある。

一九七〇年代、コーエンの研究室にはキナーゼに傾倒した科学者が引き寄せられていった。彼は、ブドウ糖（食物がわれわれの細胞のなかで変換されてできる糖）をグリコーゲン（その糖の貯蔵用の形態）に変換する際にキナーゼが果たす役割について、分析をリードする研究者だった。一日の仕事を終えると、ほとんどが若い独身男性だったその科学者たちは、スコットランドの寒々とした夜のとばりを抜けて、当時ホークヒル・ロードにあったパブへ行き、研究について議論した。廊下を歩いた隣の研究室のポスドク、ニック・ライドンもよくそれに付き合っていた。

ライドンは、特別頭が切れるとは思われていなかった。彼は読字障害をもっていたので、スコットランドのパースにあったストラサラン寄宿学校のクラスでは、秀でた生徒ではなかった。読むのに苦労する文章がないぶん、彼にとって科学は、文学や語学よりもはるかに楽だった。当時のイギリスの教育制度では、生徒は早いうちに専攻を決めないといけなかったため、ライドンは自然科学をやることになった。リーズ大学へ進学し、生化学と動物学を専攻して学部を卒業後、生化学の博士号を取得した。それから一九七八年にポスドクの研修でダンディー大学へ来たとき、ちょうどエリクソンがSrcキナーゼの報告をしてこの分野に衝撃を与えていた。

ライドンはホルモン調節の研究をしていたが、その研究には実用性のかけらもなかった。一方、コーエンの研究室から流れてくる科学の調べは、ライドンの興味を大いにかき立てた。活発な気質をうかがわせる鋭い碧眼をもつ彼は、コーエンのポスドクたち――なかでもブライアン・ヘミングズ、ピーター・パーカー、コリン・ピクトン――のいる実験室をうろついては、糖代謝やグリコーゲンの分解など、インスリンで始まるシグナル伝達経路のあらゆる要素へのキナーゼの関与について、できるかぎり知識を吸収した。コーエンの研究室のゼミにも出席し、しょっちゅうヘミングズたちと飲みにいっていた。

この研究が具体的に役立つ可能性に、ライドンは色めき立った。「私はいつでも基礎研究より応用に関心があったんです」と彼は言っている。それに、キナーゼには無視できない魅力があった。どこか知らない海辺に立つ遠くの灯台の明かりのように。コーエンのポスドクたちとその分野の話をするうちに、ライドンは、発がん遺伝子*src*がキナーゼのコードになっているという発見を耳にした。このグループの酵素ががんで見つかったのは、初めてのことだった。ライドンにはまだ知るべきことがあった。そうした酵素のインスリン経路への関与は、十分に興味深かった。しかし、みずからの研究に対する実用性の確証がほしい科学者にとって、がんと関わりのあるタンパク質の研究は金鉱のように見えたのだ。それまで脇から見守っていたライドンは、研究のテーマをキナーゼに変えたいと思うようになった。どうやってそうするかを考えるのは、まったく別の問題だったが。

6 最高の火付け役

ビショップとヴァーマスによる*src*の細胞起源の発見は、同じような由来をもつ腫瘍遺伝子をほかに見つけようとする動きに火をつけた。ＲＳＶにこんな奇妙な芸当ができるのなら、ほかのウイルスにもできるのではないか？　幸いにも、腫瘍遺伝子の候補をすばやく大規模に探すテクノロジーが、ちょうどいいタイミングで使えるようになった。一九七〇年代の初め、スタンフォード大学の大学院生のチームが、異なる起源をもつＤＮＡをつなげて一本の鎖に組みなおせるような数種類の酵素を発見した。こうしてできる鎖は組み換えＤＮＡと呼ばれるようになったが、これにより科学者は、放射性遺伝子のプローブを作るよりはるかに簡単なやり方で、個々の遺伝子を調べられるようになったのだ。この手法は、多くの研究にとって不可欠のものとなったため、広く一般にも浸透していったが、よりわかりやすい名前がつけられた。それがクローニングである。

一九七〇年代初めのクローニングの発明は、遺伝学の分野にとって革命にほかならなかった。これにより、個々のＤＮＡ分子を細胞培養で増やせるようになり、ウイルスのＤＮＡを自然界の宿主の外で複製できるようになった。ここでの話に何より関係していたのは、組み換えＤＮＡ技術により、ウイルスゲノムを分解し、遺伝子一個一個の発がん性を確かめられるようになったということだ。ウイルスは通常四つか五つしか遺伝子をもっておらず、組み換えDNAによって、そうした少数の遺伝子のそれぞれをクローニングし、どの遺伝子が形質転換を引き起こすのかを明らかにできたのである。それはまるで、カップをひとつひとつ持ち上げてマジシャンが隠したコインを見つけるようなものだった。[*] この方向の探究――*src* のような腫瘍遺伝子はほかにもあるか？――はすぐに実を結んだ。そんな原腫瘍遺伝子のリストが、ふくれ上がっていったのだ。*myc*、*ras*、その後ほかに数百もヒト遺伝子が見つかった。数年後の一九八〇年代初め、何人かの科学者がまた考えを飛躍させた。ウイルスが正常な遺伝子を腫瘍遺伝子に変えられるのなら、環境因子でも同じことができるのではないか？「タバコの煙にだってできそうだよね？日光にだって」とビショップは当時の疑問を思い出して言っている。原腫瘍遺伝子がウイルス以外の要因によって腫瘍遺伝子に変化しうるという考えは、すでに根づきつつあった。何が誘因になりうるか、あるいは誘因を探ることとすらどうしたらいいのかも、だれにもよくわからなかった。それでも少しずつ、それまでに確立した腫瘍遺伝子とウイルスとの固い絆はゆるんでいった。腫瘍遺伝子の研究は、新たにひとつの形をとろうとしていたのである。

一九七七年、エリクソンとコレットが *src* 遺伝子の産物はキナーゼだと公言したとき、こうしたことはまだほとんど考えられていなかった。彼らのあとを追って研究していた多くの科学者は、自分たちの発見がヒトのがんと関連をもつと思っていたが、実際には具体的なつながりはなかった。ニワトリの原腫瘍遺伝子からヒトの原腫瘍遺伝子へと飛躍を遂げるには、大きな溝を越えなければならなかった。

Srcがキナーゼの一種だというのは、衝撃的な事実だった。それまでヒトの細胞にはひとにぎりのキナーゼしか見つかっておらず、細胞のなかでごく少数の決まったプロセスに関与していると思われていたのだ。そんなキナーゼががんと関わりをもつことなどあるものなのか？　この発見により、エリクソンとコレットはたちまち有名になり、キナーゼにかんする新たな研究が熱狂的におこなわれるようになった。「しばらくは大騒ぎでしたよ」とエリクソンは振り返る。何かほかの発がんウイルスも自然界のキナーゼのメカニズムを悪用しているかどうかを明らかにすべく、探索が始まったのだ。

科学者は当初、がん研究の舞台にキナーゼが現れたことに戸惑ったものの、その関与の理屈は次第に明らかになっていった。研究がベールを剝いでいくと、キナーゼはあらゆる細胞プロセス――細胞分裂、代謝、インスリンの分解など、生きるのに欠かせない無数の反応経路や活動――において役割をもっていることがわかった。ただリン酸をタンパク質に運ぶだけでシグナルの連鎖反応を起こす最高の火付け役として、キナーゼはにわかに、がんが生じるのにうってつけの場所と思われるようになったのである。のちに明らかになったが、この種の普遍的なメカニズムは、非常に多くの重要な機能をリードする力をもっているので、細胞の増殖が止まらなくなる病気であるがんが発生するのに申し分のないものなのだ。がんが銃のようなものなら、キナーゼは引き金に添えられた指のようなものなのである。

それでもまだとても多くの謎が残っていた。正常な細胞には正常な*src*遺伝子があり、そのため正常

＊　組み換えDNAの基礎になる技術は、当時カリフォルニア大学サンフランシスコ校にいたハーブ・ボイヤーと、当時スタンフォード大学にいたスタンリー・コーエンによって生まれた。一九七六年、ボイヤーとベンチャー投資家のロバート・スワンソンは、組み換えDNAを使って新薬を開発する目的で、ジェネンテックという初のバイオテクノロジー企業を設立した。同社の最初の製品ヒトインスリンは、一九七八年にクローニングによって合成された。製薬企業のイーライリリーがこの薬のライセンスを取得し、一九八二年に販売の認可を受けた。

なSrcキナーゼがある。ラウス肉腫ウイルスがニワトリの*src*遺伝子を奪ってみずからのゲノムに取り込んだとき、その遺伝子は、がんを引き起こす異常なタイプである腫瘍遺伝子に変わった。すると当然、その遺伝子がコードするタンパク質――Srcキナーゼ――も異常なタイプになっていた。いわゆる腫瘍性タンパク質である。だが、どのようにしてそうなったのか？　健康な細胞のSrcキナーゼと、がん細胞のSrcキナーゼは、どう違うのだろう？

がん治療の分野が現代に突入しかけていたころ、ブライアン・ドラッカーは医科大学院に入ろうとしており、すぐに、がんへの関心――カリフォルニア大学サンディエゴ校で学部の一、二年生だったころ以来認めまいとしていたこと――を認めざるをえなくなった。ドラッカーはずっと成績が良かった。学業の優秀さは、彼がミネソタ州セントポールで三人のきょうだいとともに育った絆の固い家族において、つねに強く求められていた。しかし彼は、自分を医学に押し込めるのを嫌がり、医科大学院への出願書類には、医師になるという目的を中心にすべてを決めた学生によく見られる、病院での奉仕活動や早期の解剖実習の経験を書き並べた履歴書はなかった。着々と医師への道を進むのでなく、ドラッカーは、そのとき自分の興味を引いたものに従って方針を立て、たどたどしい足取りで歩みを進めた。好奇心からラボでの基礎研究に打ち込み、医科大学院への出願が迫っても病院より実験室で過ごす時間のほうがはるかに多かったので、彼自身、成績は自分に不利なものになるだろうと思っていた。だから、カリフォルニア大学サンディエゴ校の面接官――ラッセル・ドゥーリトルという校内でもとりわけ高名な科学者で、歓心を買うことは無理な相手として知られていた――に、最初に会うなり「君はこの医科大学院にまさしくいてほしい人間だ」と言われたときにはびっくりした。このときドラッカーは、いくつかの面接をなんとか通過し、ある程度認められたようでほっとしたばかりだった。あとになって初めて、実験室で自分の興味を追い求めていたことで、みずから将来を保証していたという事実に気づいたのである。「それが、医科大学院で私が選び、彼が手助けしようとしてくれた道だったのです」とドラッカーは語っている。

それでも、しばらくは彼もがんへの関心については沈黙を保っていた。「がんが悲惨な病気だったということは、肝に銘じておく必要があります」ドラッカーは言った。「みんな亡くなってしまうのですから」この病気は、だれよりも病的な医師だけがあえて踏み込む、おぞましくも暗い領域であり、ドラッカーは自分でもそれに関心があると認めたくなかったのだ。「だれもがおそれていました。腫瘍学にかかわる人は、この病気があまりにも絶望的だったので、変わり者だったのです」彼はそう振り返る。「望みのない患者を診たがるものでしょうか？　そんなことをしようというのは、まともじゃありませんでした」

7　キナーゼが鍵をつるす場所

Srcキナーゼが見つかってわずか一年後、キナーゼの研究に次の重大な転機が訪れた。エリクソンが*src*の産物を解明していたころ、カリフォルニア州ラホーヤにあるソーク研究所でポスドクの研究をしていたイギリスの研究者、トニー・ハンターは、ポリオーマウイルスという、齧歯類（げっしるい）にさまざまな腫瘍を生じさせるウイルスを調べていた。そのウイルスのDNA配列は、明らかにされたばかりだった。ラウス肉腫ウイルスと同様、ポリオーマウイルスにも、細胞をがん化できる遺伝子と、ウイルスをうまく宿主に感染させられる遺伝子が含まれていた。一九七〇年代の終わりごろには、ハンターは、そうした役割がポリオーマウイルスのゲノムにまんべんなく散らばっていて、半数の遺伝子は複製に関与し、残りの半数はがんへの形質転換に関与していることをつかんでいた。彼は、がんに関わる遺伝子がどのようにしてがんを引き起こすのかを知ろうとしていた。それは、エリクソンが発していたのと同じ、こんな疑問だった。何がこの遺伝子のタンパク質産物で、そのタンパク質がどうやって腫瘍の発生をうながしているのか?

一九七八年までにハンターは、ポリオーマウイルスが齧歯類のがんの原因となる三つのタンパク質を作り出すことを明らかにした。同じウイルスを研究していた別の科学者たちは、そのタンパク質のひとつ――「ミドルT」と呼ばれる中間(ミドル)のもの――が、皮膚の細胞を腫瘍細胞に転化させる要因であることを示した。するとこんな疑問が生じた。それはどんな種類のタンパク質なのか? エリクソンを八年間の紆余曲折の旅へ導いたのと同じ疑問である。

エリクソンとコレットによるSrcキナーゼの報告がなされると、すぐにハンターは、自分の見つけたポリオーマウイルスのタンパク質がそれと同じ種類のものなのだろうかと考えた。「形質転換の普遍的なメカニズムだったのかもしれない」とハンターは当時の考えを思い返している。そしてまさしくそれを、彼はほかのふたつの研究チームとともに見出した。そのタンパク質もキナーゼの一種だったのである。「もちろんすごく興奮したよ」ハンターは語る。「キナーゼの働きの重要性をほとんど証明していたんだから。どうやって働くかはわからなかったけど」

だが、せっかちな彼は、このタンパク質について問うだけでは終わらなかった。がんにおけるキナーゼの役割がいっそう明白となりつつあったので、ハンターは、そうしたキナーゼがいったいどうやってこの悪魔の所業をなし遂げるのかを知りたいと思ったのだ。

数年かけて、ダンディー大学のフィル・コーエンらが、リン酸化のプロセスを分析した。キナーゼが細胞中の別のタンパク質にリン酸を付けて、一連の微視的現象を誘発するというプロセスである。すでに科学者は、キナーゼがタンパク質へリン酸を運ぶとき、リン酸がどこにでも付くわけではないことを明らかにしていた。家のなかに鍵を保管する場所があるように、キナーゼにも、ATPから奪ったリン酸を置く標的となる特定の場所が必要なのだ。ATPでは、三つのリン酸が電池のように細胞内の主なエネルギー貯蔵庫の役目を果たしている。

標的となる場所——キナーゼが必ず鍵をつるす場所——は、ひとつのアミノ酸だった。連なり合って特定のタンパク質を形成しているたくさんのアミノ酸のうちのひとつだ。ある種のアミノ酸だけが、この役目を果たせる。ハンターがポリオーマウイルスを調べていたころ、ふたつのアミノ酸がその標的として知られていた。セリンとトレオニンだ。それまで知られていたどのキナーゼも、セリンかトレオニンにリン酸を付けていた。

ハンターは、ポリオーマウイルスの引き起こすがんの原因となるタンパク質がキナーゼであることを確かめると、点と点をさらに結び、そのキナーゼがなぜどうやってがんを引き起こすのかを完全に明らかにしたいと思った。そしてその第一歩として、キナーゼがセリンとトレオニンのどちらのアミノ酸をリン酸化するのかを調べようとした。

どのアミノ酸がなんらかのキナーゼの標的となるのかを知るべく、研究者はタンパク質をある溶液に浸け、pH1・9でばらばらのアミノ酸に分離した。個々のアミノ酸に分かれると、リン酸をもっているものを見つけられた。しかし、溶液が古くなっても怠惰な研究者が替えないと、pHが変わり、違うアミノ酸が見つかってしまう。

一九七九年のある日、ハンターはとくに怠惰な気分で、古い緩衝溶液を使って、ミドルTキナーゼでリン酸化されたアミノ酸の探索を続けていた。そうして見つかったアミノ酸のひとつが、チロシンだった。チロシンは、科学研究においてあまり一般的なアミノ酸ではなかったし、ハンターは、とくに当時知られていたほかのキナーゼがどれもセリンかトレオニンしかリン酸化していなかったことから、チロシンなどほとんど探そうとしてはいなかった。だがよく見たら、チロシンがリン酸化されていることに気づいたのである。

ハンターは仰天した。それはまるで、初めて外国語を耳にして、ほかにも会話する手段があるのだと気づいたようなものだった。チロシンキナーゼは、人体にはことのほか少ない。今日知られている五〇〇以上のキナーゼのうち、チロシンをリン酸化するものは九〇ぐらいしかない。しかもその九〇のキナーゼが活性化するのは、人体のタンパク質の一パーセントにも満たない。言い換えれば、体内の一〇〇〇のタンパク質に対して一〇未満しか、受け取り口となるチロシンをもっていないのだ。ほかの九〇〇を超えるタンパク質は、セリンかトレオニン、あるいは両者の組み合わせを利用している。ハンターは、当時はチロシンのリン酸化がどれだけ珍しいものなのか知らなかったが、奇妙なものに出くわしたのはわかっていた。その時点で知られていたいくつかのキナーゼのうち、全部がセリンかトレオニンをリン酸化していた。なぜこのひとつはチロシンを標的とするのだろうか？　そしてその事実は重要なのだろうか？

のちにハンターやほかの研究者は、彼の調べていたミドルTタンパク質が純粋なひとつのタンパク質ではなく、当時の研究ではよく起きていたように、ほかのタンパク質が混入したものであることに気づいた。キナーゼはミドルTではなく、混入物だったのである。しかし、それがわかったからといって、リン酸を受け取るのがチロシンだと判明したことの衝撃は変わらなかった。ハンターの発見により、人々の目は、チロシンというかつては無視されていたアミノ酸に向けられ、それが重要だった。チロシンキナーゼは、悪性化した細胞も含め、細胞の増殖をうながすうえで大きな決定要素となっていたという、新しい考えが生まれたのだ。これを知ったことは、がんの研究者にとって大きな前進となった。がんの根本的なメカニズムの探索において、チロシンの発見は、猟師が動物の足跡や折られた枝を見つけるようなものと言えた。がんの研究者は、自分たちが正しい道を見つけたことを知ったのである。

スコットランドでは、ニック・ライドンがダンディー大学でポスドクの研究を続け、一九八二年まで隣の研究室からキナーゼの知識をできるかぎり吸収し続けていた。そのころまでに、スコットランドと北イングランドで人生の大半を過ごしていた彼は、もっと緑豊かなとは言わないまでも、もっと暖かい牧草地の広がる場所へ行く気になって、パリに研究拠点のあった製薬企業シェリング・プラウに就職した。そこで上司になったのが、アレックス・マターというスイス出身の医学者だった。

ライドンがダンディー大学を出ようとしていたころ、ドラッカーは医科大学院の一年生で、がん治療の歴史の講義をとっていた。彼は次第に、がん治療の改善のために何が必要かと思いを馳せるようになり、正常な細胞に及ぼすのとは違った作用をがん細胞に及ぼす薬が作れる可能性はあるだろうかと考えた。

チェスの駒がチェックメイトへ向けて盤上でまとまっていくように、発見と研究者も問題の解決へ向けて少しずつ集まりを見せていった。染色体の変異、転座、チロシンキナーゼ。そしてニック・ライドン、アレックス・マター、ブライアン・ドラッカー。次の進歩は、メリーランド州ベセスダのマウスのコロニー（個体群）によってもたらされた。

8　化学的に切除する

一九六五年、ハーブ・エーベルソンは二十代半ばで、医科大学院を卒業したばかりで大きな問題を抱えていた。彼は、ヴェトナム戦争に従軍する軍医として召集される筆頭候補に挙がっていたのだ。しかしエーベルソンは、その戦争に強く反対していて、東南アジアのジャングルへ行かされたくないと思っていた。かといって、カナダへ逃げたくもなかった。残る策は、沿岸警備隊か国立衛生研究所（ＮＩＨ）の一員になることだったのである。

ヴェトナム戦争中、ＮＩＨは、従軍して海外へ行きたくないエーベルソンのような優秀な医学者にとって、避難所になった。ＮＩＨの職員は公衆衛生局に属しており、軍の職務に就いていると見なされていたのだ。そこで働く医学者はヴェトナムへ送られずに済んだ。しかし、医科大学院の卒業生がおよそ一万五〇〇〇人なのに対しＮＩＨの求人数はたった一〇〇人なので、そこへ行けるのは最良のエリートだけだった。この才能の苗床は、がんなどの多くの病気の治療と理解を大きく前進させることとなった。

ハーブ・エーベルソンをＮＩＨに行かせるに至った事情を考えれば、ＣＭＬの発病プロセスの理解と、やがてはその説明によって飛躍を遂げるがん治療に対して彼が果たそうとしていた貢献は、なかなか実現できそうには思えなかった。

幸いにも、彼がＮＩＨへやって来たときは、新しいアイデアをもつ若い科学者をしっかり支援していた時代でもあった。リスクを避けたがる現代の風潮では、国立がん研究所の補助金を初めて受け取る研究者の平均年齢は四十代初めで、それより若い申請者の場合、新しいアイデアを探究するための資金援助を拒まれることがしょっちゅうだ。二〇一〇年には、Ｒ０１補助金――ＮＩＨからの最古にして最も一般的な補助金で、年間二五万ドルを上限として最大五年間与えられる――の四パーセントしか三六歳未満の科学者に渡っていない。博士号の新規取得者の平均年齢は変わらないのに、Ｒ０１の受給者の平均年齢はここ三〇年で上がり続けている。だが、一九六〇年代や七〇年代は、状況や慎重さの度合いがかなり違っていた。ノーウェルやハンガーフォードと同様、エーベルソンも、医学の突破口を開くのに若さが強みになると考えられていた時代に、実際に若かったのである。

エーベルソンの配属先はジャック・ドルトンという生物学者のところで、ドルトンは、部下に本人の興味を引いたものをなんでも自由に追求させる放任主義を貫いていた。五〇年前のラウスと同じく、エーベルソンもがんを引き起こすウイルスにとくに興味を引かれていた。

エーベルソンがＮＩＨに来たころには、すでにウイルスについて多くのことがわかっていた。ここでなにより重要なのは、ウイルスは宿主の外では自力で増殖できず、生物とは見なせないのに、遺伝物質をもっているという事実だった。ウイルスが、植物であれ、動物であれ、ヒトであれ、とにかく生物の体内に入ると、その遺伝物質が何度も複製される。ときにはＨＩＶ（エイズの原因ウイルス）のように、治療しないままだと、複製がついには宿主の命を奪うこともある。一方で、身体が自力でウイルスを根絶することもある——インフルエンザウイルスの場合によくそうなるように。あるいはまた、宿主がウイルスに慣れ、その存在が宿主の通常の振る舞いに悪影響を及ぼさなくなることもある。

しかし、ほかの多くの重要な事実は、エーベルソンがＮＩＨに就職したころにはまだ明かされていなかった。テミンはフォーカスアッセイを確立していなかったし、ＲＮＡウイルスを増殖させる隠れたメカニズムを見つけてもいなかった。エリクソンは、ＲＳＶのもつ殺し屋遺伝子が作るタンパク質をまだ特定しておらず、ハンターはチロシンとがんの関わりを明らかにしていなかった。腫瘍遺伝子の細胞起源についてはだれにもわかっていなかったのだ。ラウリーに画期的な発見をさせることとなった染色体の分染法も、存在していなかった。この三本の糸となる研究——フィラデルフィア染色体、がんにおけるキナーゼの役割、発がんウイルスの腫瘍遺伝子の起源——は、まだまったく別々のことがらだったのだ。そして、エーベルソンが始めようとしていた研究は、それらとはまるっきり違う科学の糸だった。彼は、ウイルスが細胞内で活動の道をつけてがんを引き起こすというプロセスの分析に関心をもっていた。その研究は、必ずしも遺伝子を調べるものではなかった。エーベルソンにとって、それは必ずしも、疑問を発し、答えを得ようとして導かれる先に目を向ける以上の何かと言えるものではなかったのだ。

ＮＩＨの別の場所では、ほかの徴兵忌避者たちが、がん治療の研究を少しでも前進させようとして、毒性物質による化学療法の実験をおこなっていた。がん治療は、一九四〇年代に副腎皮質ステロイド（われわれの副腎で作られるホルモンを人工的に合成したタイプのもの）と葉酸代謝拮抗薬（ＤＮＡの合成に欠かせない葉酸という物質を阻害する薬）が登場して以来、大きく進歩していた。こうした薬物は、多くのがん患者の生存期間を、つねに少しずつだが延ばしてきた。薬を組み合わせて治療を改善させるのは試行錯誤で、薬や処方計画を変えて結果を待つというものだった。NIHでは、正義感あふれる医師たちが患者ごとに調合を変えて注射し、新しい調合が患者を死なせずにがんをうまく殺すことを願っていた。薄いカーテンの向こうの病床で患者が上げるうめき声は、体に広がるがんの痛みか、薬の副作用のどちらかのせいだった。そうした年月に、その後数十年のがん治療を先導する進歩がなされたが、成功より失敗のほうがはるかに多かった。

そのような本丸から離れ、エーベルソンは実験室で、マウスに白血病を引き起こすモロニーウイルスに狙いを定めてせっせと働いていた。モロニーウイルスは、単純RNAウイルス〔訳注：単純レトロウイルスの呼び名のほうが一般的〕として知られている。単純RNAウイルスは、よくがんを引き起こし、二種類に分けられる。ひとつめのタイプには、複製に必要なすべての遺伝子が含まれている。このウイルスは、動物によく腫瘍を発生させ、ネコなどの家畜、ニワトリなどの食用動物、実験動物にとりわけ多く見つかる。必ずと言っていいほど、このウイルスは腫瘍を生じさせることで見つかる。ペットの飼い主や畜産農家や科学者が、感染ではなく病変に気づくのだ。自然界にもこのウイルスは存在するが、発見には動物との密な接触が必要で、そんなことはまれにしかないからなかなか見られない。またこの腫瘍は一般に潜伏期間が長く、発病にかなり時間がかかる。

ふたつめのタイプの単純RNAウイルスは、ひとつめよりは一般的でないが、もっとすばやく宿主に危険が及ぶ。このウイルスは、複製する際に、宿主から遺伝子を捕獲する。だが、ウイルスが新しい宿主に感染するころには、捕獲した遺伝子は腫瘍遺伝子になっている。RSVはこの単純RNAウイルスの一例だった。そのウイルスは、複製の際に宿主の*src*を捕獲し、*src*遺伝子は、ウイルスゲノムに入ったとたん、ニワトリにがんを引き起こす腫瘍遺伝子になっていた。ある船からとった人質が次の海賊行為のころには荒くれ者になっているということの変化は、ビショップとヴァーマスが放射性DNAという懐中電灯で見出すことになるプロセスだった。ふたりは*src*のプローブによって、健康なニワトリのゲノムに正常な原腫瘍遺伝子のタイプの*src*があり、そのニワトリに、がんを引き起こすタイプの*src*をもつウイルスが感染していたということを明らかにできたのである。

ハーブ・エーベルソンが一九六〇年代にNIHで研究にのめり込んでいたころ、このことはまだわかっていなかった。腫瘍遺伝子の捕獲という考えが現れるのは、何年も先だったのだ。それどころか、腫瘍遺伝子という概念そのもの——正常な遺伝子に、悪性化する能力があるということ——が、エーベルソンのような実験科学者にはまったくなじみのない考えだった。彼が知っていたのは一般的な単純RNAウイルスであり、実験で使っていたのもそれだった。宿主から遺伝子を盗んで死に至る病を誘発しうる、もっと珍しいタイプについては何も知らなかったのだ。それでもエーベルソンは、自分のマウスのコロニーを乗っ取るものを目の当たりにしようとしていた。

ウイルスにはそれぞれ、ターゲットとなる細胞型がある。とくに感染したがる器官があるのだ。エーベルソンは、モロニーウイルスが胸腺にまず食いつくことを知っていた。そこからリンパ性白血病——免疫系のT細胞にあたる部分のがん——というタイプの白血病が体内に広がっていくのだ。

エーベルソンは、マウスの体内で別の部位をそのウイルスの標的にさせられるかどうか——科学用語で言えば、ウイルスの「宿主域を広げる」ことができるかどうか——確かめたいと思った。道路を塞がれたら、ドライバーは別のルートを探すのか、それともただあきらめるのだろうか？　実験をする理由は単純だった。好奇心だ。彼は、ウイルスを別の攻撃ルートへ誘導できるかどうかを確かめれば、がんが生じるプロセスについて何かわかるかもしれないと感づいてはいたのだが、自信はなかった。

エーベルソンは生まれたてのマウス一六三匹にプレドニゾロンを注射した。プレドニゾロンは強力なステロイドで、免疫系の胸腺などの部位を縮小させる。彼は、マウスから胸腺を化学的に切除しようとしたのだ。その後、生後一～八週間になってから、マウスにモロニーウイルスを注射した。胸腺がなければ、ウイルスはどんな細胞へ向かうのか？　身体の別の部位で増殖するのだろうか、それとも感染できずにマウスはがんにならないのだろうか？

それからの日々、エーベルソンはマウスの檻のところへ行ってはがんの徴候がないか調べた。太い眉を動かさぬまま、一匹ずつ手にとって毛の奥をのぞく。一〇〇匹以上が白血病になっていた。そのうち一二匹はリンパ肉腫だった。免疫系の一部であるリンパ球が集まるリンパ節にできる、硬い腫瘍である。「とうてい今までにないものでした」エーベルソンは語っている。「こういった大きな腫瘍は見たことがなかったのです」そのがんは、元の標的であるT細胞でなく、同じ免疫系のB細胞を襲っていたのである。しかも、モロニーウイルスが引き起こす進行の遅いがんとは違い、この悪性腫瘍はすばやく進行し、潜伏期間も驚くほど短かった。すべてのマウスは数週間以内に死んでしまった。

B細胞もT細胞も、リンパ球という、免疫系を構成する白血球の一種だ。どちらも表面に、抗原という異物を認識する受容体をもっており、受容体はそれぞれ異なる抗原とマッチしている。しかし、機能は重なっていても、B細胞とT細胞には明確な違いがある。大多数のT細胞はヘルパー（支援者）かキラー（殺し屋）で、ヘルパーは、ウイルスや一部の細菌や一部のがん細胞のような侵入者を殲滅するために、キラーの活動を誘発する。ヘルパーT細胞はB細胞も活性化し、B細胞は、細菌と戦う抗体や、新たな侵入者を記憶する新たな免疫細胞を産生する役割をもっている。B細胞とT細胞は、体内の居場所も違う。B細胞はずっと骨髄で成長するが、T細胞は、骨髄で生まれるものの、胸腺で成熟する。両者の機能と居場所はこのように異なるため、T細胞にがんを引き起こすウイルスは、必ずしもB細胞に対して同じ能力をもたない。だから、T細胞のがんの原因として知られていたウイルスを注射したマウスにB細胞のがんが見つかったのは、とても奇妙なことだった。

エーベルソンは、自分が育てているコロニーでマウスの一部のリンパ節にできた異常な硬い瘤(こぶ)について、もっと知りたくなった。マウスの体内のウイルスは、まだモロニーだったのか、それとも違うウイルスになっていたのだろうか？ このウイルスは、通常のルートが妨げられると別のタイプのがんを引き起こすことができたのか、あるいは、化学的切除を受けたマウスに感染したときには、ウイルス自身が致死性の高い新たなものに不可逆的に変わって、元のウイルスよりもはるかにすばやくマウスを殺してしまったのだろうか？ これを明らかにすべく、エーベルソンはそのウイルスを取り出して別の――胸腺が損なわれていない――マウスに注射し、どのタイプのがんができるのかを確かめた。

彼は、リンパ肉腫のマウス数匹から腫瘍を取り出し、それをウイルスしか通さないほど目の細かいフィルターに通した。そうして精製したサンプルを、別の健康なコロニーのマウスに注射する。そのままどのタイプのがんができるのかがわかるのを待った。もしも進行の遅い胸腺がんができたら、エーベルソンはかなり確信をもって、モロニーウイルスが無傷で生き延び、前のマウスでは単に取りつく胸腺がないので別の型の細胞に入り込んでいたのだと言えた。別のルートをたどっていたのである。一方、もしも健康なマウスにやはりB細胞――化学的切除を受けたマウスではこのタイプの免疫細胞にがんが生じた――の腫瘍ができたら、このウイルスは元と同じとはとうてい考えられなかった。

答えはすぐに得られた。すべてのマウスがB細胞のがんになったのだ。しかも数週間以内に死んだ。

明らかに、彼が別のコロニーに注射したものはモロニーウイルスではなかった。別の、何か変わったタイプだったのである。エーベルソンは新しいウイルスを見つけたのだった。

やがて、これはエーベルソンウイルスと呼ばれるようになり、フィラデルフィア染色体とCMLの物語で中心的な役割を演じることになる。このウイルスが貴重な研究ツールとなったのは、それが引き起こすがんのためというよりも、むしろがんの生じ方を調べる的確な手段を提供してくれるためだった。このウイルスが、がん化の形質転換を探るのに最適なモデルとなるのには、三つの重要な特徴があった。第一に、系統が明らかだったので、ウイルスの起源について、有望な研究結果に疑問を投げかけるような問題がいっさいなかった。第二に、このウイルスは進行の速いがんを引き起こすため、実験を年単位でなく週単位か月単位で終わらせることができた。そして第三に、このウイルスが引き起こすのは血液のがんで、外科手術でなくシリンジ（注射器）で取り出せるから、内臓の固形腫瘍に比べて調べやすかったのだ。

一九六九年に、エーベルソンがアメリカがん学会（AACR）の年次総会で研究成果を発表したとき、このウイルスの重要性にはだれも気づいていなかった。それどころか、彼の結果をけなす反応が返ってきた。ベテランの研究者の何人かは、真面目に文献を調べてもっと常道を歩むべきだったのに実験室で遊んでいると言って、エーベルソンを批判した。「AACRの会長にがみがみ言われ、研究をけなされましたよ」とエーベルソンは思い返している。

しかし、ただ観察記録をとるがために観察したものを記録するのが好きだったデイヴィッド・ハンガーフォードと同様、エーベルソンも、自分の研究がどこへつながるのかなど気にしていなかったし、上司や資金の提供元もそうだった。科学がしっかりしていて、いくらかの疑問に答え、新たな疑問を生むというだけで十分だったのだ。

それにエーベルソンは、実際にはそうした疑問のさらなる追求には関心を向けなかった。むしろ、小児がんの治療に興味を引かれるようになって、一九七〇年代の初め、ＮＩＨを辞めてボストン小児病院で医療研修を受けた。

それでも彼は、まだ実験の楽しさが忘れられず、その種の仕事から完全に手を切ろうとはしなかった。そこでケンブリッジの川向かいにあるＭＩＴの研究室に入り、研修期間に働いた。今では彼の名を冠しているそのウイルスのサンプルはしまい込み、別の研究に移ったのである。

9　毛皮と脂肪を剝ぎ取って

エーベルソンの新たな実験室のひとつ下の階では、デイヴィッド・ボルティモアがそわそわしていた。ハワード・テミンとともに逆転写酵素――ＲＮＡからなるウイルスがみずからの遺伝情報を、宿主内で複製の可能なＤＮＡに移しかえられるようにする酵素――というものの画期的な発見をした直後で、その知見を十分に活かしたがっていたのだ。

ＲＮＡウイルスの自己複製を可能にするメカニズムを突き止めたことは、がんの理解へ向けた新しい時代の先触れとなった。それにより、分子レベルでそうしたウイルスを調べられるようになったからだ。「マウスのウイルスが状況をがらりと変えてしまいそうで、マウスの遺伝的特質を操作できれば、研究にほかのどんな方法でも得られない幅を与えてくれるにちがいないとは思っていた」ボルティモアは語る。「けれども、そんなウイルスを扱った経験がなかったから、私には取り組むシステムがなく、どのシステムがベストなのかもわからなかったんだ」この未踏の領域に踏み出す一歩一歩が、新たな段階として、展望をつかむ新たな手だて、大地を耕す新たな方法を考え出すことを意味していた。クローニングには、がんの発生プロセスを調べられる可能性が大いにあったが、研究者はまずそのテクノロジーの使い方を見つけなければならなかったのである。

コロラド大学のレイ・エリクソン――マーク・コレットとともに、ラウス肉腫ウイルスの発がん性*src*遺伝子がコードしているSrcキナーゼを発見した男――は、田舎育ちのゆったりしたペースがしみついていて、ひとつの疑問の答えを出すのに七、八年かかってもかまわなかったが、ニューヨークに生まれ育ったボルティモアは早く結果を出すことを重視した。「人生は、何かの答えを得るのに何年もだらだら過ごすには短すぎるんだよ」ボルティモアは言っている。「単純さと速さがすべてではないが、私にとって、このふたつは研究の中心的要素なんだ」いまや逆転写酵素をがん研究のツールにしようと決めていたボルティモア――すでに成功を収めて有名になり、それに見合う資金も物資も手に入れていた――は、すばやく彼の地歩を固めてくれそうなポスドクの人材を研究室にたくわえていた。

ナオミ・ローゼンバーグは、一九七三年にボルティモアの研究室に入ったとき、とくに逆転写酵素に興味があるわけではなかった。ヴァーモント州の田舎の家族のなかで初めて大学へ進学したローゼンバーグは、幼いころ抱いていた科学への興味を、退屈な高校の授業のあいだに失っていた。その後、自分の選んだラテン語学科の進路の狭さから、生物学をやりなおすことにした。すると夢中になった。家具職人の父、陶器職人の母、詩人の男きょうだいとはまるで違って、ローゼンバーグは微小なウイルスの世界に自分の天職を見つけたのである。「おそろしく小さなものが、あんなにもひどい結果をもたらす。そう考えるとただもう興味深かったのです」と彼女は言っている。

ボルティモアの研究室にはウイルスのチームはなかったが、彼は別にローゼンバーグにとって大いに魅力的なものを用意していた。「デイヴィッドのすばらしい長所のひとつは、研究室に入っただれにでも、とても大きな全体の傘の下にさえあれば、なんでもやりたいことに取り組む自由を与えてくれた点でした」と彼女は語る。ローゼンバーグが来てすぐにボルティモアから受けた指示は、やりたいことを見つけろというものだった。指導がないというのは、大学の研究室でそれほどの放任主義に慣れていなかったローゼンバーグにとって、怖じ気づいてしまうが、たまらなく魅力的だった。それに、タイミングも実に良かった。MITがん研究センターの改修が、ローゼンバーグが来るまでには終わっているはずだったのに、予想以上に長くかかっていたのだ。しばらくは実験室がなかったので、ローゼンバーグには、科学論文を探してプランを立てる時間がたっぷりあった。

ローゼンバーグはまた、逆転写酵素に対しては関心が薄かったが、ほかにボルティモアの求めていたものをもっていた。一九七〇年代のウイルス学の世界ではたぐいまれな才能をもっていたのだ。培養において、複数の種類の細胞を育てて操作することのできる才能である。一九六〇年代から一九七〇年代の初めにかけて、単純RNAウイルスは一般に、それがもたらす腫瘍以外のものに由来する細胞のなかで調べられていた。ウイルスがさまざまな細胞に感染するプロセスの詳細を調べるのは、実に興味深い作業だった。ウイルスががんを引き起こす仕組みはもちろん、ウイルス自体についてもあまりにも多くのことがまだわかっていなかったので、徐々にでも知見が得られればそれは重要だったのだ。しかし細胞が、ウイルスに感染した実際の動物のなかで生じた腫瘍に由来するものでなければ、その知見は抽象的なままで、科学には確かに貢献しても、ヒトや動物のがんと確たるつながりのない思考実験にすぎなかった。テミンのフォーカスアッセイ——一九五八年に開発された画期的な手段——は、正常な細胞を背景にして異常な細胞を目立たせることで、見えないものを見えるようにしてくれた。だがこの細胞はすでにがん化していた。ローゼンバーグは、発がん性RNAウイルスに感染した動物の実際の細胞を、感染の前と最中と後に、がん細胞への形質転換の過程で調べたいと思っていた。細胞が感染を受け、がん化するところがこっそりのぞけるようなシステムを作り出したかったのだ。「ウイルスが動物にがんを引き起こす仕組みを心底知りたければ、その種の細胞とウイルスがどんな相互作用をするかを知る必要があったのです」とローゼンバーグは言った。彼女は、生きた動物から細胞を取り出し、元の温血の住みかの外でも増殖を続けさせる手だてを見つけないといけなかった。またボルティモアも、発がん性RNAウイルスががんを引き起こす仕組みを知る手段として、マウスの遺伝的特質の操作を多少なりとも進歩させるつもりなら、マウスの体外でその形質転換を受けるマウス細胞を調べるようなシステムが要るとわかっていた。

ローゼンバーグは、動物から取り出した細胞を組織培養で（つまりそれを育てる中性の培地とともにペトリ皿で）がん細胞に変えるウイルスを求めていた。毛皮と脂肪をすっかり剝ぎ取って、ウイルスが悪さをするところをじかに見られそうだったからだ。この実験は、まだ腫瘍のでき方のモデルを示すものにすぎなかったとはいえ、これまでよりはるかに正確に表してくれるように思われた。新しい細胞株を育てる培養の才を武器に、ローゼンバーグは優れたウイルスの候補の探索を始めた。ボルティモアは、みずから発見した逆転写酵素を用いて、ウイルスがどのようにして悪事を働くのかを調べたかったため、彼女を激励し、自分も探索に加わった。

時間はありあまるほどあったので、ローゼンバーグはひたすら科学文献を読み込んだ。やがて彼女は、エーベルソンがマウスのウイルスのモデルを作成して記した一九六九年の論文に出くわした。それはまさしく彼女が探し求めていたものだった。起源の明らかなウイルスと、進行の速いマウスの血液のがんだ。ローゼンバーグはそのウイルスを使って、がん細胞への形質転換を観察できるシステムを作りたいと思った。彼女がそのモデルのことをボルティモアに伝えると、聞き覚えがあるといった表情が彼の顔に浮かんだ。なぜこの名前になじみがあるのだろう？

その理由がわかるのには二分ほどかかった。ボルティモアはすでにエーベルソンの研究について耳にしたことがあった。彼がＮＩＨを去るころ、真上の階の研究室にエーベルソンが入ってきていたからだ。ローゼンバーグがエーベルソンにウイルスを使わせてくれないかと相談すると、彼は喜んで応じ、その謎めいたウイルスを注射したマウスから腫瘍を取り出してすりつぶし、フィルターを通してからガラスの小瓶に入れ、彼女に渡した。

ローゼンバーグは、すでにそのウイルスで研究を始めていたチャック・シャーという科学者と手を組んだ。ふたりの研究の目標は、ウイルスがマウスでどの細胞に感染するかを明らかにし、その細胞を組織培養する手だてを見つけてから、その細胞がウイルスにさらされるとがん化する様子を観察することだった。そうすることで、ふたりは正常な細胞が具体的にどのように悪性化するのかを記録したいと願ったのである。

来る日も来る日も、ローゼンバーグとシャーは、感染していないマウスから取り出したさまざまな細胞でテストをした。このウイルスが感染した赤血球は、ペトリ皿の半固形培地で増殖を続けるか？　リンパ節の細胞ではどうか？　その探究は、ただシリンジで細胞を吸い出し、寒天のかけらの上に撒くだけでは済まなかった。ローゼンバーグは、マウスで使うべき細胞を見つけるだけでなく、マウスの細胞をきちんと培養できるようにし、そうした細胞を死なせずにインビトロで——つまり生体外で——ウイルスに感染させるプロセスも見つける必要があった。

この短期集中のマウス実験にいそしむ苛酷な数か月——ローゼンバーグはそれまで実験動物にさわったこともほとんどなかった——が過ぎても希望にかなう細胞はなかったので、ローゼンバーグとシャーは、マウスの胎児から肝臓の細胞を取り出してみた。母体から胎児を外科的に取り出し、解剖して肝臓の細胞サンプルを培養皿に移したのである。

するとうまくいった。その細胞は感染を受けて分裂を繰り返し、ウイルスが自己複製を続けたのだ。まるで感化されやすい子どものように、そうした胎児の細胞は、子宮の保護がなくなるとウイルスに感染されやすくなった。そして細胞は、複製を始めるとがん化した。その後、成体のマウスの骨髄細胞でも確認できた。ローゼンバーグは、エーベルソンウイルスで、形質転換システムと呼ばれるものを作り出したのである。

こうしてローゼンバーグとボルティモアは、正常なマウスの細胞が悪性化するところを観察する方法を手に入れた。まもなくボルティモアの研究室でローゼンバーグの研究に加わった別のポスドクは、がん細胞への形質転換をもたらすメカニズムを分析したがっていた。どんなタンパク質が、がん化のスイッチを入れるのか？　ウイルスゲノムとマウスゲノムはどんな相互作用をするのか？　どれも妥当な疑問だったし、エーベルソンウイルスは、それに答えるのにうってつけのモデル、すなわち細胞内で起きる現象のレプリカを提供してくれた。ローゼンバーグも、ボルティモアの研究室の同僚たちも、エーベルソンウイルスそのものを理解しようと駆り立てられたわけではない。なにしろ、そのウイルスはマウスに特異ながんを発生させるが、ヒトのがんとは関係なかった――少なくともそう彼らは考えていた――のだから。単にそれは、プロセスを観察する手だてをローゼンバーグたちに与えてくれるものだった。何であれ、がん細胞への形質転換システムにおいて観察したプロセスが、がんを引き起こすほかのRNAウイルスにも――ひょっとしたらそうしたすべてのウイルスに――当てはまるのではないか、と彼らは考えたのである。

それは一九七五年、ジャネット・ラウリーが、染色体同士で一部の交換が起きる事実を発見して遺伝学の土台を揺るがしてから二年後のことだった。そのころエリクソンは、ラウス肉腫ウイルスの鍵を握る*src*遺伝子がコードするタンパク質の同定を目指していた。ビショップとヴァーマスは、ニワトリにがんを引き起こすことで知られていたこのウイルスの遺伝子が、ニワトリの細胞そのものに由来することを世界に告げようとしていた。フィラデルフィア染色体内部のメカニズムの解明と、*src*がコードするタンパク質産物の探索と、その*src*の起源の探究が、いまやさらに別の無関係の研究によって結びつけられようとしていた。少なくとも当時はそう見えた。

10 奇妙な新しいタンパク質

ローゼンバーグの形質転換システムは、ボルティモアの研究室で大きな突破口を開くものと見なされた。研究室のだれもが、がんの発生の仕方について何を明らかにしてくれるだろうかと考えた。ウイルスが利用して悪性腫瘍を生み出す細胞内のメカニズムがわかるかもしれないという可能性に、本当にわくわくさせられていた。ローゼンバーグがマウスの体外でエーベルソンウイルスを研究する手だてを生み出したので、同じ研究室でやはりポスドクだったオーウェン・ウィッテは、正常な細胞からがん細胞への形質転換をもたらすタンパク質の探索に乗り出した。彼を探索に駆り立てる疑問は、レイ・エリクソンとトニー・ハンターの発した疑問と同じで、「どんなタンパク質がマウスにがんを生じさせているのか？」というものだった。しかしウィッテは、ウイルスのもつ腫瘍遺伝子から手を着けるのでなく、自分の専門である抗体に目を向けた。

抗体は、免疫系が作り出すタンパク質で、外から侵入してきた異物を認識し、それに対して攻撃を引き起こすことができる。実験用の抗体の作成は、しばらく前からおこなわれるようになっていた。抗体は特定の抗原に自然に引きつけられる。そのため、特定の物質が細胞内にあるかどうかを知りたい場合、抗体を使ってそれを見つけ出すことができる。砂に埋まった金（きん）を金属探知機で見つけるように。

肝心なのは、抗体を作ることだった。科学者は、身体が異物の侵入に対して自然に抗体を産生することを知っていた。未知のタンパク質を動物に注入すると、動物はよく、そのタンパク質に対する抗体を生み出す。動物が抗体を作れば（必ずしも作るとはかぎらないが）、その抗体を取り出して量産し、どこかほかの場所で同じタンパク質を探すのに使うことができる。

ウィッテは、スタンフォード大学で博士号取得のために白血病をもたらすほかのウイルスを研究しているあいだに、抗体作成のエキスパートになっていた。その後、故郷のニューイングランドへ戻ると、ハーヴァード大学の病院のひとつで研修医として働いた。ところが母親ががんで死の床に就き、ウィッテはそのように病気にじっくり向き合う仕事に耐えられないと思うようになった。「病気の他人の世話が簡単にできるようなときじゃありませんでした」と彼は振り返っている。結局ウィッテは、ベッドサイドよりも実験室のほうを選んだ。「おそろしい病気で死にかけている病人の世話をしていたら、実験室ほど明日が楽しみにはなりません。実験室では、はっきり言って毎日発見の可能性があるんです」彼は臨床研修をやめて一九七六年にデイヴィッド・ボルティモアの研究室に入り、同じようにポスドクとして研究室に来たスティーヴ・ゴフの向かいの実験台で働いた。タンパク質化学に造詣が深かったことを考えれば、ウィッテがやって来るのにこれ以上いいタイミングはなかった。「すべきことではなく、したいことをするのに、いいタイミングでした」と彼は言っている。

ウィッテは、ローゼンバーグがウイルスとマウス細胞による形質転換システムを生み出したあとに、エーベルソンウイルスに取り組みだした。そして彼は、このシステムと抗体のテクニックを使えば、ウイルスの腫瘍遺伝子がコードするタンパク質――悪事を働く張本人――を見つけられるはずだと考えた。最初のステップは、抗体を作ることだった。この抗体で、細胞からタンパク質をひとつひとつ見つけ出し、じっくり調べられるようになるのだ。ここで明らかな問題は、自分がどのタンパク質を探し求めているのかが、ウィッテにはわからなかったことだった――なにしろ、それこそ彼を研究に駆り立てている疑問だったのだから。ならば、どうしたらそれに対する抗体を作れるのだろう?

ウィッテは、*gag* 遺伝子の産物であるGagというタンパク質を標的とした抗体を用いることにした。*gag* がモロニーウイルス――ハーブ・エーベルソンが化学的切除を受けたマウスにまず注射したウイルス――に存在することを、彼は知っていた。そしてエーベルソンウイルスは、モロニーウイルスに由来していたので、*gag* 遺伝子ももっている可能性が高かったのである。ウィッテはまた、エーベルソンウイルスも含め、ウイルスにはごくわずかな遺伝子（四、五個だけ）しかなく、そのためタンパク質もわずかしかないということを知っていた。したがって、彼ががんを引き起こすタンパク質を見つけるには、ひとつずつ調べていきさえすればよかった。問題のタンパク質を選び取る可能性は四分の一から五分の一で、まずGagを探しはじめた。別のタンパク質から始めることもできたが、Gagにしたのは便利だからだった。それは、彼が抗体を手にしていた唯一のタンパク質で、なによりも手始めにするのに最適だったのである。

ウィッテは、エーベルソンウイルスが感染した細胞――ローゼンバーグの形質転換システムのなかでそのように感染させた――を用意し、そこからすべてのタンパク質を抽出して、Gagの抗体を微量加えた。ウィッテには、この抗体がすぐに標的と結びつくことがわかっていた。細胞のなかにGagタンパク質があれば、Gag抗体はそれとがっちり結合する。ウィッテの抗体が標的のタンパク質を見つけたら、そのやり方が成功しているのだとわかり、どのタンパク質が正常な細胞からがん細胞への形質転換をもたらすのかという問題に的を絞ることができた。

実験はうまくいった。Gag抗体は、がんを引き起こすエーベルソンウイルスが感染したマウス細胞のなかで、あるタンパク質に結合した。それからウィッテは、抽出物全体を遠心分離器にかけ、抗体とその標的となるタンパク質を、ほかのタンパク質と混合した状態からうまく取り出した。振り混ぜたサラダドレッシングを落ち着かせて油と酢と香辛料の層に分けるように、ウィッテは混合物を各成分に分け、Gag抗体とタンパク質が結合したもの以外をすべて洗い流すことができた。そして洗剤で抗体を取り除くと、抗原であるGagタンパク質だけが残ったのである。

このプロセスを終えると、ウィッテは純粋なGagタンパク質を得たのだと確信した。そこで彼は、このタンパク質のなかをもっとじっくりのぞいて、どこかに発がん性の徴候がないか、分子をことごとく調べたいと思った。ウィッテはそのタンパク質をゲルのなかに入れ、そこに電流を流した。ゲル電気泳動というこの手法で、タンパク質は構成分子に分かれる。その結果は驚くべきものだった。ウィッテが抽出したタンパク質は、見つかると期待していたものではなかったのだ。Gagではあったが、それに何かが起きていた。「奇妙な新しいタンパク質でした」そう語るゴフは、そのころまでにボスドクとしてボルティモアの研究室に入っていた男である。奇妙というのは、とても大きいからだった。分子量は一般にダルトンという単位で表され、平均的なタンパク質は五五キロダルトン（五万五〇〇〇ダルトン）程度だ。ところがこのタンパク質は、およそ一二〇キロダルトンもあった。

ウィッテとローゼンバーグはチームを組んで働き、このタンパク質をもっとよく調べた。すでにふたりは、エーベルソンウイルスの変異株を作り出していた。細胞内で増殖するが、その細胞をがん化しないものである。そうした細胞にGag抗体を注入すると、抗体が攻撃するタンパク質は、元のエーベルソンウイルスの株が感染した細胞からウィッテが見つけたタンパク質よりも小さかった。サイズが小さいほうが、ふたりの期待していたタンパク質の見かけに近かった。

ウィッテは、サイズの違いが重要であることに気づいていた。タンパク質のサイズは、そのなかでつながったアミノ酸の数によって決まる。エーベルソンウイルスの発がん性をもつ株が感染したマウス細胞には、発がん性をもたない株が感染した場合よりも大きなGagタンパク質があった。その違いを説明するアミノ酸配列が、がん化の形質転換をもたらすにちがいなかった。さらに、このサイズの違いを埋めるのに必要なアミノ酸の数から考えて、Gagにもうひとつ別のタンパク質もくっついていたはずだった。その「奇妙な新しいタンパク質」は、実のところふたつのタンパク質が一緒になったものだったのである。ウィッテとローゼンバーグは、この別のタンパク質――Gagに余分にくっついたかけら――をAblと呼んだ。「able（エイブル）」と同じ発音であり、それと関連のあるウイルスの名Abelsonを省略したものだ。エーベルソンウイルスが感染したマウスからウィッテが初めて取り出した複合タンパク質は、Gag/Ablとして知られるようになった。

Ablタンパク質は、エーベルソンウイルスが感染したマウスにがんを生じさせる原因のようだったが、これがGagにくっついたのは途方もない偶然だった。ウィッテがAblを見つけたのは、Gag抗体を使ってGagタンパク質を探り出したからこそだった。それがGagと融合していなければ、彼は見逃していたにちがいない。そこで、エリクソンとハンターが探し求めていたタンパク質を見つけたときと同じように、ウィッテも自分の見つけたタンパク質の種類を突き止めたいと考えた。

そのころまでに、レイ・エリクソンは、*src*遺伝子――ラウス肉腫ウイルスががんを引き起こす際に利用する遺伝子――がコードするタンパク質が、キナーゼであることを明らかにしていた。その発表についてはよく知っていたので、ウィッテを始め、ボルティモアの研究室のメンバーは、見つけ出したタンパク質も同じ種類の酵素なのだろうかと思った。ビショップとヴァーマスによる腫瘍遺伝子の細胞起源にかんする報告と、エリクソンによる報告により、キナーゼは、宿主にがんを生じさせる要因としてほぼ確実のように思われだしていたのだ。

長年かけて、科学者は、細胞内の燃料の基本単位となるATPを用いてタンパク質の機能を明らかにする手だてを見出していた。ウィッテはキナーゼの機能を知っていた。ATPからリン酸を取り出して、タンパク質にくっつけるのである。リン酸が一時的に存在すると、タンパク質の活動を開始させ、細胞内にシグナルの連鎖を生み出して、代謝、分裂、血球産生など、さまざまな現象をもたらすのだ。

ウィッテは、Gag/Ablタンパク質をATPとともに試験管に入れて放置した。もしそれがキナーゼなら、ATPからリン酸を奪ってほかの物質にくっつけるはずだった。すると案の定、まさにそのとおりになった。Gag/Ablはキナーゼだったのである。

ボルティモアはそのころもウィッテの上司だったが、論理的に次のステップは、Ablキナーゼがリン酸をセリンかトレオニン——結合相手として最高に一般的なアミノ酸——にくっつけるかどうか確かめることだとわかっていた。この結合相手を突き止めることが、キナーゼ研究にとって日常的な作業のひとつなのだった。ところがウィッテは、どのアミノ酸が関与しているのかを確かめる標準的な実験をおこなった際、すぐにふたつのどちらでもないことに気がついた。

ほぼ同じころ、トニー・ハンターはチロシンキナーゼにかんする発見をした。彼の調べていたポリオーマウイルスによるがんと関連のあるキナーゼは、セリンやトレオニンでなく、チロシンをリン酸化した。チロシンは、セリンやトレオニンよりはるかに少量しか存在せず、ほとんど知られていなかったアミノ酸だ。ハンターの発見が生んだ波紋は、ボルティモアとウィッテの関心をすぐさまそのアミノ酸へ向けさせそうなものだった。レイ・エリクソンは即座にハンターの手本にならった。Srcがチロシンをリン酸化するかどうか確かめたのだ。Srcがチロシンキナーゼだというエリクソンの報告は、一九八〇年に発表されている。

だがその手がかりは、実に奇妙な理由でボルティモアの手をすり抜けた。彼の研究室で同時に進行していた別の研究で、すでにポリオウイルスとチロシンの結びつきが明らかになっていた。ウィッテによるキナーゼの研究結果は、その結びつきがわかった直後に得られたため、ボルティモアはチロシンがふたつの研究の両方で重要な役目を果たすことはありえないと考えた。自分の研究室でおこなわれているふたつの研究の両方に、このマイナーなアミノ酸が関わっている確率がどれほどあるだろう？「私は、これがチロシンである可能性を非常に低く見積もったんだ。ただ雷は二度落ちないというだけの理由でね」とボルティモアは言っている。やがて、ほかに考えられるアミノ酸がすべて違うとわかると、彼らはようやくチロシンに目を向けた。結果はすぐに判明した。Abl——エーベルソンウイルスがもつ腫瘍遺伝子がコードするタンパク質——は、チロシンキナーゼだったのである。Srcに加え、今度はAblもチロシンキナーゼだということがわかると、がん研究の分野は、チロシンキナーゼ——タンパク質を活性化する手段としてチロシンにリン酸を結びつけるキナーゼ——が悪性腫瘍の元凶かもしれないという考えに至りだした。

それでも、何かもっと大きな意味がありそうな気配はあったが、この研究はまだヒトのがんには結びつけられていなかった。「ヒトでこのような病気はあるだろうか？」ゴフは自問した。「わからない。見当もつかない」ウィッテにもわからなかった。「ヒトのがんと関係があるかどうか、それが薬の標的となるかどうか。それは当時の私たちの知識のレベルではわからなかったんです」と彼は語っている。

11　ヒトのがん遺伝子の兆し

ウィッテが突破口を開いたあとも、エーベルソンウイルスの研究は続けられた。Gag/Ablがチロシンキナーゼだという発見は、一気にその価値を高めた。エーベルソンウイルスは実験室で自然に生まれ、マウスに進行の速い致死性の白血病を引き起こした。そして、そのがんのきっかけとなるタンパク質Gag/Ablが、チロシンキナーゼだとわかったのである。

ふたつの異なる研究の糸――*src*とエーベルソンウイルス――が、いまやひとつに結びついていた。エリクソンがSrcというタンパク質産物を探し求めた結果、がんにおけるキナーゼの役割が明らかになった。またビショップとヴァーマスが*src*遺伝子の起源を探ったところ、腫瘍遺伝子の捕獲という現象も明らかになり、その捕獲によって正常な原腫瘍遺伝子が腫瘍遺伝子に変わりうることもわかった。*src*そのものは、エーベルソンウイルスと関係がなかった。しかし、その研究から浮かび上がった考えにより、ウィッテを始めとするボルティモア研究室のメンバーは、エーベルソンウイルスが感染してがん化したマウス細胞に存在する巨大なタンパク質を理解できたのである。この発見は、こんな明白な疑問をもたらした。チロシンキナーゼは、がんを引き起こすなんらかの普遍的な要因なのか？

また、目下の疑問はそれだけではなかった。研究者は、チロシンキナーゼを作り出す遺伝子のことも、もっと知りたがった。ウィッテとローゼンバーグは、エーベルソンウイルスで発がん性のない株を作り出せたため、単一の遺伝子ががんを引き起こしているのではないかと考えた。だがその遺伝子はどんなものなのか？　なぜそれががんをもたらすのだろう？　そしてどのようにしてエーベルソンウイルスに入り込んだのか？

ローゼンバーグとウィッテがしかるべきタイミングにしかるべき才能をもって現れたように、スティーヴ・ゴフも一九七八年に遺伝子のクローニングのノウハウをもってボルティモアの研究室にやって来た。ゴフはアマースト大学の学部生だったころに組み換えDNAにかんする報告を読んでおり、このテクノロジーを使いたいとすぐに思った。「クローニングを使えば、かつては夢見るしかなかったようなことが……ウイルスでできるようになるのです」そう語るゴフは、現在コロンビア大学に所属している。今日、クローニングが可能にする研究手法——DNAの改変、変異の設計、ふたつの異なるものに由来するDNAの結合——は、読書における文字と同じぐらい、科学にとって基本的なものとなっている。しかしゴフが熱心なポスドクだったころ、こうした手法はまるっきり新しく、エーベルソンウイルスの内部の仕組みを明らかにするのにうってつけのタイミングで登場したのである。

ゴフは、ボルティモアの研究室でエーベルソンウイルスに取り組みだしたとき、そのウイルスの発見にまつわる歴史を知っていた。それがT細胞白血病というタイプのがんをもたらすモロニーウイルスから生まれたことを知っていた。モロニーウイルスが、感染したほぼすべてのマウスにこの白血病をもたらすが、そのがんはできるのに数か月かかるということも知っていた。ハーブ・エーベルソンが一群のマウスを胸腺切除後にモロニーウイルスに感染させたとき、一部のマウスがB細胞白血病になったことも知っていた。B細胞の腫瘍から取り出したウイルスが、胸腺のあるマウスにも、B細胞の腫瘍をもたらすことも知っていた。さらに、B細胞の腫瘍がすばやく——数か月でなく、数日から数週間で——生じることも知っていた。「ひと月もしないうちに、マウスは全部死にました」ゴフは言った。「だからこれは急性の症状を起こす形質転換ウイルスだったのです」彼は、この新しいウイルス——エーベルソンウイルス——が、モロニーウイルスに何か未知の要素が加わってできていることも知っていた。だが、その未知の要素が何であると考えられるかは、わからなかった。当時はだれにもわからなかった。

ゴフは、エーベルソンウイルスを構成する未知の要素を見つけ出すために、組み換えDNAのスキルを使うことができた。それでも、取っかかりとなるのはモロニーウイルスだった。そのDNAのほうが豊富にあり、研究室にはすでにそのゲノムを調べるプローブが用意されていたので、ゴフにとってはこのウイルスのほうがクローニングをしやすかったのだ。それを終えると、彼はモロニーウイルスのクローンとエーベルソンウイルスのクローンを比べて、両者のゲノムの違いに注目することができた。エーベルソンウイルスのクローンにはあるが、モロニーウイルスのクローンにはない要素が何であれ、それが彼の探し求めているものにちがいなかった。

そうした探究をしていたのは、決してゴフだけではなかった。その研究分野には競争相手がひしめいていたのだ。MIT以外の研究室もモロニーウイルスゲノムのクローニングを試みていたので、トップを目指すレースが始まっていた。その結果、かつてボルティモアの研究室のメンバーだったインデル・ヴェルマの研究室が、最初にそのゲノムのかけらのクローンを作成した。それからゴフが、チャック・シューメーカーとエリ・ギルボアというMITの研究者とともに、モロニーウイルスのDNAを感染した細胞から直接取り出して、感染性のクローンを作り出した。

この準備段階の仕事を終えると、ゴフは次にエーベルソンウイルスのクローニングに取りかかった。同じころ、ほかの研究室も、がん化の形質転換をもたらすことで知られる別のウイルスのゲノムに目を向けていた。そうしたゲノムを調べると、ある傾向が浮かび上がってきた。それらのウイルスは必ず何か細胞の遺伝子を獲得していたのだ。研究を重ねるうちに、ビショップとヴァーマスが宣言したとおり、原腫瘍遺伝子の「細胞起源」が明らかになった。証拠が増えるにしたがい、がんは遺伝子疾患だとする考えが研究者たちの心に深くしみ込んでいった。ゴフやほかの研究者は、エーベルソンウイルスのクローニングに着手したとき、見つかるものにかなり確信をもっていた。新しい遺伝子の含まれたウイルスゲノムである。

彼らは正しかった。そのゲノムのクローンができると、すぐにエーベルソンウイルスとその前身との差異が判明した。「新しいほうはモロニーウイルスより短くなっています」ゴフは述べている。「モロニーウイルスの一部が欠けているのです」興味深い事実だった。エーベルソンウイルスのゲノムには、モロニーウイルスのゲノムの全部ではないが一部が含まれていたのだ。

新たな知見はもうひとつあった。「未知の要素もありました」とゴフは言っている。エーベルソンウイルスには、モロニーウイルスにはない遺伝子も含まれていたのだ。ゴフとボルティモアとローゼンバーグとウィッテがクローニングの結果を見て、この謎めいた要素は何なのだろうと思っていたとき、RSVのがん化の形質転換遺伝子は宿主の細胞から盗まれたものだったという、ビショップとヴァーマスの証明した事実が、彼らの頭のなかにこだましていた。「だから私たちは、これはマウス由来のものにちがいないと言ったのです」とゴフは語る。

ボルティモア研究室のゴフらは、エーベルソンウイルスのゲノムから、モロニーウイルスのゲノムと異なる部分を取り出した。こうして分離した断片は、正常なマウスのゲノムに合致する部分を見つけるプローブとして使える。彼らが正しくて、エーベルソンウイルスに加わっていた遺伝子がマウス由来のものだったとしたら、このプローブでマウスゲノムにそれが見つかるはずなのだ。

ゴフらが見つけたのは、驚くべき事実だった。マウスは確かにこの*abl*（Abelsonの略）という遺伝子をもっていた。だが、マウスの正常なタイプ――原腫瘍遺伝子――はずっと大きかった。一方でウイルスは、この遺伝子の凝縮したタイプをもっていた。この遺伝子の生み出すタンパク質のコードと直接関係のない部分は、抜け落ちてしまっていたのだ。なぜかウイルスは、宿主の細胞からその遺伝子を盗む際に、一番要《かなめ》となる情報だけ獲得した。これはゴフには納得がいった。ウイルスにそうしたコードを収める余地がわずかしかないことを知っていたからだ。「たいていの遺伝子は、レトロウイルスに埋め込むには大きすぎるのですよ」ゴフは言った。「［だから］役割上、レトロウイルスはメッセージを運ぶだけなのです」

ゴフらはまた、メッセージが何なのかも知っていた。オーウェン・ウィッテがすでにその情報を明らかにしていた。*abl* 腫瘍遺伝子はキナーゼをコードしていたのである。

このウイルスがどうやってその腫瘍遺伝子を獲得したのかが、ついに判明したのだ。ハーブ・エーベルソンが、胸腺を切除したマウスに、T細胞白血病を引き起こすモロニーウイルスを注射したとき、ウイルスはたまたまマウスから遺伝子をすくい取った。すくい取られた *abl* 遺伝子は、たまたま原腫瘍遺伝子で、いったんウイルスのゲノムに入り込むと致死性の高い腫瘍遺伝子になった。この新しいウイルス——エーベルソンウイルス——がマウスに感染すると、急速に体を蝕むB細胞白血病を引き起こした。これは、ビショップとヴァーマスが明らかにしたとおり、腫瘍遺伝子の捕獲という現象だった。こうして腫瘍遺伝子ががんを引き起こすメカニズムが暴かれた。*abl* 遺伝子はキナーゼのコードとなっており、キナーゼは、細胞内で命を与えたり奪ったりするあらゆる活動のスイッチを入れる活性化因子だったのだ。しかもこれはただのキナーゼではなく、チロシンキナーゼだった。

ゴフが悪玉の腫瘍遺伝子を分離して、マウスにその正常なタイプを見つけていたところ、ウィッテはニューイングランドの冬と引き換えにカリフォルニアの太陽を手に入れていた。UCLA（カリフォルニア大学ロサンジェルス校）のポストを引き受け、Gag/Ablキナーゼの研究を続けたのである。彼はエーベルソンウイルスのゲノムをいじって、*abl* 遺伝子のない変異体を作り出した。このウイルスを作ると、マウスにがんを引き起こさないことをウィッテは示した。これにより、変異キナーゼのAblの部分が、がん化の形質転換で中心的な役割を担っていることが、さらに確かめられたのだ。

やがて一九八三年のある晩遅く、そのころには自分の研究室をもっていたウィッテが、学生のひとりから電話を受けた。何か奇妙なことに気づいたのだという。その学生は、かつてウィッテが、Ablとくっついていた Gagというタンパク質を探り出すために使ったのと同じような抗体で、実験をおこなっていた。すでにウィッテは、Gag/Ablを抗原として特異的に認識する抗体を作り出していた。学生は、さまざまな細胞群にこの新しい抗体を添加し、どう反応するかを確かめていた。抗体が細胞内でなんらかのタンパク質に引き寄せられたら、その細胞には Gag か Abl か Gag/Abl が含まれているとわかったのである。

その晩彼は、ある細胞群に非常に大きなタンパク質があって、それが抗体と強く反応していることに気づいた。ウィッテがエーベルソンウイルスに感染したマウスの細胞で Gag抗体がそうなるのを見たように、Abl抗体はこの未知のタンパク質へまっすぐ向かい、それを異物ととらえてすぐさま攻撃したのだ。この認識の速さに、学生は驚いた。彼はその細胞が、エーベルソンウイルスに感染したマウスに由来するものでないことを知っていた。それはどんな細胞だったのか？　何に由来するものだったのだろうか？　Gag/Abl への抗体は、マウスにがんを引き起こすことで知られるウイルスを調べるために作られていた。なぜそれが、感染したマウスに由来するものでない細胞で、強く反応したのだろう？

彼とウィッテは細胞の出どころを調べ、CML患者のものであることを突き止めた。衝撃的な事実だった。チロシンキナーゼは、それまでヒトのどんながんとも関係していなかった。それどころか、遺伝子変異とがんとの因果関係はいっさい見られなかったのだ。

ウィッテの頭で、ある考えが形をとり始めた。Gag/Ablキナーゼへの抗体が、なぜヒトのCML細胞とそんなにも強く反応したのか？　ウィッテはこの問題について考えをめぐらせた。Gag/Ablは、エーベルソンウイルスに感染したマウスにB細胞白血病を引き起こす変異遺伝子によってコードされた、変異タンパク質だった。またそれ自体、NIHの研究室で自然に生じた特異なものだった。Gag/AblとCMLとのあいだに、どんなつながりが考えられるだろう？　腫瘍遺伝子の研究は、まだヒトのがんの分野には入り込んでいなかった。ウィッテは、フィラデルフィア染色体のことは知っていたが、この異常をAblと結びつけられるという考えにはまだ至っていなかった。その結びつきの糸はとても弱くてあやふやだったので、ウィッテは自分の頭で形をとりつつある考えにほとんど気づいていなかった。

重要なのは*abl*が加わったことだとは、彼もわかっていた。ゴフのクローンは、この遺伝子がモロニーウイルスとエーベルソンウイルスとの差であることを示していた。エーベルソンウイルスになる際に、このウイルスはマウスから*abl*遺伝子を盗んでいたのだ。ウイルスのなかに入ると、*abl*は腫瘍遺伝子になり、マウスにB細胞白血病を引き起こした。

ウィッテはこんな疑問をもち始めた。ヒトのCML細胞にAblキナーゼがあるのだろうか？　それは、自分の教え子に呼ばれて見せられた細胞のなかで、Gag/Abl抗体が反応していた相手なのか？

AblはヒトのCMLと関わっているのだろうか？

12　転座を明らかにする

ウィッテは、次第に増えていたポスドクのメンバーとともに、すぐさま謎めいたCMLタンパク質に挑みかかった。どのタンパク質が、Gag/Abl抗体と反応していたのだろう？　それはどのようなタンパク質なのか？　Gag/Ablがエーベルソンウイルスによる B 細胞白血病の背後にあったように、それはヒトのCML罹患に関与しているのだろうか？

まったく別の研究で、フィラデルフィア染色体も注目されるようになっていた。ラウリーによる一九七三年の転座の発見には、だれも耳を貸さなかったわけではなかった。シカゴの彼女の研究室から遠く離れた場所に、耳を貸す人はいたのだ。長年、オランダのふたりの科学者――ノラ・ハイスターカンプとヨーン・フロッフェン――は、染色体のクローニングをしようとしていた。ふたりはとくにCMLを念頭に置いていたわけではないが、がんにおける腫瘍遺伝子の役割が認識されつつある状況に気づいており、その研究に飛び込みたがっていた。

クローニングの進歩は、世界に不安と希望を同じだけ生み出した。多くの国の政府は、実験が解き放つものへの危惧から、組み換えDNA技術――すなわちクローニング――の利用を制限した。その意味でクローニングは、いずれ災厄が起こりそうなバイオハザード（生物学的危険）だった。ただそれ自体の部分を足し合わせたよりも危険性の高い新型ウイルスや、不気味な新しい形質をもつ動物のほか、心配の種となるあらゆる人為的な惨事をもたらすおそれがあった。それでも、クローニングによってヒトの病気を理解できる可能性には、とても興味をそそられた。

当時、遺伝子異常と結びつけられる病気はどんどん増えていた。血液が凝固しない血友病や、男性の成長に問題を起こすクラインフェルター症候群などの遺伝病は、ずいぶん前にX染色体（二種類の性染色体のうちのひとつ）の変異が原因と突き止められていた。一九五九年にダウン症の人で21番染色体が一本多いこと（21トリソミー）が明らかにされると、遺伝子と病気の関連についてすでに高まっていた関心が焚きつけられ、細胞遺伝学という新しい分野がいっそう輝きを増すこととなった。一九七〇年代には、テイ＝サックス病――ユダヤ人にとくによく見られることで有名な遺伝病――が15番染色体の変異と結びつけられた。

組み換え技術を使ってDNAの一部のクローニングをすることで、遺伝学者はそうした関連をもっと深く探り、ほかの関連を見つけることもできるようになった。そんな遺伝子異常を標的とした治療――二一世紀のオーダーメイド医療の一番の目的――は、まだ人々の頭の隅にちらついているばかりで、ヒトの健康と病気の遺伝的基礎を探る研究は必須と考えられていた。一九七六年、アメリカは組み換えDNAの利用について初めてガイドラインを示し、ほんのわずかだが歯止めを解いた。するとほかの国も徐々に追随していった。

一九七八年、フロッフェンはクローニングの技術を学びに渡英した。そのときともに学んだ別のオランダ人遺伝学者は、組み換えDNAがまだ禁止されていた母国を離れてすでにほかの場所で研究をおこなっていた。やがて、オランダの同じ研究室でポスドクだったフロッフェンとハイスターカンプは、アメリカの国立がん研究所に就職した。フロッフェンの仕事は、遺伝子のライブラリーを作り、それらのヒトゲノムでの位置を書き留めることだった。ボルティモアの研究室での研究はマウスでおこなわれていたが、そのころまでに遺伝学者は、マウスの遺伝子に対応するものがほぼ確実にヒトゲノムにもあることを知っていた。ボルティモアの研究室から出た*abl*腫瘍遺伝子の論文を読んだフロッフェンは、ヒトゲノムで正常な*abl*遺伝子の正確な位置を明らかにできるかどうか、確かめたくなった。

ビショップとヴァーマスが組み換えＤＮＡが発明される以前に苦労して*src*でおこなったように、フロッフェンも*abl*のプローブとして、この遺伝子だけを収めたＤＮＡの一本鎖を作った。そうして分離した配列を手にして、彼はヒトゲノムのなかでそれにマッチする配列の場所を正確に探ることができた。すでにボルティモアの研究室の研究では、エーベルソンウイルスの発がん性の原因である融合遺伝子*gag/abl*と、その遺伝子がコードする融合キナーゼGag/Ablを発見していた。カリフォルニアのオーウェン・ウィッテの研究室では、ヒトのＣＭＬ細胞に同じようなタンパク質のしるしが見つかっていた。*gag*遺伝子はウイルスにしかなかったが、*abl*はマウスの遺伝子で、おそらくヒトゲノムにも同じ遺伝子があるにちがいなかった。だが、ヒトの染色体の全部のなかでどこに*abl*があるのか？　それを探る研究は何か月もかかったが、ついに一九八二年六月、フロッフェンは答えを手にした。ヒトの*abl*遺伝子は9番染色体にあったのである。

ある晩、その夏アメリカを訪れていた別のオランダ人遺伝学者とワインを飲みながら、ハイスターカンプとフロッフェンは、*abl*とＣＭＬに何かつながりがある可能性はあるだろうかと考え始めた。なにしろ、9番染色体がフィラデルフィア染色体の転座に関与していることを、ふたりは知っていたのだ。ノーウェルとハンガーフォードがまず22番染色体の異常に小さなタイプを見つけ、ジャネット・ラウリーが、この変化は9番染色体の遺伝物質との交換の一環であることに気づいたのである。九五パーセントを超えるCML患者に、その遺伝子変異が見られた。*abl*は染色体の転座に関与しているのだろうか？ただそんな思いが浮かぶだけではあった。どの染色体にも数百から数千もの遺伝子が収められているので、転座した部分に*abl*が含まれている見込みは薄かった。それでも、何杯か飲み終えるころには、その考えが根を張っていた。

偶然にも、訪米していた遺伝学者のきょうだいもまた遺伝学者で、フィラデルフィア染色体の切断点——染色体のなかで転座の際に切断された場所のこと——のクローニングという仕事を与えられたところだった。そこでハイスターカンプとフロッフェンは、オランダにいるそのきょうだい、ヘラルト・フロスフェルトに、自分たちの*abl*プローブ——ゲノムのなかから*abl*を検出するための手段——を送った。そのプローブには*abl*の遺伝子配列が含まれていたので、フロスフェルトはそれを使い、フィラデルフィア染色体のなかにマッチするものがあるかどうか確かめることができたのだ。

フロスフェルトはそのプローブをCML患者の細胞にあてがった。するとすぐに、マッチする遺伝子が見つかった。だがそれは、ハイスターカンプとフロッフェンが正常な細胞で見つけたのと違って、9番染色体のペアの両方にはなかった。片方の9番染色体には、*abl*があった。ところがもう片方の9番染色体——どの染色体もペアになっており、両親から一本ずつ受け継がれる——には、*abl*がなかったのだ。一部はあったが、大部分は失われていた。そしてその失われた部分は22番染色体にあった。この事実の重要性は一見して明らかだった。フロスフェルトは、22番がフィラデルフィア転座に関与するもう一方の染色体であることを知っていた。フロッフェンとハイスターカンプの直感は正しかった。*abl*は9番染色体の断片にあったが、その断片は22番染色体の断片と入れ替わっていたのである。

ハイスターカンプとフロッフェンは、22番染色体の遺伝地図を作り、具体的に何が起きているのかを確かめる仕事に取りかかった。*abl*が22番染色体へ移動したとき、どんな遺伝子の隣になったのか？　そうした遺伝子はどんなタンパク質をコードしているのか？　ふたりは、ふたつの遺伝子を結びつける変異で、ふたつのタンパク質が一緒になったものができることを知っていた。ウィッテによるGag/Ablキナーゼ――別々だったふたつのタンパク質の融合体――の発見は、その背後で別々だったふたつの遺伝子の融合が起きていることを示していた。だから、*abl*がどんな遺伝子の隣になったのかを調べるのは、理にかなっていたのだ。

一九八四年、ふたりは22番染色体に、その先端が9番染色体へ転座した際に切断された領域を見つけた。この染色体の長さが一マイル（約一・六キロメートル）あると考えられるとしたら、彼らは切断が必ず起きる数インチ（一インチは約二・五センチメートル）の箇所を見つけたことになる。DNAを調べたCML患者一九人のうち一七人で、22番染色体のこの同じ領域に切断が見られた。患者が変わっても、切断が起きるのはほぼ正確に同じ場所だった。ふたりはそれを「切断点クラスター領域」（breakpoint cluster region）すなわち*bcr*と呼んだ。狙いを定めた配列を明らかにするなかで、ハイスターカンプとフロッフェンには、*bcr*が一個の遺伝子であることがわかった。長いらせん状のDNA鎖のなかに、A、T、C、Gの塩基対のパターンで、一個の遺伝子配列の始めと終わりを明確に示すものがあったのである。*bcr*の役割については何も手がかりがなかった。

ちょうどそこへ、第三の研究者が物語に登場した。イスラエルで、エリ・カナーニが、CML患者の*abl*のタンパク質産物――遺伝学の見方で言えば、*abl*が細胞内でどのように発現するか――を調べ始めたのだ。多くの科学研究に火がつくときのように、*abl*遺伝子とAblキナーゼの研究は、世界じゅうの研究チームが科学誌に押し寄せる報告にならい、みずからの剣を振りかざして科学の十字軍に加わりだすともに、世界地図を染め上げていった。どの研究室も次の大きな突破口を開こうと躍起になり、競争を煽る一方、物語の進行をスピードアップした。

カナーニは、この遺伝子によって作られるＲＮＡが、非ＣＭＬ患者の正常な細胞に存在する正常な*abl*原腫瘍遺伝子によって作られるＲＮＡと異なるのかどうか、確かめたいと思った。健康な人の*abl*にコードされた命令は、ＣＭＬ患者がもつタイプの*abl*にコードされた命令と違うのだろうか？

違っていた。カナーニが調べたＣＭＬ患者の細胞のＲＮＡは、フィラデルフィア染色体に見られる転座のない正常な人の細胞にはなかった。ＣＭＬ患者の細胞には、そのＲＮＡは大量に存在していた。これは、*abl*がＣＭＬの発症に直接関与していることを示す第三の重要な証拠となった。

いきなり、物語はひとりでに動きだした。まるで、なんとか素材を集めて十分な引力をもつほどになったかのように。事実が急速にひとつにまとまりだしていた。一九八四年、ウィッテのチームは、ＣＭＬタンパク質――彼の教え子が実験に使った抗体がすぐに取りついた、異様に大きなタンパク質――がAblキナーゼの変異タイプであると報告した。その変異タンパク質の重さを量ってみたところ、正常なAblキナーゼよりはるかに重いことがわかり、それは何かが加わったことを示していた。

発見したタンパク質は、ウィッテがエーベルソンウイルスに感染したマウスで見つけたものとそっくりだった。ウィッテは、エーベルソンウイルスに感染したマウスから、Gag抗体でタンパク質を取り出したとき、Gagタンパク質に別のものがくっついていることを見出していた。その別のものはAblと名づけられ、*abl*腫瘍遺伝子の産物だった。GagとAblは融合し、ウィッテがGag/Ablと呼んだ特大のタンパク質を形成していた。そして今度は、ＣＭＬ細胞のAblタンパク質（チロシンキナーゼの一種）も、マウスの場合と同じく、別のタンパク質と融合していたことがわかったのである。その別のタンパク質が何なのかは、彼にもわからなかった。

ほぼ同じころ、ハイスターカンプとフロッフェンは9番染色体の地図を完成させた。ふたりは、*abl* 遺伝子の一部が切り落とされて22番染色体に移ったことをつかんでいた。また22番染色体において、のちに *bcr* と名づけられる遺伝子のなかで、切断点にあたる厳密な領域を取り出していた。そして今度は、22番染色体から切り落とされた *bcr* の断片が、9番染色体の *abl* 遺伝子の残りと隣り合っていることを明らかにしたのだ。フィラデルフィア染色体をもつCML細胞では、*abl* は *bcr* と融合していたのである。それまで別個だったふたつの遺伝子配列が混じり合い、*bcr/abl* となっていた。

この変化が *abl* に発がん性をもたらすにちがいない、とふたりは思った。正常な細胞とCML細胞との唯一の違いは、前者では *bcr* と *abl* が離れていて、後者では融合しているという点だった。そしてその融合によって、無害だった *abl* が腫瘍遺伝子となった。健康な細胞の正常なAblキナーゼに代わって、CMLを引き起こす異常なキナーゼを、*bcr/abl* が作り出したのだ。その融合タンパク質がCMLの原因にちがいなかった。

最後にひとつ、まだ答えの出ていない疑問があった。Bcr/Ablはどうやってがんを引き起こすのか？それがチロシンキナーゼであることは、だれもが知っていた。ダンディー大学のコーエン研究室などでおこなわれた長年の研究から、キナーゼが血球の産生などの現象を開始させるために、ATPからリン酸を奪い、そうした現象をもたらすプロセスの先頭にあるタンパク質にそのリン酸をくっつけることもわかっていた。ほかの研究でもBcr/Ablを加えたところ、チロシンキナーゼは多くのがんに関与しているように思われ、多くの研究者は、その働きががんをもたらす一般的なメカニズムなのではないかと考えた。しかし、正常なチロシンキナーゼと、がんに関与するチロシンキナーゼとは、何が違うのだろう？

立て続けにおこなわれた研究で、起きていることが具体的に明らかになった。大きな手がかりを与えてくれたのは、K562という白血病細胞株だった。その細胞株は、急性転化に入ったCML患者の細胞をもとに、研究用に人為的に作られていた。一九八四年、ウィッテの研究室は、その細胞株のキナーゼが活動をやめないことを報告した。つまりキナーゼが、断続的にタンパク質へリン酸を運ぶのでなく、ずっと運び続けていたのである。二年後、ボルティモアの研究室は、その細胞株のキナーゼが、ヒトのCMLの*bcr/abl*遺伝子でコードされているのと同じキナーゼだという関係性を理解した。この結びつきが、結論を確かなものとした。Bcr/Ablチロシンキナーゼが、制御を失ったために（これを脱制御という）CMLを引き起こしたわけである。白血球産生をもたらすプロセスを開始させるタンパク質の起動をやめなくなってしまったのだ。これを科学の言い方で、キナーゼは構成的に活性化されたという。もっと卑近な言葉で言えば、Bcr/Ablチロシンキナーゼは、制御不能に陥ったのである。

13 「腫瘍遺伝子だ」

こうして物語の全貌が明らかとなった。ついに、ノーウェル、ハンガーフォード、エーベルソン、ラウリー、エリクソン、ハンター、ローゼンバーグ、ウィッテ、ゴフ、ハイスターカンプ、フロッフェン、フロスフェルト、カナーニなど多くの研究者が二五年間に上げた成果が、ひとつにまとまった。こうした人の多くはそのあいだ互いの存在を知っていたが、時期や場所が離れていたり、互いの研究のつながりに気づかなかったりして、見知らぬ者同士であることも多かった。彼らは皆、自分たちの研究の糸がやがてどうやって織り合わさるのかを想像もできなかったのだ。

　フィラデルフィア染色体は、*bcr* の一部と *abl* の一部が結びつく転座だった。この融合遺伝子が、融合タンパク質を作っていたのだ。通常、*abl* はなんらかのチロシンキナーゼをコードしている。それに対し、この融合タンパク質は、活性を増したチロシンキナーゼとなっていた。Bcr の一部が、Abl キナーゼを永久に「オン」の設定にしてしまうのだ。その異常なモードでは、Abl はタンパク質のリン酸化を止められなくなる。無限ループに陥ったキナーゼは、ひたすらリン酸をつまんで、白血球がもつタンパク質のチロシンの鍵掛けにそれをつるす。この継続的なリン酸化が、白血球の過剰産生をもたらすシグナル伝達経路を刺激する。*bcr* 遺伝子のほんの一部――ＤＮＡ配列の小さな切れ端――を加えるだけで、Abl キナーゼが殺人マシンと化してしまうのである。

　出来事の展開は突拍子もなかった。ハーブ・エーベルソンの実験は、自然に生じるウイルスの発見へ導いた。胸腺をなくす実験を今日再びおこなえば、このウイルスは必ずしも生じはしないだろう（「何年もあとで私たちは、ひととおり実験を繰り返してみようかと話し合いましたが、時間を見つけられませんでした」エーベルソンは言った。「生命現象は気まぐれなのです」）。ＭＩＴではボルティモアの研究室によって、このウイルスが、ウイルスゲノムに組み込まれるとマウスに白血病を引き起こす腫瘍遺伝子となるような原腫瘍遺伝子を飲み込んでいたことが明らかにされた。それが納得できたのは、東海岸のＭＩＴとは正反対の西海岸で、ビショップとヴァーマスが *src* 腫瘍遺伝子の細胞起源を明らかにしていたからだった。ふたりの研究は、ペイトン・ラウスが一九一二年にニワトリから取り出したウイルスにかんする数十年にわたる研究の流れをくみ、発がん性のあるエーベルソンウイルスの研究に直接ヒントを与えたのである。その後ウィッテが、*abl* のコードする発がん性タンパク質をチロシンキナーゼと特定した。この成果の土台には、*src* がキナーゼをコードしているというレイ・エリクソンとマーク・コレットによる発見と、このキナーゼがチロシンというそれまで無視されていたアミノ酸をリン酸化するというトニー・ハンターによる発見があった。

エーベルソンウイルスの悪玉遺伝子がヒトの白血病の悪玉遺伝子であるという事実は、ベテラン研究者にとっても衝撃的だった。ウィッテがエーベルソンウイルスに感染したマウス細胞から分離した融合遺伝子と融合タンパク質が、ヒトのCML細胞から分離したものとそっくりだということは、まるっきり予想外だったのだ。それに、ハイスターカンプとフロッフェンが見出したように、ヒトのタイプの *abl* が9番染色体にあったがフィラデルフィア染色体の場合には22番染色体へ移っているというのは、話がうますぎてとても信じられなかった。

src 腫瘍遺伝子の起源の探究と、その遺伝子のタンパク質産物の探究は、ウイルスが引き起こすがんのメカニズムを解明する別個のアプローチとして始まっていた。このふたつの研究の糸は、フィラデルフィア染色体とも、エーベルソンウイルスとも、まったく別だったのである。次第に、知らぬ間に、それらはしっかり織り合わさっていった。

組み換えDNAと染色体分染の技術は、ちょうどいいタイミングで登場した。ハーブ・エーベルソンはボルティモアの研究室の一階上にやって来た。ウィッテとローゼンバーグとゴフは、しかるべきときに、しかるべき場所へ、しかるべきスキルを持ち込んだ。そして研究はすべて注意深くおこなわれ、まったく隙がなかった。

フィラデルフィア染色体からCMLに至ったプロセスは、一〇〇人の画家が二五年間、さまざまなタイミングで絵筆を走らせるかのように、好奇心と、ときには自分の仕事がいずれはヒトのがんと関係するかもしれないという淡い期待のみに突き動かされて、展開された物語だった。最終的なイメージは頭に描けていなかったし、自分たちが何かをともに描いているという意識もなかった。それでも絵は完成した。科学の傑作である。

一九八四年の八月、ニック・ライドン——ダンディー大学でキナーゼのとりこになった研究者——は、南フランスのリヨンを出てすぐにある小さな町ダルディイで、暖かな夏を過ごしていた。彼は一九八二年にダンディー大学を出てパリへ移り、静かな農村部に新しい研究所を開いたばかりの製薬企業シェリング・プラウに就職していた。ある日の昼休み、ライドンは『サイエンティフィク・アメリカン』の最新号を手に取り、トニー・ハンターの論説「腫瘍遺伝子のタンパク質」を読みだした。論説のなかで、チロシンを標的とするキナーゼを最初に発見していたハンターは、キナーゼについてそれまでに明らかになったことをひととおり解説していた。キナーゼをコードする原腫瘍遺伝子が次々に見つかっていて、その遺伝子が正常な状態から変異すると、キナーゼも正常なものから発がん性をもつものに変わる。遺伝子の変異によって、キナーゼは壊れた状態になり、タンパク質のリン酸化をずっと続けるので、細胞に複製のシグナルをいつまでも送り続けてしまう。これが、ウィッテらが推測したように、がん化の形質転換の一般的なメカニズムなのだった。

決定的証拠をつかむには、変異したBcr/Ablキナーゼがあれば——それだけで——CMLになることをまだ確かめる必要があった。そのステップは、この関係を揺るがぬ事実と見なすうえで欠かせなかった。それまでに得られた成果がいくらあっても、Bcr/AblとCMLとの関係はまだつながりとしか呼べないものだった。だれかが、この異常なタンパク質だけでがんになることを実証しなければならなかった。そうすれば、この異常なキナーゼをCMLの「原因」と呼ぶことができた。

だがライドンにとって、その決定的証拠の獲得は、あくまでも新たな目標へ向かう途中で通過すべき儀式だった。一九八四年になるころには、研究成果はすでに十分な量となり、制御不能になったキナーゼがCMLに関与していることを彼に確信させていた。こうしたすべてをハンターの論説と合わせて、ライドンは、一般的なメカニズムとしてキナーゼががんの発生と進行の原動力になっているという見方を固めた。この酵素――ポスドクだったころに彼の好奇心をかき立てた酵素で、それまでに見つかった最初の腫瘍遺伝子のタンパク質産物であり、今までに見つかっているほぼすべての腫瘍遺伝子にくっつく物質――が、ライドンを非凡なミッションへ向かわせた。キナーゼの働きを阻害してがんの成長を止める薬の開発である。

ほぼそのころ、ブライアン・ドラッカーは、彼いわく「プラスチックの時」を過ごしていた。映画『卒業』で、ダスティン・ホフマン演じる主人公に、家族ぐるみで付き合っている知人が、将来有望なのはプラスチックだと語る有名な場面をもち出して言った言葉だ。医科大学院を首席に近い成績で卒業したドラッカーは、ワシントン大学のバーンズ病院で内科の研修医となった。バーンズ病院での研修は、アメリカで屈指の厳しさで知られていた。まだ研修医のシフト（交代勤務時間）に制約が課せられる何年も前のことで、ドラッカーは毎週何度も夜勤で待機させられ、週に一〇〇時間働いていた。さながら性能試験場のようなもので、対処した患者の数は名誉の勲章で、助けを求めるのは弱さのしるしだったのだ。余暇などなかった。彼は友達（のちに女優のファラ・フォーセット担当の腫瘍学者として有名になったローレンス・ピロや、二〇一二年にノーベル化学賞を受賞したブライアン・コビルカなど）とよく小銭を出し合って勤務後にピザを食べた。銀行に行く時間もなかったからだ。

しかしドラッカーには強みがひとつあった。がんになぜか関心があったのだ。すでに医科大学院のころからとくに大変なローテーションを積極的にこなし、その新しい環境にあまり物怖じしなかった。「とても重い病気の人の世話をするのも、不安はありませんでした」のちに彼は思い返している。そしてドラッカーは活躍し、何か問題があったときに頼りになり、時間外労働も引き受ける人間になった。「患者の世話が大好きだったのです」と彼は言った。

この時期にドラッカーは、初めて骨髄移植に立ち会った。長いあいだCML患者にとって唯一の希望だった、危険な処置である。当時、高用量［訳注：薬物の投与量が多いこと］の化学療法のあとに骨髄移植をおこなうのが、結腸がん、黒色腫、乳がん――基本的に転移性の末期がん――に対する唯一の治療の選択肢だった。「あのころは、結局のところ片道切符でした」ドラッカーは言っている。「問題は、患者を苦しめて死なせるか、ただ死にゆくままにまかせるかだったのです」この治療では、患者は骨髄を抜き取られてから薬物を投与され、再び自分の骨髄を注入される。だが、たいていの患者は骨髄が回復する前に集中治療室（ＩＣＵ）に送られる羽目になった。「［ＩＣＵ］から出られた人はほとんどいませんでした」ドラッカーは語る。「とても歯がゆいことでしたね」

その悲惨さがドラッカーの医師としてのキャリアに何か影響を与えたとしたら、それは鍛錬だった。彼は、自分のシフトが終わってもずっと患者の枕元に腰かけていたし、苦しむ患者を不慣れな人に委ねはせず、自分で処置をおこなった。そして、バーンズ病院で初めてヒトインスリンを患者に投与した現場にもいた。ヒトインスリンの投与は、とくにブタやウシのインスリン（それまではこれしか選択肢がなかった）に対してアレルギーをもつ人にとって、糖尿病治療の画期的な突破口を開くものだった。このとき初めて、ドラッカーは人を死の淵から救うところに立ち会ったのである。

しかし、三年の研修期間が終わると、ドラッカーはついに専門を決めなければならなかった。その決断を、彼は一〇年以上も渋っていた。がんに的を絞りたいという思いをもはや抑えきれず、ドラッカーはとうとう勇気を出して声を上げた。

「がんを専攻したいんです」彼は、当時ワシントン大学の医学部長だったデイヴィッド・キプニスに訴えた。

「君にひとこと言おう。聞いてるか？」ドラッカーはキプニスがそう答えたのを覚えている。『卒業』の有名な会話に彩られた記憶である。「腫瘍遺伝子だ」

研修期間の閉ざされた世界の経験を除けば、ドラッカーは、がん研究の領域で起きていたことを何も知らなかった。フィラデルフィア染色体のことなど聞いたこともなかった。エーベルソンウイルスや、Bcr/Ablチロシンキナーゼや、過去二〇年以上のあいだにおこなわれていた研究について、何も知らなかった。「私が知っていたのは、自分が睡眠不足で、患者のケアをしっかりやろうとしていたということだけでした」とドラッカーはのちに語っている。だが彼は、キプニスの言葉に耳を傾けた。「先生はがん研究が将来進む道を理解しておられました。それは今後発見が待ち受ける領域で、私はそれに目を向ける必要がありました」ドラッカーは言う。「そして先生は完全に正しかったのです」

研修への意気込みは強かったが、ドラッカーは基礎研究への関心も失わなかった。そのため、ついに公言したがんへの関心をどう追い求めるかを決めるときが来て、キプニスが力強く示した慧眼の後押しも受け、ドラッカーには自分の行くべき場所がわかった。ダナ・ファーバーがん研究所だ。患者のケアとの関わりをなくさずにラボでがんの研究をしたい者にとって、ダナ・ファーバーはぴったりの場所だった。そこでのフェロー（特別研究員）の研修は一九八四年に開始した。そのようにしてドラッカーがボストンへやって来たのは、ライドンが、がんに対するキナーゼの役割について書いたトニー・ハンターの『サイエンティフィク・アメリカン』の論説を読んでいたのとほとんど同時期で、数年後にふたりは相まみえることになる。

第2部　合理的設計

一九八三〜一九九八年

論理と証拠は現代医学の柱となっているが、がん治療はほぼ一か八かの試行錯誤の結果だった。薬は悪性腫瘍の原因をたたくように作られてはおらず、そうするような薬を作る手だてもなかった。フィラデルフィア染色体が発見されてから、CMLと診断された患者の血液の遺伝子異常がつねに調べられるようになった。それでも、その情報はCML患者のケアや生存にかんしては無意味だった。CML患者のほぼすべてにフィラデルフィア染色体がある理由は、だれにもわかっていなかった。遺伝子変異とがんとのつながりが明らかになっても、科学はこの異常をもつ患者には役に立っていなかった。

14　医師になり、そして科学者になる

一九八三年にダナ・ファーバーへ入るころには、ブライアン・ドラッカーはすでに医療研修の荒波にもまれ、浜へ打ち上げられていた。医師免許を取得し、内科の厳しい研修を乗り越えたのだ。振り返ってみて彼は、この時期の自分がおとなしかったことに気づいた。ドラッカーはつねに優秀な学生だったが、その柔らかな物腰ゆえに、教室の一番前に座って手を挙げる「A型」と呼ばれる学生が集めるような注目を浴びなかったし、立派に振る舞うのも下手だった（医大の面接官にどんな科学賞をとりたいと思っているかと訊かれたとき、彼は実際の賞の名前を答えた。「研究できるだけで私には十分です」などという答えは、思いつきもしなかったのだ）。こうした性格に加え、そもそも黙々と医学の道を歩んでいたために、ドラッカーはまるで目立たなかった。

かつては一歩あゆむごとに、彼は足場を見つけ、自分が序列のなかでどこにいるのかを確かめなければならなかった。医科大学院でトップクラスに入っているか？　バーンズ病院で屈指の医師となっているか？　彼は、自分の野心や関心が仲間のものと衝突しそうに見えても気にしなかった。それでも自分が賢いことはわかっていて、自分のなかの一部は、その事実を認めてほしがっていた。学業面の成功がとくに親に高く評価されるような、教育の賜物である。研修期間を終えるころには、ドラッカーは優れた医師としての自分の力量をはっきり証明していた。彼は、いつでも一番難しそうな患者を積極的に引

き受けていた。医療の知識が豊富で、控え目な性格ゆえに病室で静かに安心感を抱かせる存在となっていた。しかし今、ダナ・ファーバーで、大学一年からハーヴァードの組織にいた医師たちと一緒になり、かつての不安がどっとよみがえってきた。

ドラッカーは、フェローの最初の一年でおよそ八〇人の患者を相手にした。今度はバーンズ病院のときと違って、見守る先輩はいない。それまでの数年でいくらかのがん患者のケアはしていたが、まだ腫瘍学の正式な研修はほんのわずかしか受けていなかった。彼自身が言ったように、がんの治療法については基本的に無知だったのである。それでも、助けを求めるのは恥とする考えが医療研修では幅を利かせていたので、ドラッカーは弱さを見せるのを嫌がった。「ほとんどあっぷあっぷの状態でも、知らないということをどれだけ潔く認められるでしょう？」ドラッカーはそう言って、その最初の年の心理状態を思い返している。

がんはうまい具合に彼の教師となった。勤務先のある先輩は、必要なときは助けを求めるべきだとドラッカーに言ったが、三か月もすると治療に通じてしまい、彼はもう求める必要がなくなったのだと付け加えた。「まったくそのとおりでした」とドラッカーは言っている。彼は、がんの薬剤についてあれこれ読んだり、治療が効いているかどうか確かめるにはどんな検査をすべきか学んだり、個々のタイプのがんを診断したりすることに没頭した。彼の患者のリストには、ダナ・ファーバーの理事やスラムの薬物中毒者も含まれていた。

やがてジョン・ブリットがやって来た。彼はハーヴァード大学で英語を教えていたが、数十年チェーンスモーキングを続けて肺がんと診断されていた。このしわがれ声の教授は、すぐにドラッカーを気に入った。ドラッカーがブリットに診断と治療について説明した日、主治医――ドラッカーのような一年目のフェローの実習を受け入れなければならなかった――は乳がんの専門知識とプライドの高さで有名な人だった。彼はブリットに対して横柄に自己紹介をし、実はまったく知らない治療について淡々と話すと、ぱっと出ていってしまった。その一部始終を眺めたブリットは、ドアが閉まるやドラッカーのほうを向いて「ひどい野郎だ」と言った。ブリットはドラッカーを医者と認めていて、ほかの人に安心を求めてはいなかった。そのときついに、ドラッカーは自分が医者になってもいいと思った。「大丈夫ですよ、私は医者です」彼は今もこのときの自覚を思い出す。「私は腫瘍学者になるつもりなのです」医師免許を与える当局によれば、ドラッカーはすでに医者になっていた。そして今、彼は自分の判断でも医者になったのである。

その一年目は、さらに多くのことをドラッカーに教えてくれた。がんの医師になるつもりなら、死と向き合えるようになる必要があった。患者の大半は死ぬことになるのだ。彼が治療にあたりだしてすぐではなくても、たやすく見通せるほどの未来に。それは、がんには付き物だった。この病気では、ほぼだれもが死んでいたのである。そのためドラッカーは、自分にできることへの期待を抑え、質の高い時間を数か月長く過ごさせるだけでも十分立派な目標だと考えるようになった。ホジキン病（血液がんの一種）か精巣がん――当時治癒できるがんはこれだけだった――でなければ、死んでしまうことを理解したのだ。「その事実に向き合う必要があるし、少しばかりわが身を守る必要もあるのです」とドラッカーは言っている。彼は死にゆく患者の家族とも話すようにした。とくに、もう治療はしないと決意した末期の患者の肩をもったあとで、ダナ・ファーバーに家族から激しい批判の手紙が届いてからは。ドラッカーは、研究所の伝統に従い、自分がケアして亡くなった人の家族に手紙を書き、とくに近しかった患者の場合は葬儀にも参列した。ダナ・ファーバーの慣行では、フェローは、一年目を終えてラボ研修に入る際、患者を四〇名ほど選んで治療を続けられた。それがひとりまたひとりとがんに敗れ、二年目が終わるころには、ドラッカーには五名ほどしか患者が残っておらず、三年目の終わりにはおそらくひとりかふたりになっていた。

一九八五年、フェロー一年目のまっただなか、ドラッカーのスケジュールはまだ患者のケアでいっぱいだったが、ラボを選ぶときが来ていた。「ご多分にもれず、私も途方に暮れていました」と彼は語る。ドラッカーは、腫瘍遺伝子を探究せよというデイヴィッド・キプニスの忠告を胸に刻んでいたが、どうしたらそれができるラボを選べるのかわからなかった。するとある友人から、ダナ・ファーバーで将来を嘱望されているトム・ロバーツという若い博士が腫瘍遺伝子の研究をしている、と耳にした。「そこで私はトムに会いにいって話したわけです」とドラッカーは言う。「でも彼の言葉は、私にはちんぷんかんぷんでした」

その異国の言葉は、もちろんラボでの基礎研究の言葉だった。ロバーツは、ドラッカーと違って基礎研究への道をまっすぐたどった博士だった。数年前、ドラッカーは、みずからの基礎研究によって異例のルートで医科大学院へ進んでいた。今度は医科大学院を経て再びラボへ戻ってこようとしていたのであり、これも珍しいルートだった。そのため、ドラッカーから研究室に入れるかと訊かれても、ロバーツにははっきり答えられなかった。彼の返答――「腫瘍内科のフェローはとったことがないんだ」――は、つい最近まで医療に広く見られた、基礎研究と臨床との溝をよく示していた。ドラッカーが、資金なら自分で調達できるし、ロバーツにはわずかな負担もさせないと訴えると、ロバーツは納得した。

そうしてドラッカーは、はしごの一番下まで一気に降りた。一年の集中的な腫瘍学の研修を終えて正式に内科のスペシャリストとなっていたが、基礎研究についてはは無知だったのだ。彼は、最新の腫瘍研究の論文を懸命に読み込んだ。毎日、万事理解しているように見える人に囲まれながら、自分は何ひとつわかっていなかった。死にかけた肺がん患者のケアをすることのほうが、この新たな視点からは簡単に見えたのだった。

公正を期して言えば、腫瘍遺伝子の分野は、ビショップとヴァーマスが*src*腫瘍遺伝子の細胞起源を初めて明らかにして以降、広がりと複雑さを増していた。それでもふたりの発見は、がん研究の歴史で画期的な瞬間と言える。いまや、こうした発がん性をもつ遺伝子の研究は、発がんウイルスの研究から離れて独立に進められている。一九七〇年代の終わりから一九八〇年代の初めにかけて、MITのデイヴィッド・ボルティモアの研究室から廊下を歩いてすぐの部屋にいた著名な科学者、ロバート・ワインバーグは、コールド・スプリング・ハーバー研究所のマイケル・ウィグラーや、アメリカ国立がん研究所のマリアノ・バルバシッドとともに、腫瘍細胞のDNAに見つけた遺伝子を独立に報告した。そのDNAは、腫瘍細胞から取り出して培養組織に入れると、正常な細胞をがん細胞に変えてしまえたのである。これらの腫瘍遺伝子は、ラウス肉腫ウイルスやエーベルソンウイルスなどのレトロウイルスで見つかった腫瘍遺伝子とは別物だったが、多くの場合、とてもよく似ていた。

一九七五年より前、がんは遺伝学によって理解することはできなかった。細胞をそのレベルで調べられなかったからだ。一九七五年から一九八五年にかけて、がんの景観はより詳細なものとなった。まるで、マティスの粗い筆づかいがスーラの点描へ変わったかのように。ワインバーグのような研究者が──たとえば発がん物質が引き起こす変異によって──原腫瘍遺伝子から腫瘍遺伝子になるプロセスを解明しつつあったため、世界はおおかた遺伝子の色眼鏡をかけてがんを見るようになっていったのだ。

一九八〇年代半ばにがんの医師からがんの研究者となっていたドラッカーは、その見方の変化と、それによって頭が混乱する苦労を、身をもって示していた。彼には基本的な研究のスキルだけでなく、その分野の知識もなかった。キナーゼが何なのかも知らなかった。エーベルソンウイルスや*src*や染色体転座のこともわからなかった。「今では分子生物学やがん研究に積み重ねた歴史がありますが」ドラッカーは語る。「当時は歴史などなかったのです」

一九八〇年代半ば、多くの遺伝学者は、ヒトの遺伝子全体で最終的に一〇〇ぐらいの腫瘍遺伝子が見つかるだろうと考えていた。さらにドラッカーなどは、発がん性をもつ遺伝子がどれも高度に保存されている――長期にわたり存在しているということ――と聞かされていた。高度に保存された遺伝子はたくさんの種に見つかり、それは、進化の歴史を通じてその遺伝子が重要であったことを示している。料理学校に入るときに最初に買った包丁で、その後もどんどん複雑な料理を作るシェフのように。その包丁は「高度に保存されている」のである。

ナオミ・ローゼンバーグとハーブ・エーベルソンは、アイデアを追求するのに自由が与えられていたことで、フィラデルフィア染色体の物語に貢献できたわけだが、ドラッカーの研究のキャリアは、まず正反対の道筋をたどった。ラボで右も左もわからなかった彼には、手引きとなるような具体的な研究課題が必要だった。ロバーツはドラッカーに、齧歯類に腫瘍を生じさせるポリオーマウイルスを研究させた。それは、チロシンという珍しくてほとんど探索されていなかったアミノ酸が、キナーゼの運ぶリン酸の結合相手になるという発見へと、トニー・ハンターを導いたのと同じウイルスである。ロバーツは、ウイルス感染からがん化の形質転換に至る連鎖的な現象の解明を、ドラッカーに望んだのだった。

腫瘍遺伝子に関心のある科学者にとって、ポリオーマウイルスには、ほかの多くの発がんウイルスに優る大きなメリットがあった。ビショップとヴァーマスが*src*にかんして明らかにした新事実は、その起源がウイルスでなく健康な動物の細胞だということだった。*src* の腫瘍遺伝子タイプは、異常なキナーゼを作り出すもので、健康な細胞にあって正常なキナーゼを作り出す原腫瘍遺伝子タイプとはわずかしか違っていなかった。あまりにも似ているので、これらは生化学実験で厄介な対象となっていた。研究者は、ある瞬間に自分がどのタイプを扱っているのか、なかなか確信がもてなかったのだ。最初に会ったときに一卵性双生児の見分けがつかないのと同じように。一方、ポリオーマウイルスの腫瘍遺伝子には、正常な原腫瘍遺伝子のタイプがない。子どもがひとりなら、生化学的なシステムとしてはるかに取り組みやすかったのである。

ドラッカーは、その研究の導く先がはっきりわからぬまま仕事を進めていった。がん研究の分野では、そうした研究がヒトのがんに関係するかどうかは考えられていなかった。「だれも気にかけてはいませんでした」彼は言う。「臨床に橋渡しするなんていう話はなかったのです」今日、「ベンチ・トゥ・ベッドサイド（実験台から病床へ）」や「橋渡し研究」といった言葉は、科学者に自分の研究を何か具体的なメリットのある実用的成果に――研究というミクロの世界が、人間の病気というマクロの世界ともっと直接関係するように――結びつけさせる圧力が増していることを示している。だが当時、ラボと病院は別世界で、研究者と医師は互いに共通の目標へ向けて連携しているとは思っていなかった。ドラッカーのように臨床の医師が基礎研究へ移ると死んだも同然に見られ、そんな扱いを受けるのにもある程度理由があった。「ラボに入って研究を始めた人はいても、出てくる成果はなかったのです」ドラッカーは語る。「この大きなブラックホールに放り込まれた人は、再び姿を見せることはありませんでした」顕微鏡と試験管をいじり始めながら、彼は自分も同じ運命へ向かっているのだろうかと考えていた。

ドラッカーの仕事は、ポリオーマウイルスが細胞をがん化させる、いわゆるシグナル伝達経路を明らかにすることだった。彼はウイルスがもつ数百個のアミノ酸を五〇個以下のブロックにどんどん小さく分解し、どの小集団にがん化の形質転換の秘密がひそんでいるか確かめた。アミノ酸一〇個を変異させてもまだ腫瘍はできるのか、といった具合に。サー・フィリップ・コーエンがダンディー大学においてインスリンでおこなった先駆的な研究と同じく、ドラッカーもキナーゼをきっかけとするシグナルの流れを描き出そうとしていた。遺伝子がピストルを鳴らすとキナーゼが第一走者として走りだす、リレーのような流れである。ロバーツとドラッカーは、スタートラインからゴールラインまで、バトンのつながりをたどろうとしていた。

その作業は大変で、基本的に、およそ五〇〇個のアミノ酸にひとつずつ変異を起こさせる必要があった。だから、その研究で情報は少しずつしか得られなかった。「ずいぶん訓練になりましたよ」ドラッカーは言った。「でも実際の成果はそんなにありませんでしたね」彼が発見したのは、がんの成長よりむしろ、内的な、個人的な成長だった。その研究課題に費やした五年間で、彼は学術機関の研究者の何たるかを学び取った。ドラッカーは、名目上も、考え方も、すでに医師となっていたが、今度は科学者になろうとしていたのだ。

フェローも二年目になり、ドラッカーはある週末にラボでいつもの準備をおこない、遺伝子の切り貼りをして、正しく組み換えられたかどうか確かめていた。その作業はもう自動的になり、物思いに耽りながらでもできるようになっていた。その日彼は、自分はラボでいったい何をしているんだろうと疑問を感じだした。なぜ医科大学院へ行ったんだ？　どうして厳しい研修までして結局は基礎研究に落ち着いたんだ？　それでも彼は、研究の仕事が自分をどこかへ導いてくれると考えていたが、一方で患者を診られないのが寂しく、医療に関われないことに気を揉んでいた。「いつか患者のためになることをしたくなるかもしれない」ドラッカーはそう考えたことを思い出す。「でも、そのスキルを失ってしまったら、どうやってそれをしたらいいんだ？」

彼の満たされぬ思いは時宜を得ていた。マサチューセッツ州ボストンにほど近いエアという町のナショバ地域病院で、ポストがひとつ空くところだったのだ。そのポストは腫瘍外来の医長で、週に一日だけ患者のケアが求められていた。理想的な条件だった。ドラッカーは、患者とのつながりをもちながら、残りの六日をラボで過ごせたのである（休暇をとるという考えは彼にはなかった）。

漠然とした目標が、彼の頭のなかで形を取り出していた。ドラッカーには、患者の治療に関わり続けたいという気持ちに具体的な目的があることがわかっていた。「だれかが治療法を考え出すかもしれないし、私が臨床試験をおこないたかったのです」彼は言った。「自分が関与したかったんですよ」ドラッカーは優れた医師で、再三がん治療の不十分さを目の当たりにしてきた。そして今初めて、自分がなぜ医科大学院を出たあとにラボに入り、なぜまた臨床へ戻ることになったのかを明言できるようになった。分子生物学によってがんの発生と進行のプロセスが明らかになったら、その知見を、患者の命を救う何かに変える手助けがしたかったのだ。

そんな決断からまもなく、がん研究に対し、彼の最初の大きな貢献がなされた。一九八〇年代の終わり、モノクローナル抗体というものを作るノウハウをもっていた、デボラ・モリソンという女性がロバーツの研究室に入ってきた。彼女には、一〇年前にオーウェン・ウィッテがボルティモアの研究室にもたらしたのと同じスキルがあった。タンパク質を取り出す抗体を作るスキルだ。ドラッカーには、いつか自分の研究室をもつことになったら、特定のタンパク質の抗体の作り方を知る必要があるだろうとわかっていた。彼は、この新しい研究者から、それについて学べることを何もかも学ぶチャンスを手にしたのである。

このテクニックを学ぶ最良の手だては、ただやってみることだった。ドラッカーは、抗体産生用の動物としてマウスを使い、リン酸化チロシンの抗体を作ることにした。その研究が、がん発生の一般的なメカニズムとしてチロシンのリン酸化を提示するものになるとわかっていたのだ。チロシンは驚くべきアミノ酸だった。*src* によってコードされたキナーゼがリン酸を結びつける相手であり、リン酸はエネルギーのかけらとして、タンパク質にパワーを与え、キナーゼを起点にがんに至る種々のシグナル伝達経路に登場する。ウィッテは、CMLを引き起こす融合タンパク質Bcr/Ablがチロシンキナーゼの一種であることを発見していたが、ドラッカーは、CMLだけ考えていたわけではなかった。チロシンががん研究において重要な物質となりつつあることを認識していたのである。

一九八〇年代の終わりごろには、がんの進行を止める一手として、チロシンキナーゼの働きを阻害する薬ができる可能性もささやかれていた。がんは——Bcr/Ablの場合にそう思えるように——異常なチロシンキナーゼの働きがいかれて生じるものだとしたら、どうにかしてキナーゼのスイッチを切って活動を止めると、がんの進行を止められるのだろうか？　理論上は、キナーゼを殺せばがんを殺せるというわけだった。世界のあちこちでおこなわれたいくつかの実験が、理論の正しさをほのめかしていた。

ドラッカーには、自分が作ろうとしていた抗体が貴重な研究ツールとなりうることがわかっていた。どれだけのチロシンがリン酸化されたかを明らかにしてくれるからだ。ホスホチロシン——リン酸化チロシンの英語を縮めた名称——に対する抗体は、ホスホチロシンに自動的にくっつく。一般に抗体が、侵入してきた異物に対してそうするのと同じだ。その攻撃により、標的となったタンパク質は細胞の残りの要素から分離され、計量できるようになる。薬がチロシンキナーゼの働きを阻害するとしたら、薬で処理した細胞に存在するホスホチロシンの量は、未処理の細胞の場合よりも少なくなる。そして薬で処理したサンプルで実際に量が減ったら、薬は何かをしていたことになる——少なくともそれは、キナーゼがリン酸を運ぶ仕事を阻んでいたことになるのだ。理論上、その阻害は、がん発生の連鎖的なプロセスの先頭に位置するタンパク質のスイッチが入らないようにする。キナーゼから白血球をとめどなく作らせるシグナルがなくなれば、がんは進行を止めるはずだった。

ところがそうした考えは、抗体を作ろうと二年にわたり奮闘するあいだ、ドラッカーの頭のなかではまだ漠然としたものだった。目標はただひとつ、抗体の作り方を習得することだった。だが、二年間の努力で作り方は覚えても、目的のものを手に入れる幸運に恵まれていなかった。何度やっても失敗していたのだ。ついにラボがその仕事を外注に出すと、ほどなくリン酸化チロシンに対する抗体、4G10が得られた。これによりドラッカーは、クローンを作って単離し、それで実験できるようになった。しかし第一の目的はすでに果たされていた。スキルを獲得したのである。「そのうち役に立つんじゃないかな」当時彼は思った。実を言うと、ドラッカーの成果は非常に役に立とうとしていたのだが、彼が期待した形とは違っていた。

4G10にかんする彼の成果は、ほかにもひとつ予想外の結果をもたらした。一九八八年、ラボで同じ研究課題に取り組んでいたほかのメンバーが、ドラッカーをバーバラというルームメートに紹介した。彼女とドラッカーはデートするようになり、二年後、ふたりは結婚した。

15　タンパク質を薬の標的にする

一九八〇年代の初め、ドラッカーがラボでの基礎研究を学びだし、はしごの一番下まで戻ってしぼんだ自信を取り戻そうとしていたころ、ニック・ライドン――ダンディー大学で、フィル・コーエンの研究室の前の廊下をこそこそ行き来して、キナーゼについて知りうる情報を集めていた男――は、すでに発がん性酵素の働きを阻害する薬ができる可能性に夢中になっていた。

ライドンだけではなかった。上司のアレックス・マターも、その考えが頭にあった。マターは、短期間臨床の仕事をしてから医薬研究の道へ入った。臨床の腫瘍学者として働いた経験は短かったが、それでも十分に当時のがん治療のありさまにおののかされていた。「まったく強烈きわまりない経験だった」とマターは言っている。彼を打ちのめしたのは、患者のひとりの死だった。卵巣がんの母親が三人の子を残して亡くなってしまったのだ。彼の無力感もまた痛ましいほどだった。「私に実際にできることは何もなかった」とマターは語る。そこで彼は、産業界へ移る決意をした。より良い薬を作ることに狙いを定めた仕事は、既存の薬で患者を治療するよりも価値があるように思えたのである。

一九七〇年代の終わり、マターは製薬企業のロシュに就職した。そこでは同僚が、新薬開発の領域に登場しだしていた新しいアイデアについて語っていた。がんを根絶やしにする一手として免疫系を刺激するとか、ビタミンAの誘導体を使ってがん細胞を無理やり老化させて殺すといった可能性の話だ。マターはロシュでいくつかの新薬開発に成功したが、重度のがんに対しては何も成功を収めていなかった。望んでいた突破口は、彼には開けなかったのだ。

ロシュに入って数年後、マターは、ライドンがダンディー大学を出て就職した先のシェリング・プラウへ、腫瘍創薬のヘッドとして移籍した。シェリング・プラウは、インターフェロンという薬——体内で自然に生じている物質の合成タイプ——を手に入れたばかりだった。インターフェロンは免疫系を刺激する物質で、マターにとってそれは、自分のキャリアで初めて手にした興味深い薬だった。ときにはこの薬でがんを根絶できることもあった。インターフェロンは、多くの研究者が予想したような万能薬とはならなかったが、黒色腫、ヘアリー細胞白血病、CMLなど数種のがんには確かに効果を示した（インターフェロンは、ウイルス感染の治療に最も役立った。つい最近まで、C型肝炎の標準的な治療薬だったのだ）。

マターとライドンが一緒に働きだして一、二年後、シェリング・プラウは南フランスの田舎町ダルディイに研究所を開設した。六五人ほどの研究者を抱えるそのラボは、とくにインターフェロンなどの免疫賦活剤の研究を目的として創設されていた。マターは所長になるよう依頼され、ライドンは彼についていった。ところが、当時フランスの政治力学が変化したことで資金の配分が変わり、さらにシェリング・プラウが分子免疫学に特化したカリフォルニアを拠点とする企業ディネックスを買収すると、ダルディイのラボの先行きが怪しくなった。そしてあっという間に勢いをなくし、人員は二〇人に減った。一方でマターは、肥大化した企業の官僚的煩雑さに嫌気が差していった。彼にはパリとニュージャージーとサンディエゴにボスがいて、絶えず巡回して報告し、機嫌を取らなければならなかった。ついに我慢の限界に達すると、一九八〇年代の初め、マターは対立を起こして会社を去った。

それから彼は、バーゼル（スイス）のライン川沿いに拠点を構える巨大製薬企業チバガイギーに就職した。シェリング・プラウでは管理上の問題があったとはいえ、そこで過ごした数年間は、がん創薬についてマターに刺激を与えていた。彼は腫瘍遺伝子とキナーゼの研究を熱心にチェックし、そうした発見を自分の力で薬に結びつけ、がん患者に大きな希望を与えたいと思った。それは、ほんの二、三年後にドラッカーをナショバ地域病院へ赴かせたのと同じ夢だった。

マターがまだシェリング・プラウにいたころ、ライドンとよくキナーゼについて、どうしてそれが薬剤の完璧な標的と思われるのかを話し合った。その後チバガイギーに来たころには、腫瘍遺伝子とキナーゼの関係が、いくつかのがん研究のラボで明らかになりだしていた。その時点で、*src*だけでなくはるかに多くの遺伝子でその関係が見つかっていたのである。v-erbBという発がん性タンパク質は、上皮成長因子受容体（ＥＧＦＲ）というキナーゼと関係していることがわかった。またv-sisというタンパク質は、血小板由来成長因子受容体（ＰＤＧＦＲ）というキナーゼとつながりをもっていた。一九七〇年代の終わりには、日本の研究者、西塚泰美（にしづかやすとみ）が、プロテインキナーゼＣ（ＰＫＣ）という酵素ファミリーを発見した。さらに一九八二年、西塚とフランス人研究者モニク・カスターニャは、ホルボールエステル（植物がもつ天然物質に由来する化合物で、マウスに皮膚がんを起こさせることで知られている）が、ＰＫＣを標的として悪性化の力を発揮することを明らかにした。

それだけではなかった。腫瘍細胞のなかをのぞきだすと、幾度となく、ＥＧＦＲやＰＤＧＦＲやＰＫＣが過剰に見つかった。この現象は、「過剰発現」として知られるようになる。遺伝子はタンパク質を発現するので、タンパク質の過剰は過剰発現と考えられるのだ。こうしたキナーゼの量が異常に多い事実は、それらがただがんと関係しているだけでなく、なんらかの形でがんの原因になっているという仮説の信憑性を高めていた。まるで、滴がぽたぽた落ちる音の原因である、締まりのゆるい蛇口を見つけたかのように。過剰なEGFRは、肺がんと脳腫瘍で見つかっていた。過剰なPDGFRは、いくつかの固形がんとまれな血液がんで見つかっていた。

そして、もちろんマターとライドンも、フィラデルフィア染色体とBcr/Ablチロシンキナーゼ——*bcr*遺伝子と*abl*遺伝子が転座の際に隣同士になるとできる融合タンパク質——とのつながりを示す報告を目にしていた。ほぼすべてのCML患者にこの遺伝子変異があり、白血病をもたらす制御不能となったキナーゼが作り出されていたのだ。キナーゼとがんを結びつける証拠が増えていくなかで、この証拠は当時最も確立されていた。「脱制御」されたキナーゼがCMLを引き起こすと言っている人はまだいなかったが、多くの人はそう思っていた。ドラッカーと同様、マターとライドンも、キナーゼががんの駆動装置であることが明らかになるだろうとわかっていた。

チバガイギーで、マターはキナーゼ阻害薬の研究を始めようとした。その研究プロジェクトは、ただ「制御を失ったキナーゼによるがんを退治する薬理的手段として使える」化合物を合成することを目的としていた、とマターは振り返っている。自分が去ったあともシェリング・プラウに残ったライドンと同じく、マターは、キナーゼが薬剤の完璧な標的だと確信していたのである。

しかしマターには助けが必要で、それにはライドン以上の適役はいなかった。ライドンは、フィル・コーエンの研究室のポスドクたちと仲良くなってから、キナーゼの知識を何年もかけて蓄積してきており、それを利用してがんを阻止できる可能性を感じていた。

一九八四年の夏、ちょうどトニー・ハンターによる『サイエンティフィク・アメリカン』の論説「腫瘍遺伝子のタンパク質」を読んでいたころ、ライドンはマターから、チバガイギーでキナーゼ阻害薬にかんする新プロジェクトの仕事をしないかという電話を受けた。ライドンはすぐさまバーゼルへ向かった。「彼は実に勇敢だった」マターは言う。「私には研究室はなく、実験助手もおらず、何もなかったんだ」

マターはチバガイギーで上司たちにキナーゼ阻害薬開発プロジェクトの案を提示した。会社は、しぶしぶだがそのプロジェクトに資金を出すことを認めた。わずか一年前、チバガイギーはがん治療の研究から手を引くことを宣言し、コストが高く実りのないものに金を出すことを拒否していた。だがマターの親友でもあった上司は、君がうちへ来ればがん研究のポートフォリオ（経営資源の配分）を組むことができる、と請け合っていた。そのために最良の方法は、プロジェクトを非常に小さくしておくことだ、とも忠告した。さらに上司はマターに、研究対象に複数の薬剤を入れてくれと言った。そこでマターは、抗キナーゼ薬と並行して、アロマターゼ阻害薬とホスホン酸——今日の薬剤で重要なふたつのタイプ——にも取り組んだ。こうしてキナーゼのプロジェクトは陰に隠れ、しばらくはほとんど目を向けられずにいた。

がん治療の地殻プレートがぎしぎしと動きだしていた。チバガイギーの承認を受けた案は、よく知られた具体的な標的を狙う薬を設計する最初期の取り組みのひとつであり、がん治療の歴史の大半を占めてきたあてずっぽうの試行錯誤とは対照的だった。これまで新しい化学療法の薬が現れるたびにこつこつもたらしてきた進歩と違い、マターの描くビジョンは、キナーゼに狙いを定めてがん治療を真に大きく飛躍させるものだった。「今では［キナーゼが］……細胞の増殖の制御でとても大事なものだとわかっている。常識だね。がん生物学の最初に学ぶんだ」ほどなくマターのチームに加わった化学者、ユルク・ツィマーマンは言っている。「でも当時、ほんのわずかな先駆者しか、その創薬で、がん細胞の増殖にキナーゼが及ぼす影響に注目すべきだとは思っていなかった」マターはそんな先駆者のひとりだったのである。

このアプローチを「合理的薬物設計」といい、期待は大きかった。科学者ががんの分子生物学に飛び込み、具体的な成果を抱えて浮上しだすと、特定の細胞を標的とする薬物を作るという考えが、自然に次のステップとして現れてきた。がんの根本原因を標的とすれば、それまでの化学療法よりはるかに効果的な薬を生み出せた。ほとんどの化学療法の薬は、がん細胞をたたくことを期待して身体を絨毯（じゅうたん）爆撃していた。標的が何かあるとすれば、身体でとりわけ増殖の速い細胞だった。だからよく髪が抜けるわけで、それは、衰弱はごくわずかだが、最も目立つかもしれない副作用である。がんの種類ごとに標的を特定できれば、治療を患者ひとりひとりに合わせられ、副作用を減らせ、治療の最終的な結果——病気をなくしてもっと長く生きる——は大幅に改善されるだろう。

「合理的薬物設計」という名前は、薬物が作られる手順に由来していた。最終的な目標——たとえば壊れたキナーゼ——がすでにわかっており、あらかじめ決められた結果を目指して化合物を設計するからだ。そのアプローチは、はるかに臆測にもとづいていた従来の化学療法とは正反対で、遺伝子異常による細胞生産物の変化ががんをもたらすという証拠が蓄積されて初めて可能になるものだった。腫瘍遺伝子の登場とともに、細胞内の発がん性の産物をとくに標的として薬を設計できるという考えも登場したのである。

キナーゼ阻害の原理は単純だった。合理的薬物設計とともに、重要なのは噛み合わせだった。標的の表面に完璧に合う形をした薬を作ることである。どんなタンパク質もそうだが、キナーゼは表面がでこぼこの三次元構造をもっている。表面の凹凸は切断部位（酵素で切られる場所のこと）とも呼ばれ、化合物が取りつく領域だ。山登りをする人が探す、次の足場となる岩の出っ張りのように。表面の凹凸が激しいほど、その標的にくっつく薬を設計しやすい。

実際のキナーゼを見ることのできるテクノロジーはなかったが、その構造は化学的組成から推測できた。研究チームがやるべきは、キナーゼにぴったり合う化合物を作って、キナーゼをＡＴＰと結合できなくすることだった。手袋をはめた手が口をぴったり塞いで息ができなくするように、この薬はキナーゼの暴走をただちに止めることによって、がんの進行を止める。キナーゼを殺せば、がんを殺せるわけである。

このアプローチに懐疑的な者もいた。一度にひとつのキナーゼだけ阻害する分子を作るという考えは、世界の多くの研究者にばかげたものと思われた。同時に多くのキナーゼが標的となってしまうと、人はすぐに死んでしまうおそれがある。このような薬の選択性は標的療法の特徴と言えるが、それまで試みられていなかったので、危うい塔に思えるものを作る基礎がいっさいできていなかった。それに、合理的薬物設計というと論理的に聞こえるが、まだ理論上の概念でしかなかった。そんな薬はまだ作られていなかったのだ。

マターとライドンは、それでもくじけなかった。原理は間違いなかった。しかも、この分野はまだ比較的単純だった。一九八〇年代の半ばに彼らがこのプロジェクトを開始したころ、プロテインキナーゼは一二種ほどしか見つかっていなかったのだ。そのうちひとつだけ選択的に阻害する化合物を作るのは、確かに難しくはあるが、不可能には見えなかった。今では五〇〇種に及ぶキナーゼが見つかっている。ライドンとマターは、そんなにも多くのキナーゼがある——選択的阻害という考えが途方もないものとなる——と知っていたら、プロジェクトを始めなかったかもしれない。

社内に懐疑論が高まった結果、マターは研究のポートフォリオでリスクのバランスをとるように言われた。ほかのだれもが失敗すると思うものにすべてを賭けるなと念を押されたのだ。「マーケティング部門は彼に、シスプラチン［訳注：抗がん剤の一種］で数百万ドル儲けられるのに、いったい何をやろうとしてるんだと言っていたね」とツィマーマンは語る。だが、すでにチバガイギーで強情で喧嘩腰との評判を得ていたマターは、揺るがなかった。シスプラチンは細胞毒性をもつ物質で、体じゅうの細胞を毒する薬だった。この種の薬が、がん治療をひどい副作用で有名にしたのである。マターのチームは、化学療法の砦を強化するのでなく、そこから抜け出そうとしていた。「マターは頑固だから前進でき、自分のすべきことに従えた」ツィマーマンは言っている。「僕らが腫瘍創薬でしていたやり方を変えようとしていたんだ」

一九八四年の終わりごろには、マターのチームがいいところに目をつけたことを示す証拠が集まりだしていた。日高弘義（ひだかひろよし）という日本の研究者が、イソキノリンスルホンアミドという化合物のグループでキナーゼを阻害できることを明らかにしていた。彼が見つけた分子のひとつは、ＰＫＣ――それまでの研究で、一部のがんにおいて過剰発現が見られることがわかっていたキナーゼ――に対してとくに活性が高かった。結果的に、日高の化合物はがんに有効な薬にはならなかったが（それでもひとつはやがて日本でほかの症状の治療に承認された）、そうした初期の報告は人々の関心をかき立てた。まだ応援するより疑いの目で見る人のほうが多かったものの、その考えは人を引きつけだしていたのである。

一九八五年の終わりごろには、マターのチームは大きくなりつつあった。ペーター・トラクスラーは、一九七三年からチバガイギーで抗生物質を研究していた化学者だが、会社が抗生物質のプロジェクトの中止を決めると、マターのプロジェクトへ移ってきた。生物学者が何人かライドンの監督下に入り、化学者たちはトラクスラーの部下となった。そのほかに加わったなかで特筆すべき人物は、ライドンと一緒に働いたエリザベト・ブーフドゥンガーと、トラクスラーと一緒に働いたツィマーマンだ。トマス・マイヤーという化学者もチームに入り、ツィマーマンとともに最初の「当たり」――なんらかの抗キナーゼの活性を示す化合物――をいくつか生み出す研究に取り組んだ。ヘルムート・メットという科学者もそれに加わった。マターは次第に、ほかのプロジェクトからはじき出されたトラクスラーのような社員を引き入れていった。そうして集まった雑多な研究者で、あまり会社のお偉方の目を引かない程度に地味なチームができあがった。

彼らはまた、社外の専門家の手助けも得ていた。一九八〇年代の初めごろには、バーゼルはすでに生物医学研究の中心地となっていた。ひとつには、フリードリヒ・ミーシャー研究所（FMI）に才能が集まっていたためである。この研究所は、一九七〇年代に、当時は別々の製薬企業だったチバとガイギーによって創設されていたが、産業界とは独立に運営され、両社のラボ研究や経営上の意思決定に役立つ情報を提供していた。バーゼルに来てまもなく、ライドンは、ブライアン・ヘミングズ――かつてダンディー大学のフィル・コーエンの研究室にいたポスドクで、ライドンが当地のパブでキナーゼについてともに考えをめぐらせた仲間――が、いまやFMIの科学者になっていたことを知った。何年かの時を経て、景色が少し変わり、ふたりは再び一緒に話すことになったのだ。「僕らはビールを片手にさんざん［キナーゼについて］論じ合いましたよ」ライドンは語る。「Ablが良い標的になるかも含めてね」

16 ウイルスを原動力とするマシン

創薬に対するこの合理的設計のアプローチは、それまでにないものだったから、実行する手段はまだ用意されていなかった。そこでライドンが最初にした仕事は、チバガイギーの化学者の開発した化合物を調べる手だての考案だった。細胞内のキナーゼにぴったり合うと考えられる分子構造を作るのはいい。だが、実験室の環境で細胞に何かするかどうかを確かめる手だてがなければ、何の意味があるだろう？研究チームには、あらかじめ決めた薬剤標的への活性で化合物をふるいにかける、スクリーニングの手だてが必要だった。標的は、がんなどの重い病気の発生に関与するキナーゼなら何でもありえた。このスクリーニング法は、キナーゼにぶつけてみる分子が何であっても使える必要があり、薬剤標的の候補として有望なすべてのキナーゼで使えなければならなかった。

当時使えた手法は、オーウェン・ウィッテがGag/Ablタンパク質を構成分子に分けるために用いたゲル電気泳動など、面倒で根気の要るものだった。今では、試験する数百に及ぶ化合物について、一度に多数の標的に対する活性をすばやく調べることができる。腫瘍細胞のなかに新たな標的の候補が見つかったときにはいつでも、製薬会社は処理能力の高いスクリーニングをおこない、試験する化合物のライブラリーに当たりがないか探せるのだ。何百、何千という小さなくぼみのあるプレートを用意し、それぞれのくぼみに薬剤標的と試験する化合物とを入れて混ぜれば、標的が薬と反応しているときに変化する特性をコンピュータで測って検査することができる。たとえば、タンパク質の反射率を測定する検査が考えられる。タンパク質が薬と結びつくと、反射率が増すからだ。しかしライドンとマターが取りかかったころ、特定の標的に対する薬の候補をテストするテクノロジーや手順は存在していなかった。それまで、薬がそのように設計されたことなどなかったのだから。彼らはその方法から考え出さなければならなかった。

課題は、標的にしようとするタンパク質を大量に作ることだった。そのタンパク質は大量に必要で、しかもまだ活動して、体内にあるときと同じように機能していないといけなかった。細胞培養で手に入る実際のキナーゼがあって初めて、化学者の開発した何かが、そのキナーゼによるタンパク質のリン酸化を止められるかどうかがわかるのだ。そうしたテストは、実際の細胞でおこなう前に、単独の酵素に対しておこなう必要があった。だが、活性のあるキナーゼ——がんに至る連鎖的現象を開始させるとされているもの——は、細胞のなかにしか存在しなかった。この問題は、ナオミ・ローゼンバーグが、細胞内の分子の世界を外の実験室の世界へもち出して、みずから作り出した形質転換システムで解決したものに似ていた。ローゼンバーグが、マウスの体外でマウス細胞を観察する手だてを見つけたように、ライドンとマターは、細胞外で出来のいい酵素を作り出す手だてを見つける必要があった。彼らが試験する化合物の抗酵素活性を調べるのにかかる時間、ずっと使えるような酵素を。

それが苦労の始まりだった。「この活性のある酵素の開発には、おそろしく時間がかかった」マターは言っている。「失敗するおそれがあるものはことごとく失敗したんだ」

やがて彼らのチームは、食品汚染源としておそれられている大腸菌を使って、生きて活性のあるキナーゼを作り出すことに成功した。これを用いた評価法は画期的な発明だったので、ライドンはそれを公表した。秘密が基本の産業界の人間としては、異例の行動だった。

だがその発明は、ひとつのステップであって、飛躍ではなかった。大腸菌を使った評価法には、Ablキナーゼにしか使えないという難点があった。しかしAblとCMLのつながりははっきりしていたので、このキナーゼは魅力的な薬剤標的となっていた。がんの発生においてそれが重要な役目を果たしていることは、ほとんど疑いがなかったのだ。だからといって、必ずしもAblが製薬企業にとって魅力的になるわけではなかった。問題は、CMLが希少疾病だという点にあった。年間発生数がアメリカでおよそ五〇〇〇人、世界でもおよそ七万～一四万人（一〇万人にひとりかふたり）というCMLは、巨大製薬企業にとってかなり重要度の低い存在だったのだ。このまれながんの治療薬は、患者数が示すとおり、「市場」規模がきわめて小さかった。企業としては、このプロジェクトから最終的に生まれる薬剤が何であれ、なるべく多くの人の手に渡るような確信がなければならなかった。もっと発生数の多いがんの薬のほうが、はるかに実入りが良かったのである。

このため、もっと一般的ながんで見つかったキナーゼのほうが、Ablよりずっと関心を引いていた。ほかに科学文献に現れていた三つのキナーゼ——PKC、PDGFR、EGFR——は、至るところに顔を出していた。PDGFRは、ほぼすべてのタイプのがんで発現していた。EGFRも、年間一〇〇万人を超える人が罹る肺がんなど、主要なタイプのがんで見つかっていた。PKCとEGFRは、乳がんで見つかっていた。一九八〇年代の半ばまでに、乳がんと診断された女性はアメリカで一〇万人あたり三五〇人にのぼっており、世界ではおよそ一五〇万人がそう診断されていた。さらに、心臓病の研究が本格化しだして、動脈閉塞の治療にバルーンを挿入したあとに起きる合併症に、PDGFRが関与していることがわかり始めていた。年間数十万人が罹るがん——さらには心臓病——の治療に役立つキナーゼ阻害薬を作るという考えは、研究チームや事業計画を立てる人々の心をとらえたのだ。チームのメンバーは、化合物の候補をそうしたほかのキナーゼに対する活性でふるいにかける手だてを必要としていた。それにこそ本当に見込み——と利益——があると思っていたからだ。彼らはあれこれ試すなかにAblを入れておきたいと考えていた。それとCMLとのつながりは、まだキナーゼの研究では一番明確だったのである。しかし、大腸菌を使った方法でしかできないのでは応用範囲が狭すぎた。もっと多くのキナーゼに対する薬剤候補をテストする必要があった。彼らは、底引き網が要るのに捕虫網を作っていたのだ。「当たり」——目標に到達した化合物——へ向けて少しでも前へ進もうとすると、はるかに優れた評価が必要となった。試験する分子を、PDGFRやEGFRやPKCに対してふるいにかけられるような評価である。そのためには、細胞外でそうしたもっと魅力のある酵素を作り出す手だてがなければならなかったが、どうやって作り出したらいいのか、だれにもわからなかった。助けが必要だった。

キナーゼの専門家を求めて、ライドンとマターはチャック・スタイルズに行きあたった。ダナ・ファーバーにいた、PDGFRの研究の先駆者だ。そのスタイルズはふたりをトム・ロバーツに引き合わせた。ロバーツは、バキュロウイルスという棒状のDNAウイルスを使って細胞外でチロシンキナーゼを調べる方法を見つけていた。キナーゼをコードしている遺伝子をバキュロウイルスのゲノムに挿入することで、ウイルスに大量のキナーゼを作らせたのだ。要は、ウイルスを原動力とするマシンを作り、ほしい種類のキナーゼをなんでも量産できるようにしたわけである。キナーゼ阻害薬の研究にとって、それは理想的なシステムと言えた。

チバガイギーのチームがスタイルズやロバーツと共同研究を始めると、バキュロウイルスのシステムが、当たりを見つけ出す基本的なツールとなった。チームはまた、シグナル伝達経路を薬で阻害するというアイデアを早くから支持していた、ロバート・ワインバーグにも相談した。こうして手段とアドバイザーが用意され、チームは、キナーゼの働きを阻害する分子を見つけるという課題を手にして、前進することができた。「そしてこのとき、私たちは本気で取りかかりだした」とマターは言っている。

17　低い枝に生った果物をもぐ

ライドンとマターが一九八〇年代の終わりに新たな化合物をふるいにかける手だてを見つけたころには、ドラッカーは有能な科学者となっていた。「私はそんなにお荷物ではなくなりました」彼は振り返る。「ばかげた質問ばかりするのでなく、少しは自立していましたね」

ドラッカーは、師であるトム・ロバーツとスイスの企業の研究者たちとの交流について知っていたが、そうした交流を彼は目の端で見ているだけだった。一九八七年、チバガイギーは、マターが雇った細胞生物学者エリザベト・ブーフドゥンガーを、チロシンキナーゼのシグナル伝達について学ばせるべく、チャック・スタイルズのもとへ送り込んだ。そのあいだドラッカーは、細胞をがん化させるポリオーマウイルスからのシグナル伝達経路――やはりキナーゼを含む一連のプロセス――の解明に取り組み続けていた。

ちょうどこのころ、ドラッカーは二年前から作ろうとしてきた４Ｇ１０抗体を手に入れた。４Ｇ１０

によって、彼は細胞サンプルに含まれるホスホチロシンの量――つまり、キナーゼがリン酸をくっつけたチロシンの量――を測れるようになった。抗体からわかるホスホチロシンの量は、活性のあるキナーゼの量を反映していた。それはまるで、砂の城の数をかぞえて、浜辺にいた子どもの数を推定するようなものだった。

この抗体にチバガイギーのチームは興味を引かれ、いろいろ知りたいと思った。薬の候補を探るのに使えるだろうか？　どこで手に入れたらいいだろう？　リン酸化チロシンに対する抗体は、チロシンキナーゼ阻害薬を作ろうとする場合に研究ツールとして役に立つ。薬の候補の効き目を評価するのにうってつけの手段だったのだ。ある候補に効き目があった場合、リン酸化されたタンパク質は少なくなる。試験する化合物に細胞をさらすと、４Ｇ１０を使ってその細胞内にあるホスホチロシンの量を測ることができた。阻害薬がきちんと働いていれば、そのホスホチロシンの量は、阻害薬にさらさなかった細胞の場合よりはるかに少なくなるはずだ。それは、ある意味で、ドラッカーをそもそも抗体の作製へ導いたのと同じ考えだった。チバガイギーのチームは４Ｇ１０をほしがった。そこで作製者が注目の的となった。

一九八八年、ブーフドゥンガーがダナ・ファーバーに滞在してのち、次はライドンの番だった。ライドンは、学術機関との共同研究がうれしくてたまらなかった。営利目的なしに関心を追い求められ、企業の官僚的煩雑さがいっさいなくラボで働け、承認を待たずに実験を進められる学術研究の自由にわくわくしたのだ。彼が企業での仕事を選んだのは、新しい薬を作りたいからだったが、休みも存分に味わっていた。「企業での研究にないのは、学術研究のような興奮とテンポの速さです」ライドンは言う。「それがない企業では、それぞれが孤立していて交流がありません。企業秘密なので自分の仕事について話せないのです」

ライドンはまた、4G10についてドラッカーから学びたくて仕方がなかった。ドラッカーはロバーツの研究室にいた人当たりのいいポスドクで、学術研究のラボではまだ珍しかった医学の学位をもっていることにライドンは注目していた。ドラッカーの資格に注目したのは、薬の候補が見つかった場合に、いずれ臨床医に実際の細胞でテストしてもらい、それがうまくいけば実際の患者でもテストしてもらう必要があるとわかっていたからだ。その視点で見れば、キナーゼの科学を知る医学博士は珍しく、魅力的だった。抗体の潜在的な価値を知っていたドラッカーは、喜んで知識を提供した。産業界と学界の共同研究は、当時まだ比較的単純で、そのプロセスはまだ、研究試料提供契約――学術研究機関への物質の出入りを管理する法的手続き――など、仕事を遅らせ緊張を引き起こしてしまう管理業務だらけになってはいなかった。「提供しようとするのは当たり前ですよ」数十年にわたり4G10でいくばくかの金を稼いできたドラッカーは、当時の自分の態度についてそう語っている。この抗体を、ドラッカーは将来役に立ちそうな新しいスキルの習得だけを目的に作っていたのだが、それがついに彼をニック・ライドンと相まみえさせたのである。

ふたりともキナーゼのとりこだったので、話すことは山のようにあった。会話は、キナーゼ阻害薬の開発に何が必要かについて、込み入った内容が中心となった。チバガイギーの化学者は何をする必要があるか？　その化合物はどんな特性をもっているべきか？　がん細胞のなかでテストするにはどうしたらいいか？

会話でふたりは、たびたびBcr/Ablチロシンキナーゼを話題にした。CMLに関与するキナーゼだ。チバガイギーの化学者たちは、化合物のスクリーニングをおこない、PKCやPDGFR、EGFR、

Ablなど、種々のがんで過剰発現が認められているキナーゼに対して「当たり」を探していた。なかでもＰＫＣとＰＤＧＦＲとＥＧＦＲが、とくに目をつけられていた。この三つは花形だが、Ablはむしろ脇役で、あくまで好奇の的だった。対象となる集団のサイズから見てきわめて優先度が低かったのだ。しかもスクリーニングに使われたのは、ＣＭＬ細胞にのみ存在するBcr/Ablではなく、Abl酵素だけだった。

しかし一九八八年になるころには、ドラッカーとライドンは、キナーゼ阻害薬の話をするたびにAblを取り上げるようになっていた。ふたりは、Bcr/AblチロシンキナーゼがＣＭＬに直接つながると確信したのである。Bcr/AblがＣＭＬを引き起こす、つまり、そのつながりがただのゆるい結びつきではないという決定的証拠は、一九九〇年まで現れなかった。だが、ウィッテ、カナーニ、ハイスターカンプ、フロスフェルト、フロッフェンによる報告は、ふたりにとって、融合キナーゼが白血病を引き起こすことを示す十分な証拠と言えた。そして語り合うほどにふたりは、Bcr/Ablがチロシンキナーゼ阻害薬のアイデアを試す最良の実験対象だと考えるようになった。このようにまだ確証の得られていない研究段階では、キナーゼとがんのつながりが確実であることのほうが、病気が多く見られることよりはるかに重要に思われたのだ。しかも、Bcr/AblとＣＭＬのあいだに見られるような明確なつながりは、ほかのどのキナーゼにもなかった。ライドンとドラッカーが科学的に考えるにつれ、Ablは脇役から主役になっていった。一九八九年を迎えるころには、ドラッカーは、創薬研究をBcr/Ablに集約すべきだとかたくなに主張していた。「ＣＭＬは、このキナーゼ阻害薬に初めて倒されることになるだろう」とドラッカーはライドンに告げた。

ライドンもそう思った。Bcr/Ablは「腫瘍遺伝子の時代の低い枝に生（な）った果物」なのだと彼は言った。

希少疾病なので、CMLがマーケティングの観点からは魅力に欠けることはわかっていた。乳がんや心臓病の薬を買いたい人の数に比べ、CMLの薬を買いたい人の数はとても少ない。しかしつながりが明確なので、このキナーゼは治療の原理を証明するには格好の標的となりえた。

キナーゼのプロジェクトに関わるだれもが、Bcr/Ablに的を絞ることの重要性をそこまで確信していたわけではなかった。とくに会社の重役たちは疑いを抱いていた。マーケティングの予測に加え、研究全体にまだまとわりついていた疑念が、Bcr/Ablだけに的を絞れなくしていたのだ。マターのチームは、どのキナーゼに対しても化合物のテストを続け、PKCとPDGFRにはとくに注意を払えと指示されていた。

18 必要なのは、病気なんだ

チバガイギーの化学者は、次から次に化合物を作り始めた。それらはまだ薬ではない。薬という名前は、その化合物が、酵素の培養物のみならず身体にもなんらかの変化をもたらすとわかって初めて与えられるのだ。この「当たり」を探す段階では、その化学物質は、化合物、候補、あるいは——抗キナーゼ活性の兆しが見えたら——薬剤と呼ばれていた。そしてマターは、どんどんそれを作り出してくれと熱烈に化学者に求めた。その要求をユルク・ツィマーマンも喜んで受け入れた。

ツィマーマンはスイスアルプスの小さな農場で育ち、牧草地で牛やヤギの見張りをしながら何時間もぼうっと物思いに耽っていた。「すばらしい暮らしだったけど」彼は語る。「やがて退屈になったんだ」一〇歳で科学に興味を示したツィマーマンに、教師は昼休みのあいだ課外授業をしてくれた。ツィマーマンを実験室に連れて行き、実験のやり方や、プラスチックの作り方や、薬品を使って物の色が変わるさまを見せたのだ。ツィマーマンは夢中になった。「農場の仕事から逃れるチャンスだったし、この世界で起きていることを知ろうとするのは面白くて仕方がなかった」

一九七四年、彼は一六歳で学校を卒業し、三年間チバガイギーで見習いとなった。そこでの彼の仕事は、新しいタイプのプラスチックの開発を主眼とするものだった。ツィマーマンはその仕事に愛着があったが、しじゅう他人の指示に従わなければならないのが嫌だった。「僕はもう、何かを作り出したり、自分で実験を計画したりしたくてたまらなかったんだよ」と彼は思い返している。

ツィマーマンは、チューリヒで化学の学位を取るため、一九七七年にその会社を辞めた。大学は彼の知識欲を満たしてくれた。化学工学を三年学んだあと、ツィマーマンは有機化学を四年学び、その後さらに四年かけてオーストラリアとカナダで博士号を取った。「今でも僕は、このころが人生最良の時だったと思う」と彼は言う。できるときはスキーや登山もしようとしたが、一番の週末は、読書する時間のある週末だったらしい。

この一一年の終わりにツィマーマンは、大学に残るか製薬企業に入るかの決断を迫られた。ただ学習課題として実験をするのは嫌になっていた。自分や仲間の研究者が合成した分子は、何か可能性のある用途に向けてテストされずに捨てられていた。唯一の目標は、作ったものの構造が目論見どおりであるのを検証することだった。「僕はずっと抗議していた」彼は振り返る。「『役に立つ』可能性があるものを作るほうがいいと思わないかい？」結局のところ、そもそも彼は化学のそういうところが好きだったのだ。何かを作り出すというところ。ライドンがキナーゼ研究の実用性に引きつけられたように、ツィマーマンも、応用への欲求を十分生かせる場にいたいと思った。そこでチバガイギーへ戻ることにし、腫瘍チームに加わったのである。

アレックス・マターは、ツィマーマンの目をラボの外に広がるがんの世界へと開かせた。彼は化学者たちに、患者の苦しみについて語り、のどから手が出るほど求められている新薬を作ろうという意欲をわかせていた。相変わらずラボで孤立していたツィマーマンにマターが与えた知識は、マターに求められていることをしようという決意の十分な支えとなった。それどころか、これこそ彼の長年の夢だった。「何かを作りたい、何かをなし遂げたい、現状を変えたいと思う若い科学者にとって、『それこそ私が君を雇った理由だよ。現状を変えたいんだ』〔と言われる〕のがどんなものか、考えてみるといい」とツィマーマンは述べている。

イスラエルの科学者アレクサンダー・レヴィツキは、抗キナーゼ薬研究の分野をもう一歩前へ進めた。彼は、細菌が作り出す天然の抗生物質スタウロスポリンが、一部のがんへの関与が知られているPKCというキナーゼを阻害することを明らかにしていた。レヴィツキによる一九八六年の報告は、ひとつの転機となった。「スタウロスポリンがPKCを〔阻害する〕事実の発見によって、製薬企業は本気で興味を示すようになった」とサー・フィリップ・コーエンは、キナーゼ阻害薬開発にかんする二〇〇二年の総説に書いている。

唯一の問題は、スタウロスポリンの作用に選択性がないという点だった。つまり、PKCだけでなく、ほかのキナーゼも阻害してしまうのだ。身体の多くのプロセスにはキナーゼが関与しているので、薬は危険なキナーゼだけを標的として、肝不全や腎不全、さらには心不全といったものを起こす重大な毒性をなくさないといけない。スタウロスポリンの効用にかんするこの特性は、使えないという懐疑論の火に油を注いだ。その見方によれば、キナーゼは互いにとてもよく似ていて、どれもＡＴＰ――どの体細胞にもあるエネルギーの貯蔵庫――を手に入れようと競い合っており、ひとつの酵素だけどんなに狙おうとしても無駄だというのである。「それゆえ、必要な効力と選択性をもつプロテインキナーゼ阻害薬は開発『できない』という通説が、この分野に広がりだした」とコーエンは記している。スタウロスポリンが与えた期待は、すぐにしぼみ始めた。それは、早くに花を咲かせたほかのさまざまな薬剤と同じ道をたどった。ラボで有望な結果が出てから大騒ぎになり、その後、化合物の欠点があらわになると希望が打ち砕かれて冷笑されるというパターンだ。この否定的な空気が漂うなかで、チバガイギーの化学者は、ＰＫＣやＥＧＦＲ、ＰＤＧＦＲ、Bcr/Ablを阻害してくれる可能性がありそうな分子を作り続けた。

彼らの戦略は、キナーゼがＡＴＰからタンパク質へリン酸を運ぶ際、自身にリン酸を結合する正確な場所に的を絞るというものだった。キナーゼ阻害のおおもとには、個々のキナーゼにＡＴＰとぴったり合わさるくぼみや溝があり、そうしたくぼみの形状がキナーゼによって異なるという考えがあった。そのバリエーションのおかげで、キナーゼは薬剤の標的として現実味のある対象となっていたのだ。ツィマーマンは、この結合部位――キナーゼが、別のタンパク質のスイッチを入れるのに使うリン酸を捕獲するためにＡＴＰに結合する正確な部位――が、個々のキナーゼに固有の指紋として最も有望な場所ではないかと考えた。その結合部位はキナーゼに細胞で機能を果たさせる場所なので、ツィマーマンには、この領域がほかのキナーゼの結合部位とも、同じキナーゼにあるほかの領域とも異なることが納得できた。細胞内の分子について実際の画像が得られていたわけではないが、彼は化学を知っていて、結合部位のくぼみの化学的構造を経験的に推測することができた。また、この分子構造がわかるおかげで、ツィマーマンら化学者は、どんなタイプの化学物質ならその働きを阻害できるかを考えられたのである。歯車の形状がわかれば、それに合うレンチで時計を組み立てることができる。

薬の候補を作る最初のステップでは、そのくぼみにぴったりはまりそうな分子を設計する。その分子がキナーゼの結合部位にくっつけば、ATPはそこにくっつくことができず、キナーゼはリン酸を入手できない。リン酸が届かないと、タンパク質は機能を果たすスイッチが入らず、がんの発生に至るシグナルの連鎖反応も起きない。キナーゼが最初にリン酸を獲得できなければ、がんが発生する可能性はなくなるのである。

目指す形がわかると、チームは望みどおりの分子の作り方を考えられるようになった。ツィマーマンやトラクスラーなどの化学者は、すでにある種の細胞プロセスを阻害することが知られていた種々の化学物質を検討した。ツィマーマンが化学で得意としていたのは、ATPと結合するキナーゼの部位をブロックする元素――炭素、酸素、水素、窒素、それにフッ素など比較的少ない元素――の組み合わせと、その化合物の作り方を見つけ出すことだった。すでに抗キナーゼの傾向を示していた物質を手始めに、理想的な分子構造を机上で描きながら、ツィマーマンら化学者は、ほかの元素もその組み合わせに採り入れていった。

いくつかの分子は、とうになんらかの抗キナーゼ活性を示していた（当時使えた貧弱な分析ツールでも）。日高の成果では、イソキノリンスルホンアミドがあった。日本のあるチームは、アーブスタチンと名づけた分子がEGFRを阻害することを見出していた。ヨセフ・グラツィアーニ率いるイスラエルのチームは、ケルセチン――フラボンという天然の化合物の一種――も、一部の腫瘍細胞内でキナーゼの活性に影響を与えることを明らかにしていた。やはり天然の物質であるいくつかのイソフラボンでも、同じ効果が見つかっていた。さらに、スタウロスポリンがあった。レヴィツキがＰＫＣの阻害薬として検討していた抗生物質だ。その化合物の致命的な欠点は、作用に選択性がないことだった。それを、細胞内でひとつのキナーゼだけに結びつくように調節することはできるだろうか？

次のステップは、実際にその物質を作る仕事で、それには一五の段階を必要とすることもあった。化学者は、炭素とフッ素の相互作用を変化させようとする場合、化学のルールに従ってそうすることができる。物質Ａに物質Ｂを混ぜて物質Ｃを作る。物質Ｃに何か市販の試薬を混ぜて物質Ｄを作る。こうして彼らは、新しい化合物のレシピを作り出しているのである。「そしてうまくいけば、机上で描いていたものに似た分子が最終的にできるんだ」とツィマーマンは語る。

ツィマーマンとマイヤーはＰＫＣに的を絞らされていたが、ほかのメンバーはそれぞれ別の標的に狙いを定めていた。「みんなには、望みがないからやめておけと言われたよ」とツィマーマンは振り返る。社員食堂でランチを食べながら、同僚たちはそんな仕事に時間を費やしていることにあきれ、彼をつき回したのだ。しかしツィマーマンは、違った物の見方をしていた。彼は、自分にその仕事が与えられたのだから挑戦してみようと思ったのだ。その過程で、そんな選択的な作用が実現可能かどうかと立ち止まって考えることは、まずなかった。ただ可能だと思い込んでいたのだ。「とんでもなく難しいなんて知らなかったんだ」と彼は言った。

ツィマーマンにとって、元素や分子の特性――水素の爆発性、炭素の驚くべき多能性、水の粘性――は、単なる刺激的な知識にとどまらなかった。物事を起こさせる手段だったのだ。元素の原子核を取り巻く電子――重さのほとんどない負電荷の素粒子――の軌道には、しばしば別の元素の原子がもつ電子を収めるスペースがある。そして分子――原子が密着したまとまりで、それ自体の固有の特性をもっている――に水素原子が含まれている場合、電子を豊富にもつ別の原子がまるで糊のようにそれにくっつく。分子のなかには、水よりもむしろ油脂に溶けるものがある。油性の環境で、ふたつの物質が結合することもあるが、そのような結合はたいてい弱い。ツィマーマンから見て、こうした目に見えない世界には無限の可能性があった。いろいろなやり方で分子を組み合わせると、プラスチックや薬剤など、無数の合成物質を作ることができた。人の手で生み出される世界は、化学で成り立っていた。さらに言えば、自然界もそうだった。きっと、何かの分子をいじってキナーゼ阻害薬にする手だてはあるはずだ、とツィマーマンは考えたのである。

課題は、完璧な形を作るだけではなかった。化合物が優れた阻害薬となるためには、キナーゼにくっつく必要もあった。分子と酵素がぴったり組み合わさるのは見事な成果だが、その分子がそこにとどまるという保証はなかったのだ。

ツィマーマンの分子が薬の有望な候補となるには、キナーゼとの結合が強くなければならなかった。「結合が強いほど、あとで患者に投与することになる薬の量を少なくできる」と彼は説明する。結合が弱い化合物は、極端に多く投与しないと効かないおそれがある。キナーゼによくくっつく――つまり効能が高い――化合物は、少ない投与量で効き目を現すのだ。

化学者らは、選択性が高く（特定のキナーゼだけにくっつく）、効能も高い化合物をなんとか作り出すと、それをエリザベト・ブーフドゥンガーなど、チームのメンバーである生物学者へ送った。生物学者は、ひとつひとつ候補を試してがん細胞に対する活性があるかどうか確かめる必要があった。特定のキナーゼにおける、ATPとの結合部位にだけはまり、セメントのようにくっつく分子があっても、結局何も起こさない可能性もあるからだ。化合物はがん細胞に死をもたらさねばならず、そうでなければ価値がない。薬の候補となる化合物には、選択性も、効能も、そして活性も必要なのだった。プロジェクトの最初の数年間は、化学者と生物学者のあいだで分子がやりとりされ、三つすべての特性を実現しようと新たに試みられては、やりなおしになり、調整して再挑戦という繰り返しだった。

当たり前かもしれないが、ブーフドゥンガーによるテストで、たいていの候補は不合格となった。合格する化合物は、細胞膜を突き抜け、細胞質のなかを進んで標的のキナーゼを見つけ、そのキナーゼにくっつき、長くとどまって細胞を殺さなければならなかった。毎月毎月、ツィマーマンら化学者は、効能と選択性が高い化合物をブーフドゥンガーへ送ったが、活性がないと判明するばかりだった。そこでがん細胞を殺すように分子を調整すると、たいていは効能や選択性が失われ、また最初からやりなおす羽目になるのだ。

化学者が期待をかけた既存の物質のなかに、2-フェニルアミノピリミジンというものがあった。抗炎症作用で知られる化合物だ。ツィマーマンとマイヤーが、PKC——会社がとくに関心を寄せていた三つのキナーゼのうちのひとつ——に対してそれを試してみると、その酵素は阻害された。だがその効果は弱すぎて、2-フェニルアミノピリミジンを薬にしたタイプは、実際に用いるには投与量があまりにも多くなってしまう——通常のミリグラムでなくグラムのオーダーになる——のだった。身体は、強力な化合物をそんなに大量にさばけない。たとえさばけたとしても、ばかでかい錠剤や長時間に及ぶ点滴による投与は不可能で、一日がかりで分配してもとても無理だ。それでも、その化合物に効果があるとわかれば、チームはそれを「リード」化合物［訳注：最終的な薬を導出（リード）できるものということ］

と見なした。注目すべき化合物というわけである。

「リード」を手にしたら、化学者はそれを改良する手だてを見つけないといけなかった。3'-ピリジルという分子を元の化合物の足場に加えると、活性が高まった。六角形の分子をひとつ導入するだけで、とたんにブーフドゥンガーは、その化合物がはるかに効率よくPKCを阻害することに気づいたのだ。次に化学者は、ある種のベンゾイル（ニキビの治療薬となる過酸化ベンゾイルの構成要素）をアンモニアにさらしてできるベンズアミド基を加え、できた分子を生物学者へ送り返した。すると今度は、PDGFRやAbl など多数のチロシンキナーゼに対してさらに活性が高まった。

やがて、実験は意外な展開を見せる。化学者は改良中の分子に、炭素と水素の組み合わせであるメチル基を導入した。実のところこれはメチル基の一部にすぎず、化学者はフラッグメチルと呼ばれるそれを、元の骨格構造の中央にあいた隙間に差し込んだ。化学構造式で、この部分は、ひとつの六角形のひとつの頂点から突き出た気まぐれな線にすぎなかった。そのたったひと切れのかけらが、分子全体を一変させたのである。

ブーフドゥンガーがまたその化合物のスクリーニングをおこなうと、もはやPKCを阻害しなくなっていることがわかった。フラッグメチルがその効果を奪っていたのだ。フラッグメチルをつける前、一個のまとまった分子を構成する原子の配置――化学用語で配座という――は何種類かあった。フラッグメチル基が、化合物をひとつの不動の配置に固定したのである。ディナーパーティーの席順をホストが決めるように。そしてその不動の配置では、分子はPKCに結びつくことができなかった。

それでもまだ化合物には活性があった――それも非常に。しかし、その強い活性はAblに対してだった。この候補は、そもそもPKCに対する活性ゆえに「リード」だったのだが、いまやチームが作るのを夢見ていた、強力なチロシンキナーゼ阻害薬となっていたのである――Abl、すなわちＣＭＬをもたらすキナーゼに対してだったが。「構造のほんの小さな変化で、化合物の活性がＰＫＣの阻害からAblの阻害に変わってしまったんです」とトラクスラーは言っている。この化合物は、そこまで強くはないが、ＰＤＧＦＲも阻害した。

プロジェクトの要求は満たされた。実験室でできた分子は、特定のキナーゼに対して選択的に作用し、その特定のキナーゼの強力な阻害薬で、実際の細胞に対して活性があったのだ。しかしチームは、この新しい化合物をどう考えたらいいのかよくわからなかった。彼らは、まったく思い描いたとおりの機能をもつ化合物を設計できた。だが、対象となるキナーゼが別のものだった。さて、どうするか？「キナーゼは手に入った。阻害薬も手に入った」ブライアン・ヘミングズは、チームで結果を議論していてこう言ったのを思い出している。「あと必要なのは、病気なんだ」

だがそのタイミングが絶妙だった。一九九〇年、フィラデルフィア染色体が――そしてそれだけが――ＣＭＬの原因であるという決定的証拠が得られたのだ。ドラッカー、ライドン、マターなどは、数年前に証拠が集まったあとでこの考えを受け入れていた。しかし厳密に科学的に見れば、この変異がＣＭＬのただひとつのきっかけだとは証明されていなかったのである。

ボルティモアの研究室にいたジョージ・デイリーという男が、ついにこの残った仕事をなし遂げた。デイリーは、第一のグループのマウスの骨髄を、フィラデルフィア染色体のなかにある変異型の*bcr/abl*遺伝子で満たした。次に、第二のグループのマウスを用意し、その骨髄を放射線で破壊した。それから第二のグループのマウスに第一のグループのマウスの骨髄を注入すると、第二のグループのマウスはＣＭＬを発症したのだ。この実験で、変異した染色体――それゆえそのタンパク質産物Bcr/Abl――がＣ

MLの唯一の原因であることが確かめられた。

これが証明されたことで、チバガイギーのキナーゼプロジェクトは、Ablを最優先課題にすべきだというライドンの考えを支持するようになった。彼とドラッカーは、Bcr/Ablがキナーゼ阻害の原理を証明するうえで最良の標的と確信していたが、それまでプロジェクトは、がん全般に関係するキナーゼにおおむね主眼を据えたままだったのだ。より望ましい標的とされていた酵素は、CMLよりもはるかに普遍的な病気に関わるものだった。それが今、科学研究の成果と企業の方向性は、Bcr/Ablで一致を見て、集約されたのである。

「そのときニック［・ライドン］がやって来て、『ねえ、Bcr/Ablキナーゼがずいぶん話題になってるよ』と言ったんです」トラクスラーは振り返る。「そこで私たちは、PKCプロジェクトからBcr/Ablプロジェクトへ移行しました」ライドンは、CMLが希少疾病で、その希少さゆえに、抗Abl薬が製薬会社にとってはあまり魅力がないことを知っていた。だが彼はまた、Ablの阻害が会社にとって、キナーゼ阻害によるがん治療の原理を実証する最善の手だともわかっていた。Bcr/AblはCMLのただひとつの原因なので、このがんは、アイデアを検証するのにうってつけのものだったのである。Abl阻害薬の服用で患者のCMLの進行が止まれば、その薬がこの変化をもたらしたのだと確信できた。ほかに発がん因子が働いていないのだから。CMLは、キナーゼ阻害にとって、合理的薬物設計にとって、そしてがんを遺伝子疾患として治療するうえで、申し分のない実験場だったのだ。

いまやライドンは、キナーゼ阻害の原理を実証するのにうってつけの病気と、うってつけの分子を手にしていた。化学者は、自分たちの作った抗Abl分子に最後にひとつ、あるものを加えた。N-メチルピペラジンという分子だ。これが化合物の水溶性を高めた結果、経口投与の可能な薬ができた。彼らはそれをブーフドゥンガーへ送り、活性をテストさせた。

薬は見事に効いた。チバガイギーが、マターによるキナーゼ阻害薬開発プロジェクトの提案にゴーサインを出してから、およそ六年。ついにブーフドゥンガーは、その化合物がよく効き、選択的に作用し、実際の細胞に活性をもつことを報告できたのである。最終的な分子式は、$C_{29}H_{31}N_7O \cdot CH_4SO_3$となった。別の表現をすれば、メタンスルホン酸4-[(4-メチルピペラジニル)メチル]-N-[4-メチル-3-[[4-(3-ピリジニル)-2-ピリミジニル]アミノ]-フェニル]ベンズアミドだ。白あるいはオフホワイトから淡褐色の粉末で、分子量は五八九・七——四三年の科学史の重みも背負っていた。この化合物はCGP-57148Bと名づけられた。「私には」ブーフドゥンガーは語る。「ここまででもう相当な奇跡でした」

19 ふたつの関係が終わる

一九八〇年代の終わり、チバガイギーの腫瘍研究部門の化学チームがたくさんのレゴのピースのように分子を組み立てていたころ、ブライアン・ドラッカーはまだポリオーマウイルスのプロジェクトにこつこつ取り組んでいた。その研究は、分子生物学と腫瘍遺伝子を興味深いやり方で学ぶものから、いつしか終わりの見えない退屈なプロジェクトになっていた。彼は自分の研究からひとにぎりの論文を発表していたが、興味を引くものはあまりなかった。「五年間ラボにいて」ドラッカーは言っている。「たいして得たものはありませんでした」一九九〇年に、結婚してボストン郊外に家をもつころには、彼はこの先どうしたらいいだろうかと考え始めていた。

ドラッカーはナショバ地域病院で週に一度の外来の診療も続けていて、いずれは患者を救う仕事をしたいと思っていた。それが、はっきり口にしてこそいなかったが、基礎科学に没頭してきた彼の目標だった。一九九〇年になるころには、彼は自分の才能と興味を見定めたうえで、キナーゼの生物学的知識が増え、それがついに自分のなかでがん治療の専門知識とがっちり組み合わさっていることに気づいていた。「キナーゼが原因の人間の病気に取り組んだらどうだろう?」とドラッカーは自問した。

そのころ、ジョージ・デイリーが、CMLの原因にかんする決定的証拠を突き止めたばかりだった。ドラッカーは、キナーゼ阻害薬への共通の興味がもとでライドンと友達になっており、自分がそうした化合物で研究をしたいのではないかとうすうす気づいていたので、チバガイギーのチームの進捗を常時チェックしていた。そして、ライドンが新たな分子のスクリーニングの対象としていたキナーゼのなかに、Ablが入っていたことも知っていた。いよいよドラッカーが大胆な行動に出る番だった。研究をして、患者も相手にして、ニック・ロンドンと会話を重ねた末に、彼はもう傍観するだけではいられなくなっていた。この新しいタイプのがん治療を世に送り出すのに、ひと役買いたくなっていたのだ。CMLを治すチロシンキナーゼ阻害薬を作りたいと考えていた。

ドラッカーはトム・ロバーツの研究室で働いていたが、ひとつ下の階の研究室にいたジム・グリフィンのもとを訪ねた。グリフィンは骨髄が専門の生物学者で、骨髄とそこに生じるがんのことなら何でも知っていた。ふたりはすでに、骨髄の生物学的プロセスに関与するキナーゼを明らかにすべく、共同研究をしたことがあった。ドラッカーがグリフィンに、CMLと、Bcr/Ablキナーゼから始まるシグナル伝達経路との関連を一緒に調べないかと尋ねると、グリフィンはその誘いに乗った。

一九九〇年まで、ドラッカーはもっと受け身の形でチャンスをとらえていた。ドアが開いていれば入るが、半開きのものをこじ開けようとはしなかったのだ。そんな彼でも、ＣＭＬだけに的を絞ることにした決断は別だった。「人生で本当に初めて、積極的に決断したんですよ」とドラッカーは語る。彼はＣＭＬ患者から細胞のサンプルを集めた。それからそうした細胞からリン酸化したタンパク質を探し、ＣＭＬで活性化されたシグナル伝達経路を明らかにしていったのである。「これこそ私のやりたいことなんだ」彼は気づいた。「どこへつながるかはあとでわかるだろう」実験薬に取り組んだ経験がなかったドラッカーには、どこから手をつけるかについて、漠然とした考えしかなかった。彼は、チバガイギーのチームが、Bcr/Ablキナーゼを阻害する化合物を作ろうとしていることを知っていた。もしかしたら、彼が実際のＣＭＬ患者の細胞でそれをテストできるかもしれなかった。

ドラッカーが胸の内で宣言を下して数か月後、彼のプランはあえなくつぶれた。ダナ・ファーバーが、サンドという別の巨大製薬企業と契約を結んだのだ。サンドの本社は、ライン川をはさんでチバガイギーの反対側にあった。両社は、ありとあらゆる病気の薬剤開発でライバルだった。契約によってサンドは、ダナ・ファーバーのいくつかの研究室で進められている研究を独占的に利用できるようになった。ドラッカーが働いていたトム・ロバーツの研究室もその対象となっていた。

そうした契約は、学術機関と企業のあいだで次第によく見られるようになっていた。大学で補助金を受けた研究は、がんや心臓病、生殖、神経障害、精神障害、睡眠、アレルギーなどの複雑な仕組みを解明しようとしていた。だが、学術機関の研究者がどこまで仕事を引き受けられるかについては、どうしても限界があった。大学には、たとえば新しい知見を薬剤開発プロジェクトまでもっていく資源がなかったからだ。製薬企業は、まさにその目的にかなう存在だが、えてして新薬につながる独創的研究という素材に事欠いていた。そこで、企業は最新の有望な発見を手に入れ、大学は資金稼ぎの新たな手段を手に入れるような契約が現れたのだ。しかし、この契約が結ばれたら、関係する研究室はライバル企業との相談を禁じられる羽目になる。そうした契約はどんどん出てきていたが、サンド社からダナ・ファーバーへのオファーは当時として巨額だった。一〇年間、毎年一〇〇〇万ドルである。一夜にして、ドラッカーは、ライドンやマターやブーフドゥンガーとの連絡を絶たれた。「私たちはもうその関係を続けられなくなったのです」とドラッカーは言っている。

ドラッカーとグリフィンは、サンド社への補助金を申請することにし、Bcr/Ablキナーゼ阻害薬の試験方法の概要を記した。ふたりは、実験室で有効性が証明された抗キナーゼ薬を使って人への効能を調べる方法を、段階的に示した。ところがサンドはキナーゼ阻害薬に関心を示さなかった。同社はドラッカーとグリフィンにいくらかの資金を与え、万が一関心をもった場合に備えてそれを研究するツールを開発させた。サンドは、そうした薬が効き目を現して利益を出す可能性について、控えめに言っても気乗り薄だったのだ。ドラッカーとグリフィンは、サンドが与えてくれる金をなんでも受け取り、試験に使えるキナーゼ阻害薬が手に入った場合にそれを検討する方法を具体的に探った。ドラッカーにとって一九九〇年代の初めは、変異型Bcr/Ablチロシンキナーゼから流れ下るシグナル伝達経路のさらなる分析に捧げた日々だった。それでもダナ・ファーバーがサンドと結んだ契約のため、チバガイギーで作られた阻害薬を入手することはできなかった。

ドラッカーが次に踏み出すべきステップを教えてくれたのは、彼自身の私生活だった。一九九二年、彼は妻と離婚した。二年の結婚生活で、自分にとって仕事が夫婦関係より大事だという現実を直視せざるをえなくなっていたのだ。「私は立派な夫ではありませんでした」ドラッカーは語る。「結婚したのはそうすべきものだと思ったからで、それに［彼女は］若くて美しい女性でした。でも、いざ結婚生活を始めると仕事漬けで、私はあまり家にいなくなったのです」

ドラッカーは、別れた妻と違う道を歩み出すと、アウトドアが好きな自分を再発見していった。サンディエゴにいた日々から忘れていた自分だ。ボストンの数キロ近郊にあるニュートンという市に住み続け、同じ医師だがスポーツマンのルームメートにならい、毎日ダナ・ファーバーまで自転車で通いだした。そうした運動はすぐに、ある種のストレス解消となった。大変で失敗の多い実験を何週間も続けて心にたまるものを振り捨てる手だてとして。まもなくサイクリングは、イライラを感じ、患者の死をたびたび悼みながら研究室で生きるうえで、欠かせないものとなった。

彼は週に一度の外来の仕事を続け、全部でそれは七年に及んだ。そのなかであらゆるタイプのがん患者の治療に携わったが、どの治療計画もまだ化学療法が中心で、本質的に現代のがん治療の発祥地と言えるダナ・ファーバーにそびえる専門家に頼っては、前立腺がんや肺がんやリンパ腫の情報を手に入れていた。そのころはしばらく、がん治療が停滞していた。一部の女性に存在する遺伝子変異を標的とする、乳がん治療薬ハーセプチンは、まだ臨床試験もおこなわれていなかった。エストロゲンを阻害し、今では最初に登場した標的療法の薬と考えられているタモキシフェンが、乳がん治療に広く使われていた。エストロゲンは、女性の性徴に関わるホルモンだが、昔から、ある種の乳がんとも関連づけられていたのだ。その乳がんの患者でこのホルモンの過剰産生が妨げられた結果、効果的な治療となることがわかっていた。しかしタモキシフェンは、体内の特定の物質に狙いを定めはするが、根本的にがんに立ち向かうわけではなかった。エストロゲンはホルモンであって、遺伝子変異ではないのだ。エストロゲンの産生を阻害する薬は、がんが利用するこの物質を取り除くことで、乳がんの成長を止めたり減じたりすることができた。だが、根本的な原因――なんであれ、最初に過剰産生の引き金を引くもの――は手つかずのままだった。それはまるで、モーターでなくアクセルペダルを取り除いて車を止めるようなものだった（この薬は、多くの患者に著しい効果があったが、子宮体がんなどの子宮がんのリスクを高めるなど、いくつか重い副作用ももっていた）。医師や患者、製薬会社、それに広く一般の人から見て、がんはまだ遺伝子疾患となってはいなかった。医療はまだ、個人のＤＮＡを調べ、それに応じて治療をテーラーメイドする程度まで、パーソナルなものとなっていなかったのである。その原理はまだ明らかにされていなかった。

20　ボストンを出る

一九九三年、ダナ・ファーバーに来て六年が経つころには、ドラッカーはそわそわして不安を感じ始めていた。Bcr/AblとＣＭＬのつながりは、もうしっかり確立して広く知られており、また世界じゅうで新たなキナーゼが見つかり続けていた。がんを分子生物学的に研究することによって、こうした酵素の変異型との関連がどんどん明らかになっていたのだ。新たな腫瘍遺伝子がしじゅう論文に登場していた。ある日ドラッカーが薬でキナーゼを狙う方法を思いついても、次の日には科学論文に同じ考えが載っていることもあった。彼は自分の環境に限界を感じだしていた。「いいアイデアが浮かんだら、それを実行できて、公表する人間にならないといけない」ドラッカーは思った。「でも、自分ひとりじゃそれができないな」グリフィンは共同研究者として優秀だったが、CMLの薬を作ろうという考えをドラッカーほどは強くもっていなかった。

今こそ、研究の舵をとり、CMLに対するキナーゼ阻害薬の開発だけに集中できるように、自分の研究室を立ち上げるべきときだった。そして、そのための手だてはひとつ。ダナ・ファーバーに、助教授のポストと、いくらかの資金と、いくらかのスペースを求めなければならなかった。「でもなかなかうまくいきませんでした」とドラッカーは語る。

彼は、ダナ・ファーバーのデイヴィッド・リヴィングストンという医務部長に申請をおこなった。リヴィングストンもドラッカーのように、医師であり科学者でもある男だった。彼はダナ・ファーバーのトップリーダーではなかったが、どの教授職になるにも、彼を通さないといけなかった。「彼は、私のことも、私の仕事のことも信じなかったのです」ドラッカーは言っている。「私に自分の研究室を運営するのに必要な力があるとは思わなかったのでしょう」

リヴィングストンはドラッカーに別の選択肢を提示した。ダナ・ファーバーは新たに分子診断学の研究室を立ち上げようとしており、その研究室をドラッカーに任せてもいいと彼は言ったのだ。科学者や医師が、腫瘍の遺伝子配列に突発する種々の変異について知るようになると、患者の変異の状態をつかむという考えが重要となった。どの異常ががんの進行と関係しているのかはだれにもわかっていなかったが、がん患者のカルテにそうした異常の存在を記すというのが、必然的に次の一歩だと思われた。さらに、がんに関わる遺伝形質（リ・フラウメニ症候群の場合のように、がんに罹りやすくなる遺伝的条件）が次第に明らかになっていたので、家族でそうした遺伝的条件の有無を検査するという考えも広まりつつあった。この研究室は、ダナ・ファーバーでいち早くその方向へ進出したもののひとつとなった。リヴィングストンは、この新たな業務にとられるドラッカーの時間は半分程度だろうと考えた。残りの半分で自分の選んだ研究をやればいい、と。

ドラッカーは心を引かれた。半分の時間が自分のものになるのなら、いいかもしれないと思った。それならキナーゼの研究で結果を出せる可能性があった。そこで彼は、分子診断学の研究室に必要と思われるもの――この新しい分野を研究できるようにするテクノロジーなどの資源――のリストを作って提出した。「でも返事がありませんでした」とドラッカーは言う。どうやらリヴィングストンは、会社が提供しようとしていた以上のものをドラッカーが求めたので、機嫌を損ねたようだった。そんなハチの巣をつついたことで、ドラッカーは、その研究が実りのないものだったのだと気づかされた。「彼らが金をつぎ込みたくないことを、私はやろうとしていたのです」彼は語る。「うまくいきようがないものに時間とエネルギーを注ぐなんておかしいじゃないですか」だが、トップに近い人物を怒らせたドラッカーは、ダナ・ファーバーで仕事をもらえなくなるという事実に直面する羽目となった。彼は選択を迫られた。トム・ロバーツと元の研究室に残るか、世界でも指折りの権威あるがん研究所を出て独立するか、だ。後者を選ばなければならない、と彼にはわかっていた。

ダナ・ファーバーと分子診断学の研究室について交渉しながら、ドラッカーはボストンのベス・イスラエル病院に求職もしていた。ベス・イスラエル病院では、シグナル伝達――細胞内でタンパク質間を伝わるシグナルの連鎖――の研究に特化したユニットを立ち上げようとしていた。それはまさに、ドラッカーがそのときまで六年を捧げていた仕事だった。彼は、ダナ・ファーバーから分子診断学研究室についての返事を待っていたちょうどそのときに、ポストをオファーされた。書面で何かもらえないのかと訊くドラッカーに、ポストの提供を申し出た医科長は、そんなものは必要ない、君さえ望めばポストは君のものだ、と言った。ドラッカーはダナ・ファーバーからの返事を待った。まだそこに残れることを期待して。そしてついにベス・イスラエル病院のオファーを受け入れる旨の電話をしたところ、ポストはもう埋まったと言われた。病院はすでに別の人間を雇っていたのである。

「だからこのときは踏んだり蹴ったりだったのですよ」ドラッカーは言っている。「自分はただもう消えてしまうのか、それとも思い切って本当にやりたいことを決めて、それを生かしていくべきなのか、と思いました」まもなく一九九三年は、ドラッカーにとってどん底の年となった。結婚生活は終わりを告げ、家を構えた街に、科学者としての彼の居場所はないように思えた。ドラッカーから見て、可能性はひとつしかなかった。「ポストを見つけないと」彼は心を決めた。「ボストンを出ないと」

腫瘍の開業医になるのもひとつの選択肢だったが、それはドラッカーの望むものではなかった。人々に化学療法を施したいわけではなかったのだ。彼の夢は、患者により良い治療を提供するというビジョンの実現だった。亡くなった患者の家族への手紙に書いた約束を守りたかったのである。「私は研究室へ行きますが、すでに提供できているものより良いのができるまで、そこから出てくるつもりはありません」とかつてドラッカーは彼らに伝えていた。

いまや、そのビジョンがかなり具体的な形をとっていた。Bcr/Ablを標的とするCML治療薬を作るということだ。「それが私の目標でした。自分の望みはそれだとわかっていました。現状を変えるには、患者たちにした約束を果たすには、それをなし遂げる必要があったのです」と彼は言っている。にわかに、どれだけ権威ある組織であるかというのはどうでもよくなった。重要なのは、自分がこのただひとつの的に向かって邁進することだったのである。「それですっかり迷いがなくなりました」

同僚はドラッカーに、なぜそんなに厳しい道を進むのかと尋ねた。そして、しじゅう資金調達のために戦い、まだ不可能に思える薬を作ろうと果てしない努力を重ねるなんて、きっといろいろがんばりすぎてボロボロになってしまうよ、と言った。しかしドラッカーは、簡単そうに見える道こそ、すぐに自分をボロボロにしてしまうだろうとわかっていた。できることはもうないと患者に告げる会話を延々と繰り返すのは、自分を消耗させるとわかっていたのだ。ナショバ地域病院にいたころ、彼はそんな会話を週に一度ぐらいして、回復の望みのない患者に、今ある薬ではもう効き目がないので、最期の日々をできるだけ安楽に過ごせるように努めますと告げていた。「私が診療していた当時、日に一度は「ありました」」彼は語る。「サイクリングでも気持ちは吹っ切れませんでした」

そこでドラッカーはリストを作った。規模が小さくても成長している腫瘍プロジェクトのある学術機関を、すべて書き出した。完全にできあがったものではなく、生まれたてのプロジェクトのほうが、その発展に自分が関与でき、キナーゼ阻害にかんする突拍子もない夢を追い求める自由があると考えたのである。彼はまた、暮らしたい場所のリストも作った。そこから出ようとしていたからには、ドラッカーもボストンは居心地が悪いということを認めざるをえなかった。「いつも自分がよそ者みたいな気がしていました」と彼は言う。だが、学界にすっかりしみついていた権威への執着を捨てると、ほかのことをじっくり考える余裕が生まれた。ドラッカーはアウトドアの活動を考え始めた。サンディエゴで医学の道へ進みだしたころの暮らしを懐かしみ、仕事のストレスを解消するのに運動がいかに大切なものとなっていたかに気づいたのである。ならば、一年じゅうジョギングやサイクリングができる場所に住む必要があった。

彼はニューヨークの病院を検討した。名高いコールド・スプリング・ハーバー研究所や、アイオワ大学だ。どれも興味深かったが、しっくりこなかった。次に、ポートランドのオレゴン健康科学大学（OHSU）を訪れ、グローヴァー・バグビーという男に会った。「がんプロジェクトを進めようとしていた人に会いました。彼は、標的療法が将来の医療になると信じていて、私は信頼できる男だと思いました」とドラッカーは言っている。最初の面接は、一月の晴れた日におこなわれた。「相手はふたりだったと思います」とドラッカーはそっけなく言うが、山々とあふれんばかりの緑は、彼にとって、面接を受けていた勤め口と同じぐらい魅力的だった。「この土地に恋してしまいました」と彼は打ち明ける。すっかり惚れ込んでしまったので、OHSUが大学でどのぐらいのランクなのかを調べようとも思わなかった。「調べたら考えなおしてしまったんじゃないかと思います」と彼は語る。なにしろ、そこでのドラッカーの経験は、世界でも指折りの学術研究機関から移ってこようとしていたのだ。しかし、そこでのドラッカーの経験は、そんなステータスも個人の成功を保証するわけではないことを示していた。訪問直後にバグビーからポストをオファーされると、ドラッカーはすぐさま喜んでそれを受けた。

ダナ・ファーバーを去る直前、ポートランドへ行くことが明らかになると、ドラッカーはニック・ライドンに電話した。退職することがはっきりしていたので、ドラッカーはもうサンド社との契約で縛られたなかでの活動に耐えられなくなっていたのだ。彼はライドンと、キナーゼ阻害薬の話がしたかった。そこでライドンに自分のプランを伝え、Bcr/Ablキナーゼの阻害薬が何か見つかったかと訊いた。「実を言うと、見つけたんだ」とライドンは答えた。

ライドンはドラッカーに、チバガイギーの化学者が現在キナーゼ阻害薬の候補をいくつか手にしており、そのなかにAblに対して強い活性をもつものもある、とうれしそうに告げた。Bcr/AblはCML細胞のなかにしか存在しなかったため、実験で使った分子は、フィラデルフィア染色体によって得られる変異型の融合タンパク質に対してでなく、Abl――正常な細胞のなかで自然に生じている酵素――に対してのみスクリーニングされていた。ライドンたちは、ドラッカーのような者が実際のＣＭＬ細胞で薬をテストして、Bcr/Ablを阻害するかどうかがわかるのを待っていた。その仕事はほかのだれかでもできたかもしれないが、ライドンはドラッカーにやってほしいと思っていた。

「テストしてみたいかい?」ライドンが尋ねた。

「勤め先が変わるまではテストできない」ドラッカーは答える。

「オーケー」ライドンが言う。「オレゴンに着いたら連絡してくれ」

一九九三年の七月には、ドラッカーは新しい職場へ移り、自分の研究室を立ち上げようとしていた。市の南西部に位置するレア・ヒルに部屋を借り、通勤では、毎朝曲がりくねった道を歩く。道の脇に並ぶ高い木々はコケに覆われ、鮮やかな緑の組みひものような枝となり、眺めをさえぎるのは、丘を登る自転車やジョギングの人の姿だけだ。キツツキが太平洋岸北西部のひんやりとした空気にコツコツ音を響かせるなか、ドラッカーはマーカム・ヒルの頂(いただき)を目指してすたすた歩いた。登りきった場所にはＯＨＳＵの建物の一群があり、フッド山やセント・ヘレンズ山が望める。よく晴れた日には、雪に覆われた山腹が、ピンクと黄色の色合いを変化させながらきらめいていた。

八月を迎えるころには、ポートランドへ来てわずか数週間で、ドラッカーはチバガイギーからいくつか化合物を手に入れ、数年間夢見ていた実験を始めていた。

21　細胞を殺す

一九九三年、チバガイギーのキナーゼプロジェクトにおけるリード化合物――市場に出すのに最も有望と見なされていた化合物――は、Ablキナーゼを標的としたものではなかった。それに近いが、PDGFRキナーゼに対して活性を示す点で大きな違いがある化合物だったのだ。ライドンは、CMLに関わる抗Ablキナーゼこそが、キナーゼ阻害の原理を証明するのに会社として最善のものだと思っていたが、CMLの希少性ゆえにお偉方の受けが悪かった。マターやライドンを始めとする開発チームは、比較的ありふれたがんに関わるキナーゼを阻害する分子を作り続けるよう指示された。その結果、PDGFR化合物――コードネームCGP-53716――が最優先となる。CGP-57148Bというコードネームを与えられた、Ablを強力に阻害する分子は二番目だった。ライドンはドラッカーに、このふたつの化合物と、ほかにふたつの候補と、抗キナーゼ活性のないダミー分子を送った。ドラッカーが受け取ったとき、それらには会社のコードネームがついているだけで、どれがどのキナーゼを阻害するかはわからなかった。CGP-53716、CGP-57148B、そのほか活性のある分子のことを、何も聞かされなかったのである。どれが対照サンプル――チバガイギーのチームには、何の効果も及ぼさないとわかっていた分子――かも教わらなかった。ヒトの薬の研究でよく使われる砂糖の偽薬（プラセボ）のように、対照サンプルは、実験に使った分子でなんらかの変化が見られた場合に、効果がないとわかっている化合物ではそれが見られないことを確かめるためのものだった。それぞれの化合物の素姓を知らなかったので、ドラッカーは盲検試験をおこない、結果の妥当性を保証することができた。どの化合物がどの標的に対して活性をもつのかを知っていると、実験結果を歪めるバイアスがかかるおそれがあったのだ。

新居で荷ほどきをして新しい研究室に身を落ち着ける間もなく、ドラッカーはチバガイギーから届いた化合物のテストを始めていた。それから一年半ほど、彼はふたりいたポスドクのひとりとともに、ほぼチバガイギーの化合物のテストだけをおこなった。もうひとりのポスドクはBcr/Ablのシグナル伝達を研究していた。そちらのほうが、チバガイギーとの共同研究より補助金を受けやすい研究だった。ドラッカーは大学院レベルの授業を二、三受け持っていたが、第一の目標は、彼がポートランドへ来た目的にこそあった。成功すればがん治療に革命をもたらすことが明らかな、CML の新薬開発の支援である。

ドラッカーは、患者に由来するCML細胞で実験をおこない、Bcr/Ablを発現するように遺伝子操作したマウスから取り出した白血球に対してもテストした。変異型キナーゼのない、ほかのタイプの白血病に由来するヒト細胞も手に入れた。さらに、骨髄移植を受けたCML患者と、CML以外の理由で移植を受けた人の骨髄サンプルも、提供を受けた。また、それぞれの化合物に複数の効果がある場合に、それらをひとつひとつ区別できる手順も明らかにした。研究の多くは、彼とジム・グリフィンが一九九〇年にサンド社への補助金申請において提示したやり方に従っていた。ドラッカーは、実験で扱った化合物のひとつひとつについて、対象となる細胞を殺すかどうかテストする必要があった。そしてもし殺せば、細胞が死んだ原因はその化合物にほかならないと確言できたのである。

トム・ロバーツの研究室で学んだとおり、ドラッカーは試験管を並べたトレイを用意した。そのうち四本の試験管では、ごく少量のCGP－57148B（ドラッカーは知らなかったが、Ablを標的とする化合物だった）を、CML患者に由来する細胞と混ぜた。別の一群の試験管では、同じ細胞に実験対象の化合物をもっと多く混ぜたものを培養した。さらに別の一群には、細胞だけを入れ、化合物を加えなかった。そしてこれらと同じことをマウス細胞でおこなったトレイも用意した。四日間にわたり毎日、ドラッカーはそれぞれの試験管からサンプルを取り出し、細胞の数をかぞえた。CGP－57148Bに効き目があれば、がん細胞の数は毎日顕著に減るはずだった。がんの原因となるキナーゼを阻害すれば、がん細胞は死ぬはずだったのである。

どの培養でも、最初の細胞数は五〇〇〇～二万個だった。実験をした四日の最後に、多くの試験管は、まだ生きている細胞でいっぱいだった。ヒトのCML細胞だけを入れた試験管では、細胞数はおよそ八〇万個になっていた。マウス細胞も試験管で増え続けたし、どちらの細胞に化合物を少量加えても、活性を抑えられたようには見えなかった。

ところが、ヒトのCMLに由来する細胞をCGP－57148Bとともに培養した試験管では、驚くべきことが起きていた。悪性の細胞がすべて死んでいたのだ。

別の一群の試験管で、ドラッカーは、*bcr/abl*融合遺伝子の代わりに*src*遺伝子を入れたヒト由来細胞も培養した。この変化により彼は、細胞を殺す化合物の活性がBcr/Ablの有無と関係しているのかをテストすることができた。するとこちらの試験管では、細胞が増え続けた。CGP－57148Bには選択性があったのである。マウス細胞でも、結果は同じだった。

それからドラッカーは、確実に盲検試験をおこなうため、自分の実験結果を教えずに、別の研究者に候補となる化合物をテストさせた。ドラッカーはもともと、チバガイギーから提供された各化合物の標的が何なのかわかっていなかったが、自分がうっかり結果にバイアスをかけてはいないことを確かめたかったのだ。彼は化合物を溶かし、それぞれにA、B、C、Dとラベルを貼った四つの小ビンをポスドクに渡し、テストをさせた。ドラッカーは、自分の研究結果が公表されれば、すぐにほかの研究室が再現実験に乗り出すはずだとわかっていた。そしてまた、実際にはそうでないのに細胞を死んだものと見なすなどして、いかにエラーの入り込む余地があるかもわかっていた。盲検にすれば、ポスドクがボスに気に入られるようにデータを操作することも防げたのだ。そうしてCGP-57148Bを加えた小ビンで間違いなくCML細胞が死滅したという結果が明らかになると、ドラッカーは、この化合物を手に入れた者がだれでも結果を再現できることを確信した。

「君も同席するかい？ ブライアンが最初の結果を出したんだよ」バーゼルのチバガイギーで、ライドンはツィマーマンにそう尋ねた。それは一九九四年の初めで、ドラッカーが実験を始めて三か月ほど経ち、ライドンが最初の研究結果を聞きに彼との電話会議へ向かっているところだった。ドラッカーの実験の一部は数週間前におこなわれていたが、いまやポスドクによる検証も終わり、ようやくすべての結果を報告する準備が整ったのである。

ツィマーマンが会議室へついていくと、そこではライドンのほかに、マターやブーフドゥンガーなど数名がポートランドからの報告を待っていた。

「発送ありがとうございました」ドラッカーが口を開く。「サンプルが到着してから、私の評価法でテストをしました。どうやら効き目がありそうです」

ツィマーマンは、その瞬間を今も鮮やかに記憶している。「信じられなかった」

エリザベト・ブーフドゥンガーもその報告に驚いた。「その化合物がBcr/Ablキナーゼをもつ細胞だけ殺し、正常な血液細胞には危害を加えないことを明確に示すデータが得られたのは、本当にすてきなことでした」彼女は語る。「選択性をはっきり証明していたのです」

ドラッカーにはもうひとつ、スイスのチームに与えるべき情報があった。その化合物は、スクリーニングテストに持ち込んだ別のキナーゼ――Ｋｉｔ――も阻害したのだ。このキナーゼも、Ablとまったく同じようにチロシンをリン酸化した。ドラッカーは、化合物をふるいにかけるキナーゼの一群にＫｉｔも加え、ＣＧＰ-５７１４８Ｂはこのキナーゼに対しても活性を示したのである。

共同チーム――ドラッカーと彼のもとのポスドク、それにチバガイギーの化学者と生物学者――は、その結果を論文に記し、即座にある雑誌に投稿した。キナーゼの領域で権利を主張するには論文発表が必須だということを、彼らは皆わかっていた。人目を引く論文にすることが重要だった。そうすれば、その分野の第一人者に位置づけられ、他人の研究の後追いだとたたかれることもなく、選択性のあるキナーゼ阻害薬ができる現実的な見込みが増したと騒がれるはずだった。ドラッカーにとって、この報告は、キナーゼにかんする長年の勘が正しいことを示し、彼の研究の原動力となったがん治療の改善というビジョンが現実のものになろうとしていることを示す、最初の具体的なあかしとなった。

結果のすばらしさを考えて、チームは著名雑誌に確実に論文が載ると思った。そこで『サイエンス』に原稿を送ったが、掲載を拒絶された。それでもめげずに別の一流雑誌『ネイチャー』にも送ったが、またしても拒絶された。

ドラッカーは、発奮すると同時に苛立ちもしたが、それは雑誌に論文掲載を拒絶されたためばかりではなかった。この最初の前臨床試験による結果は十分確かなもので、その化合物を次の開発段階へ進められることを保証していた。「私たちはわくわくして、臨床試験へ一直線に進もうとしていました」とドラッカーは語っている。しかし、やることなすこと時間がかかりすぎていた。彼はチバガイギーに、自分のデータをもとにただちに研究を先へ進めてほしかった。新たな治療の選択肢を求める患者がいることを知っていたし、この化合物が彼らの命を救う見込みがあることも知っていたからだ。

ドラッカーはまた、世界じゅうの研究者がキナーゼ阻害薬への関心を高めつつあることも知っていて、そのなかでトップになるチャンスを逃したくなかった。「人に負けたくなかったというのもありました」とドラッカーは認めている。気にするだけの理由があったのだ。一九九五年、ドラッカーらの作成した論文が査読を受けていたところ、スタウロスポリン（選択性がなく、必要以上に多くのキナーゼを阻害してしまう抗生物質）の抗キナーゼ活性を発見したアレクサンダー・レヴィツキが、その天然物質をもとにしたキナーゼ阻害分子にかんする報告を公表した。ドラッカーとともに働いていた研究者たちは、出し抜かれるのではないかと不安になった。「患者がいて、競争があって」ドラッカーは言う。「先を急ぎたかったのです」

彼は、チバガイギーが、結果を目にしても先へ進もうとしないことに戸惑った。チバガイギーも、次のステップは動物実験をして臨床試験に備えることだとわかっていた。FDA（食品医薬品局）にヒトでの研究の承認を求めるには、動物について十分な量の毒性データが必要だったのである。それは、いわゆる研究新薬にとって当たり前の手順で、チバガイギーもよく知っているはずだった。

「チバガイギーは何か変でした」とドラッカーは語る。彼は、ライドンも同じ苛立ちを感じているとわかっていたので、なんとか我慢していた。少しは進歩していることに気づいていたが、無駄にする時間がないこともわかっていた。「今すぐできないのか？　来月臨床試験を始められないのか？　ただもうそんなふうに思っていました」とドラッカーは回想する。

チバガイギーは、薬の候補として有望なしるしがあることもわかっていた。CGP-57148Bは、そのしるしを――ほとんど――全部もっていたのだ。ただひとつ、受け入れがたい問題があった。市場の狭さである。CMLの患者は少なすぎて、会社にとっては新薬開発の価値がなかったのだ。新薬について、動物実験から臨床試験を経て、FDAによる承認（これ自体が金のかかるプロセス）ののちに流通・販売までもっていくための投資をするには、製薬会社は一般に何億ドルもの収益の保証を必要とする。希少疾病であるCMLのための薬では、決してそこまで売れない。この事実はどうしようもない。薬が効く可能性は興味深かったが、それだけでは金銭的な不安を払拭できなかったのだ。

それに、チバガイギーのような会社の使命は、進歩した医療をそれが必要な人々に提供することだった。がんに資源を投じるとしたら、発生率がとくに高い一般的なタイプに的を絞り、できるだけ多くの人がその研究の恩恵にあずかれるようにするのが、理にかなっていないだろうか？

「チバガイギーのマーケティング部門には反対が多く、CMLは治験［の］対象として規模が小さすぎたんです」とライドンは言っている。彼のチームは、最初の臨床試験の対象としてPDGFRを選ぶようにと言われていた。「［CGP-57148B］はいつも冷遇されていました」ドラッカーは語る。「会社が早く臨床の場へもっていこうとしているものではなかったのです」

だが幸運にも、ドラッカーの前臨床試験から得られたもうひとつの知見が、臨床試験の要求を後押しすることとなった。以前、まだキナーゼを標的とすることが仮定や空想の対象にすぎなかったとき、ドラッカーは、そうした薬がいずれは骨髄の治療で投与されることになるかもしれないと考えた。CML患者の骨髄を取り出し、薬を加えて培養するという考えだ。骨髄のがん細胞は死に、正常な細胞が増える可能性があった。こうしてきれいになった骨髄を、再び患者へ戻すのだ。

そのため、チバガイギーはドラッカーの研究室に資金援助し、第二のアプローチを試させた。白血病をやっつける一手として、骨髄に化合物を直接加えるというものである。この方策のおかげで彼は、マウスとヒトの細胞株とともに、テストしたい骨髄サンプルを手に入れることができた。ドラッカーは両方のサンプル――ＣＭＬでない、つまりBcr/Ablキナーゼがないサンプルと、フィラデルフィア染色体をもつことで知られるＣＭＬ患者のサンプル――について、ライドンから送られた化合物でテストした。

こうしたテストにおいて、細胞は細胞遺伝学の研究室へ持ち込んで分析された。ＦＩＳＨ――蛍光 *in situ* ハイブリダイゼーション（fluorescence *in situ* hybridization）の略――という顕微鏡検査技術が、新たに使えるようになったばかりのころだった。ＤＮＡの特定の領域を、蛍光顕微鏡で見ると複数の色で光るように処理することで、ＦＩＳＨは遺伝学者に、特定の遺伝子配列――あるいは遺伝子配列の組み換え――をもつ細胞の数をきわめて正確にかぞえられるようにしてくれたのだ。ＦＩＳＨでは、*bcr* は緑色に光り、*abl* は赤く光る。正常な細胞では、赤と緑の点は遠く離れており、それぞれの点が別々の染色体にあることを示している。ところがＣＭＬ細胞では、フィラデルフィア染色体という異常の特徴である9番染色体と22番染色体の転座により、組み換わった染色体の上に赤と緑の点が並ぶ。隣り合わせなら、赤と緑の点はたいてい黄色に見える。蛍光の特性だ。顕微鏡をのぞく研究者は、サンプルに黄色の点を見つけることで、フィラデルフィア染色体について陽性である細胞の数を正確にかぞえることができた。この技術の発明は、ＣＧＰ－５７１４８Ｂの研究にとっておそろしくタイミングが良かった。これによりドラッカーは、ＣＧＰ－５７１４８Ｂがどの程度がん細胞に効果を示すかを厳密に知ることができたからだ。化合物にいくらかでも効果があれば、赤と緑の点がくっついた細胞の数は減ることになる。

あまり多くの情報は明かさずに、ドラッカーは階下の細胞遺伝学の研究室へ、丸い発泡スチロールの保冷容器に小ビンをいくつか入れて持ち込んだ。小ビンについたプラスチックの引き上げ式の蓋の下には、密集した骨髄の塊に秘密の溶液を混ぜたものが隠れている。研究室ではヘレン・ロース――ジョー・ヒン・チオ（ヒト染色体の数を初めて正確にかぞえたインドネシア人の科学者）と短期間だが一緒に研究したことのある常勤の染色体の専門家――が、細胞に蛍光DNAプローブを当てて顕微鏡で観察した。背中にポニーテールの白髪を垂らしたロースが暗室に座り、巨大な蛍光顕微鏡の焦点を調節するなか、BGMで彼女の好きなフォークミュージックが静かにかかっていた。

非CMLのサンプルでは、化合物は何の変化も及ぼさなかった。ところがCML患者に由来するサンプルを見たとき、ロースは面食らった。そこでドラッカーを呼んで、戸惑いを口にした。「フィラデルフィア染色体陽性の細胞の数が言えないのよ。みんな死んでるんですもの」ドラッカーは大喜びした。「クロロックスには彼がなぜ喜ぶのかわからなかった。「どういうことなの?」彼女は内心思った。「クロロックス［訳注：漂白剤の商品名］でも細胞を殺せるのに」ドラッカーは自分の研究を秘密にしたので、ロースには彼がなぜ喜んだのかが謎のままだった。細胞がみんな死んだというのがどうして良いことなのか、彼女にはわからなかったのである。

しかしドラッカーは、細胞が死んだというのは、化合物が効いたことを示すのだとわかっていた。この実験では、CML患者の骨髄細胞の最大で八〇パーセントが、CGP-57148Bによって破壊された。残った細胞を再び増殖させると、化合物を加えなかったものには*bcr/abl*遺伝子が含まれていた。一方、残った細胞にさらにCGP-57148Bを加えたものでは、この変異遺伝子が含まれる細胞は二〇パーセント未満となっていた。ドラッカーはまた、フィラデルフィア染色体をもたないCML患者――めったにいないが、存在する――に由来する骨髄サンプルでは、この化合物を加えても細胞の増殖は止まらないことにも気づいていた。

この骨髄のデータは、チバガイギーのチームにふたつのことを明らかにしていた。第一に、パージングという骨髄浄化処理は効き目がないことがわかった。正常な細胞が増殖して安全な量まで戻りはしないからだ。一方で、この結果は、化合物がCML細胞を殺し、正常な細胞はそのまま残すことも間違いなく証明していた。ほかのすべての試験管も、化合物の効能を示す確かな証拠となっていたが、本物のCML患者の骨髄は、実際の患者に最も近かった。化合物が骨髄に効くのなら、おそらく人間にも効くと思われた。

「僕らにとって、これは、CMLを最前線へ押し出すきわめて有力なデータでした」とライドンは言っている。彼も、次の開発段階へ進むのをためらうチバガイギーに苛立っていた。だが少なくともある程度は、同情する気持ちもあった。「会社は営利組織だから、売れる薬を作る必要があったんですよ」と彼は語る。しかしライドンは、まったく新しいタイプの薬を開発するとなれば、最も確実に成功しそうな領域で薬をテストするのが一番賢いやり方だともわかっていた。「CMLがその領域でした」とライドンは言う。骨髄のデータにより、ライドンやマターなどの研究チームは、この化合物が臨床試験に値するという確たるあかしを手に入れていた。「［これ］は、CMLこそがこの薬のテストにふさわしい領域だと組織を納得させるのに使えるデータだったのです」

ついに一九九五年、会社はライドンらの意向を承諾した。その年の六月、チバガイギーはCGP-57148Bの臨床開発を計画する最初の会合を開いた。会合には、ライドン、ブーフドゥンガー、ドラッカー、ジョン・フォード——チバガイギーの臨床開発部門における筆頭医療顧問——に加え、アロイス・グラトヴォールという男が出席した。グラトヴォールはジョン・フォードについた外部のコンサルタントで、臨床試験の最善策についてアドバイスする立場だった。CGP-57148Bには、毒性研究の許可が与えられた。フェーズI（第I相）の臨床試験——新薬を人間でテストする最初の段階——の予定は、暫定的に一九九六年一一月となった。マターがキナーゼ阻害薬のプロジェクトを開始して一二年後である。

22 得るものと失うもの

CGP-57148Bの開発に許可が与えられると、まずはふたつの仕事があった。第一に、化合物を薬にしなければならなかった。第二に、薬が安全なものだと確かめなければならなかった。安全というのは副作用がないということではなく、その薬が人を殺さないことを企業が保証しなければならないということである。

実験室での研究からこの初期の開発段階への移行は、大仕事だった。細胞内で効き目を現す分子を見つけるというのと、その分子を、生きて息をしている人間——とくに白血病患者——の体内で働く飲みやすい薬にするのとでは、ずいぶん違う。免疫系だけが、異物から身体を守るものではない。消化器系も、身体に利益のないものを受け付けないようにできている。「胃腸は化学物質を分解するようにできているんだ」とツィマーマンは述べている。

化合物を、身体によって即座に拒絶されたり分解されたりはしない薬にする手だてを見つけることは、容易ではない。身体へ入るには、分子は水中で溶けずに安定している必要があった。身体から出るには、仕事を終えた薬は門脈を通り抜けて肝臓へ入り、そこで残骸が分解され、排出されないといけなかった。さらにこうした特性は、Ablキナーゼに対する選択性や、標的と結びつく強さや、がん細胞を殺す能力を損なわずに、その分子に植えつけられなければならなかった。

製剤の仕事は実験室でできたが、その後のステップでは薬を動物に投与する必要があった。これは、薬物動態学や薬力学の領域となる。開発チームは、薬がどのように血中に吸収され、体じゅうに分配されるのかを把握しなければならなかった。化学物質がどのように身体に代謝され、最終的に排出されるのかを知る必要があった。これらのファクターはすべて、化合物の有効性にとって、キナーゼを阻害する能力と同じぐらい重要と言えた。この化合物を身体から安全に取り除けないと、腎臓や肝臓に蓄積して毒性を発揮するおそれがあるので、問題となる。身体に対する生化学的影響を、良いものも悪いものもすべて明らかにすることも欠かせない。血圧は上がるか？　下痢を起こすか？　過剰な喉の渇きは？　そうした評価は動物への投与によって初めて可能となる。

チバガイギーの社内では、部門ごとに責任と境界が決まっていた。新薬の候補を作る「発見チーム」と、リード化合物が現れてからそれを引き継ぐ「開発チーム」とをへだてる壁は、高く厚かった。「候補となる化合物を開発に回したら……もうその化合物については何も言えないし、権限もなくなるんだ」マターは言う。「いくら言ったところで、彼らは自分たちがやるべきだと思うことをやるだけなんだよ」

候補の化合物を毒性テストに回してしまうと、マターとそのチームの面々――ライドン、ツィマーマン、ブーフドゥンガーなど――は、その後の作業をもうどうすることもできなかったのである。マターから見て、そのへだたりは問題をはらんでいた。開発チームは、発見チームの研究者を「能なしの集まり」と見なす一方、自分たち開発者こそ新薬製造の本当のノウハウをもっていると考えている――そんなふうに彼には思えたのだ。開発チームはまた、とても保守的になりがちで、無理もないが未知の物質でリスクをおかすのを嫌がった。このふたつの性格が互いに強め合い、慎重さの無限ループに陥っているようだった。

その慎重さは、薬が発見チームから開発チームへわたった直後に表れた。薬剤は、数種の配送手段によって体内に取り込まれる。静注製剤として、針を通して静脈に注入してもいいし、皮下注製剤として皮下注射してもよく、あるいは経口製剤として錠剤や液体を口から入れてもいい。

マター、ライドン、ドラッカーは、ほかの発見チームのメンバーとともに、CGP-57148Bを錠剤にしたがっていた。細胞内での薬の作用を調べた前臨床試験の結果は、発がん性のキナーゼの機能を持続的に停止させるには、薬をかなり頻繁に投与する必要があることを示していた。ドラッカーが最初のころにおこなった実験では、がん細胞を殺すには、一度に一六時間にわたりそのキナーゼを機能停止させる必要があった。これは、ヒトのCMLを治療するのに毎日一回投与する必要があることを示唆していた。毎日投与する必要があるのなら、錠剤のほうが注射よりはるかに便利だ。注射は問題外というわけではない――多くのがん治療薬は一～二週間にわたり毎日注射で投与され、ときには一度に何時間もかかる――が、自宅で服用できるカプセルにして常備できるほうがはるかによかった。

ところがマターは、すぐに開発チームから、錠剤のアプローチはうまくいかないだろうと告げられた。「最初に誤ったデータを受け取ったんだ。……この化合物は、バイオアベイラビリティ（生体利用効率）

が低い［ので］経口投与できないことを示していた」と彼は語る。つまり、化合物を錠剤にする製剤プロセスによって、薬は体に受け付けられなくなってしまうというわけだった。経口製剤は問題外だと告げられたのである。

マターには、その結論が確実と言えるのか疑問だった。彼の見たところ、開発チームは錠剤の形態にちゃんと挑んでいなかった。きっとチーム間の摩擦がなんらかの形で彼らの結果にバイアスをかけたのだとマターは思ったが、その張り詰めた関係ゆえに、異議を唱えることもできなかった。彼とライドンとドラッカーは、しかたなく静注製剤にすることにした。そのためＣＧＰ‐５７１４８Ｂは、ＣＭＬ患者の静脈に注射できる物質にしなければならなくなった。するとこの薬は、血中をめぐって細胞に入り、Bcr/Ablチロシンキナーゼをもつ細胞を殺すものとなった。最良のシナリオとは言えなかったが、とりあえず薬の開発は進められた。それが肝心だったのである。

開発チームが静注製剤に取り組んでいたころ、ドラッカーはその化合物について、最初の一般向けの発表の準備をしていた。彼は一九九五年の一一月半ば、前臨床試験にかんする論文を第三の雑誌『ネイチャー・メディシン』に送ったばかりで、ワシントン州シアトルで年末に開かれるアメリカ血液学会（ＡＳＨ）年次総会において講演をおこなう準備をしていた。ＡＳＨは、三種の血液がん（白血病、リンパ腫、骨髄腫）を含む血液疾患を治療する医師にとって世界最大の専門会議だ。そこでの発表は、多くはがん研究者のキャリアにおける決定的な瞬間であり、業績の壁に刻み込まれる跡となる。

「われわれは、Bcr/Ablを発現する細胞を、ＣＧＰ‐５７１４８Ｂによって特異的に殺せることを実証した」論文の概要にはそう書かれていた。ドラッカーは少数の聴衆へ向け、化合物がBcr/Abl‐陽性の細胞には劇的な効果を及ぼしたことと、変異型のキナーゼをもっていても化合物を加えなかった細胞には変化がなかったことを、スライドを駆使して語った。「この化合物は、CMLを始めとするBCR-ABL陽性の白血病の治療に有効となる可能性がある」とスライドに記されていた。ドラッカーはその発表論文の筆頭著者だった。ブーフドゥンガー、ライドン、それに、オレゴン健康科学大学にドラッカーを引き入れたグローヴァー・バグビーも、貢献していた。

発表は五〇名ほどの出席者が相手で、たいした騒ぎにならなかった。それも意外ではない。細胞株の研究はかなり予備的な位置づけなので、めったに報道されたり人々を熱狂させたりはしないのだ。ジョン・ゴールドマンという男は、発表後にドラッカーに近寄ってきた数少ない人間のひとりだった。ゴールドマンはイギリスの腫瘍学者で、ヨーロッパでいち早く白血病患者への骨髄移植を手がけたことで知られ、以前からドラッカーの研究に目を配っていた。興味をそそられたゴールドマンは、総会後にポートランドへ戻るドラッカーについていき、ホテルがどこも満室だったのでホリデイ・インの宴会場で寝た。翌日ドラッカーは、ゴールドマンがロンドンのハマースミス病院に戻ってテストできるように、化合物を少し分けることを承諾した。自分の研究室で実験してドラッカーの結果が正確に再現できると、ゴールドマンは、この化合物が特別なものだと確信した。

しかし、この著名な血液学者に注目されても、ドラッカーの心は穏やかにならなかった。彼は、すでに静注製剤が作られ、毒性テストもようやく始まったことを知っていたので、何か知らせがないかと気を揉んでいた。そしてまた、臨床試験についてチバガイギーから耳に入った噂にも心を乱された。明るい希望が見えた最初の企画会議のあとで、ドラッカーは、チバガイギーがテキサス州ヒューストンのMDアンダーソンがんセンターだけで、ヒトでの初期の研究の実施を考えていると聞かされたのだ。「私に関わってもらいたいという気持ちに自信がなかったのでしょう」とドラッカーは言っている。ある程度は、彼にも理解できた。当時ＣＭＬの標準的な治療薬だったインターフェロンは、主にＭＤアンダーソンで開発されていた。そこにはモーシェ・タルパズという白血病の専門家がトップにいて、ＣＭＬ患者が最高の治療を提供してくれるという噂を聞きつけて集まっていた。ＭＤアンダーソンには世界でもトップクラスの白血病専門医師がそろっており、チバガイギーは熟練した研究者にフェーズⅠの試験をしてもらいたかったのだ。ドラッカーも、自分が臨床試験を率いるのに最適な人間ではないと認めざるをえなかった。「自分が診療しているＣＭＬ患者は何人いるだろう？　三人か」それでも、彼はこれまで何年もこの化合物の開発に関わってきたわけだし、世界でも数少ない、キナーゼ阻害薬のアイデアを支持していた腫瘍内科医のひとりだった。「そのために私は戦う必要がありました。臨床試験がおこなわれるのなら、自分が確実にそれに関わるようにしないといけなかったのです」とドラッカーは語る。

この点でドラッカーは、チバガイギーとだけでなく、自分自身の気持ちとも格闘していた。そもそも、本当に重要なのは、薬ができるということなのではないのか？　「薬が人に効くのなら、［自分の役割など］気にするべきだろうか？」ドラッカーは自問した。「いや、どうでもいいはずだ」それでも彼は放っておけなかった。「これは私の子どもなんだ」ドラッカーはつぶやいた。「これは……私のキャリアを賭けてきたものなんだ。だからこの臨床試験には関わりたい」彼はあきらめようとは思わなかったが、チバガイギーがこの薬の開発にあまり本腰を入れようとしていないので、自分の関与にかんするこの会社の意図をはかりかね、どうにも気分が落ち着かなかった。結局、ドラッカーの求める安心をもたらしたのは、ライドンだった。「いつでもニックを、そして彼のアドバイスを信頼していましたし、私が関与できるだろう、さらに言えば、化合物がうまく臨床試験にこぎつけられるだろうという確信がもてたのです」

一九九六年二月、チバガイギーは、CGP-57148Bの臨床開発を議論する二度目の会合を開いた。薬はまだ手元になくても、準備は臨床試験よりずっと前に始める必要があった。チーム——社内で新薬開発の先鋒を務める人々と、テストをおこなう医師たち——には、決めておくべきことが山のようにあったのだ。会社側の代表には、ライドンと、マターと、フォード（依然としてグラトヴォールが相談役として付いていた）などがいた。ドラッカーも会合に招かれ、少なくとも今のところは、いわゆる治験責任医師——臨床試験のリーダー——の候補に挙がっているのだという自信が高まった。ジョン・ゴールドマンも、二度目の企画会議のためにイギリスからやって来ていた。

ドラッカーはまた、カリフォルニア大学ロサンジェルス校（UCLA）のチャールズ・ソーヤーズをチームに引き入れた。ソーヤーズは白血病が専門の腫瘍学者だった。彼とドラッカーは、何年か前に腫瘍学の会議で会っており、気の合う仲間になっていた。ふたりとも医学の学位をもっており、否応なしにラボでの研究に引かれ、白血病に研究の的を絞っていた。そればかりか、ソーヤーズはオーウェン・ウィッテの研究室で経験を積んでいた。ウィッテは、デイヴィッド・ボルティモアとともに、*bcr/abl*とCMLとのつながりを明らかにするうえで大きな役目を果たした人物である。

ドラッカーがソーヤーズに、一九九五年の初めにおこなったCGP-57148Bにかんする最初の細胞株と骨髄の研究結果を示すと、ソーヤーズはすぐに、製薬会社に臨床試験の実施を求めたいというドラッカーの望みに同調した。「求めるべきだよ」彼はデータに圧倒されて、ドラッカーにそう言った。ソーヤーズも、キナーゼプロジェクトが、会社の関心をほとんど引いていない些末なプロジェクトであることを知っていた。ある意味で、ドラッカーがソーヤーズに臨床試験の企画チームに加わってくれと依頼したのは、会社に対し、ジョン・ゴールドマンとも協力しながら、フェーズIの臨床試験に必要なCML患者を十分集められることを示すためだった。

臨床試験の手順を考える際にチームは、化合物をCMLに対してだけテストすべきか、あるいはほかのタイプのがんに対してもテストすべきか、どの段階のCMLが含まれるのか、どこが治験をおこなうのか、どれだけの治験担当医師を含めるべきか、どれだけの患者を登録すべきか、などを決めなければならなかった。準備にはたくさんの事務手続きが必要なので、その化合物がまだ一匹の動物でさえ試されていなくても、無駄にできる時間はなかった。

一九九六年の春が訪れたころには、静注製剤が用意でき、バーゼルのチームは、化合物の抗キナーゼ活性を失わずに必要な特性をすべて加えることができた。これで薬――となったもの――は次の段階へ進むことができた。動物実験だ。FDAの規則によれば、新薬の候補をテストする動物二種のうち、一種は齧歯類以外でないといけなかった。そこで静注製剤はラットとイヌに投与されることとなる。二種類の毒性研究も計画された。第一の研究では、大量瞬時投与の形で動物に化合物が与えられた。つまり、投与する全量をすばやく血中に入れられたのだ。第二の研究では、輸液で三時間かけて投与された。

CGP-57148Bが新薬候補から静注薬物になろうとしていたころ、ペーター・グラフという男――チバガイギーの薬物動態学研究の元主任――が、同じCGP-57148Bの経口製剤に取り組み続けていた。ライドンやマターと同じく、グラフも、この薬は錠剤タイプのほうが静注タイプよりはるかに良いと思っていた。彼があとからおこなった研究の結果は、マターがひどく不審がっていた最初の結論と反対だった。グラフは、その化合物を水溶性製剤にできることを明らかにしたのだ。つまり、消化されてほかの老廃物とともに排泄されるのでなく、飲み込んだら体内の水の多い環境で分解されずに残り、血中に吸収されるようにできたのである。開発チームでだれもが不可能と結論づけていたことを、グラフは確かになし遂げた。しかし、すでに静注タイプが毒性テストの段階まで来ていたので、錠剤はそのままにしておかれた。

一九九六年の四月半ば、ドラッカーは、前臨床試験の論文がついに『ネイチャー・メディシン』に掲載される運びとなったのを知った。四月三〇日、ドラッカーの四一歳の誕生日に、その論文は掲載された。結論は、ドラッカーがアメリカ血液学会（ＡＳＨ）の発表で述べたものと同じだった。「この化合物は、*bcr-abl*陽性の白血病の治療に有効となる可能性がある」実験薬にかんする多くの報告に見られる、ありきたりの淡々とした言葉だったが、おとなしい表現はデータに裏づけられ、大げさにならずに関心を引いた。それでも当時、ドラッカーには、その化合物に実際にできることを明らかにするチャンスが自分にあるかどうか、まったくわからなかった。プロジェクトは進んでいたが、いつまでもかかるように思われたのだ。また、動物実験が始まって研究手順も議論されていたものの、チバガイギーは最終的な臨床試験に対し、毒性研究が順調に進んでいながら、まだ完全に正式な許可を与えてはいなかった。薬に自信があって先へ進む覚悟ができていたドラッカーにとって、ペースはあまりにも遅かったのである。

一九九六年五月一三日、ドラッカーは、会社と社外の研究者との連絡窓口になっていたジョン・フォードからファックスを受け取った。二段落にわたる文章で、フォードはドラッカーが心底待ち望んでいた知らせを伝えていた。その月の初めに、化合物について、チバガイギーの研究委員会の会合で議論されていたのだ。「われわれの提案は好評を得た。ちかぢか臨床試験実施の全面的な承認が得られることはかなり確信がもてる」とフォードは書いていた。次のステップは、ヒトでの研究の手順を決定することだった。フォードはその企画会議が七月初旬になると予想していた。FDAはすでにチバガイギーと接触し、対面の会合を望んでいた。いよいよ事態は動きだしていた。

ひと月後、フォードからドラッカーに二通目のファックスが届いた。その夏にワシントン市でおこなう、CGP-57148Bの臨床開発における次のステップを検討する会合に招待するという内容だった。会社はFDAの代表と、研究新薬（IND）治験開始の申請について事前協議をおこなおうとしていた。FDAはチバガイギーに、臨床試験を始める前に必要なことをひととおり伝えることになっていた。当局はまた、薬の承認を検討するのにどんな臨床データが必要かもチェックした。ドラッカーのほかに、ジョン・ゴールドマンや、UCLAのチャールズ・ソーヤーズ、MDアンダーソンのモーシェ・タルパズも招待されていた。チバガイギーが、フェーズIの臨床試験に関わってもらおうとしていた人々だった。治験責任医師として。

突然、視界が晴れた。万事順調と思われた。CGP-57148Bの最初のヒトでの治験が、ついにすぐそこまで来たのだ。会社も同調し、FDAと話し合い、この先必要となるものを明らかにした。そしてドラッカーは治験担当の医師のひとりとなれそうだった。もう待たなくていい。薬はCML患者でテストされようとしていた。

やがて一九九六年七月九日、ファックス機がまた音を立て、フォードからの三通目の文書を吐き出した。最初の毒性レポートだったが、良くない知らせだった。四週間の実験で、イヌたちにCGP-57148Bを体重一キログラムあたり六、二〇、六〇ミリグラムを毎日輸液で投与していた。輸液はカテーテルで頸静脈へ二八日連続しておこなわれ、一度にかけた時間はおよそ三時間だった。投与量の多いふたつの群のイヌのなかには、「重度の壊死性血栓静脈炎がカテーテルの先端から肺へ広がった」のもいたとフォードは書いていた。血中でその薬が結晶化し、その結果血栓ができたのだ。この障害は実験を始めた最初の週に発生し、一部のイヌはそれがもとで死んだ。毒性学者は輸液のスケジュールを少し変えてみたが、障害はなくならなかった。

血栓は厄介だった。大量瞬時投与をおこなった当初の毒性テストでは、ラットもイヌもその化合物に十分な耐性を示していた。フォードと毒性調査チームには説明ができなかった。何か「未知の技術的問題」があるのではないか、とフォードはドラッカーに言った。だが、原因がどうあれ、実験を繰り返さなければならないため、最初の臨床試験の開始へ向けたスケジュールは六か月遅れることとなった。

ドラッカーはじっと手元の紙を見つめた。自分の読んでいるものが信じられなかった。「毒性の大きさとそれに対処しようとして受ける時間のペナルティを考えれば、静注製剤で治験を開始するわれわれのプランは断念したいと思う」

しかし、明るい面もあった。フォードは、経口製剤でプロジェクトを継続できるという望みを抱いていた。グラフの仕事が今度はプロジェクトを救ったのである。それでドラッカーは、静注製剤のアプローチを採用したのは、開発チームが誤って化合物は経口投与では吸収されないと予想したからにすぎないということに気づかされた。「静注製剤による治験を断念することで、われわれの仕事ははるかに単純になるだろう」とフォードは記していた。それでも、経口製剤はまた一から毒性テストを始める必要があった。フォードは、ヒトでの治験を始める推定時期を、一九九七年三月に変更した。一方で会社はFDAとの会合をキャンセルした。FDAは、研究新薬の議論をする前に、ふたつの生物種に経口製剤を投与した場合の毒性データを、中間報告でもいいから求めていた。

フォードは、励ますように訴えた。「もちろん、われわれは皆この予想外の出来事にひどく落胆しているが、あくまで一時的な後戻りにすぎないと心から信じている」そして最後は、CGP－57148Bが社内の開発委員会によって臨床開発の段階へ進められたという明るい知らせで締めくくっていた。

23 「私の目の黒いうちは、この化合物をヒトに投与させはしない」

CGP－57148Bが実験動物の静脈に注入されていたちょうどそのころ、チバガイギーと、ライン川の対岸にあったライバル企業のサンドが合併した。この合併で、世界最大の製薬企業ができ、社名はノバルティスと改められた。ドラッカーにとって、この知らせはなんとも皮肉だった。ダナ・ファーバーがサンド社と結んだ契約こそが、数年前ライドンとの彼の研究を妨げていた。それが今、彼は、かつてサンド社がちっとも興味を示さなかったタイプの薬を開発しようとしていたのである。

一九九〇年代の半ばは製薬企業合併の時代で、グラクソとウェルカム、ファルマシアとアップジョン、ロシュとベーリンガー・マンハイムなど、ほかの巨大企業も合体した。この数年にわたる相次ぐ合併は、研究開発の生産性が業界全体で低下したことと、ジェネリック医薬品（後発薬）が市場に攻勢をかけてきたことがもたらした結果だった。一九八四年に連邦法として成立したハッチ・ワックスマン法により、ジェネリック医薬品メーカーへの規制が緩められ、臨床データでなく生物学的同等性をもとに製品を市場に投入できるようになったのだ。つまり、ジェネリック薬が元の薬と同じ特性をもつことをメーカーが実証するかぎり、FDAの承認を得るために、多額の費用をかけて安全性や効能を調べる臨床試験をおこなう必要はないのである。この変化により、ジェネリック医薬品ははるかに安価に開発できるようになり、ずっとたやすく市場に出せるようになった。特許が切れると、一般にそれまで保護されていた分子の正確なレプリカであるジェネリック薬が市場にあふれ、純正品メーカーの収入は減るのだ。ジェネリック薬が承認されたとたん、元の薬の売上は急激に落ち、この瞬間のことを「特許の崖」という。

合併は、こうした複合的な効果に対するひとつの対処だった。製薬企業が利益を出し続け、パイプライン〔訳注：薬剤の研究開始から承認・販売に至るまでの開発中の候補化合物〕を充実させるための手段だったのである（やがて、そうした収入の減少を防ぐ方策に、ジェネリック薬メーカーを買収して後発品の上市を遅らせるとか、純正品に新しい効能を加えて特許期間を延ばすといった手も加わることになる。こうした行為は「エバーグリーニング」〔訳注：常緑つまりいつまでも新鮮な状態にするという意味〕と呼ばれ、一般にいかがわしいものと考えられ、法の抜け穴を利用しておこなわれているが、その結果たった数か月純正品の独占期間が延びるだけでも、企業の収益が数百万ドル増すこともある）。

ところが、チバガイギーとサンドの合併によって研究開発が強化されそうに思われながら、その流れはキナーゼ阻害薬プロジェクトにまでは及ばなかった。新会社ノバルティスが誕生すると、「すべてがストップしました」とライドンは語る。CGP－57148Bの静注製剤による最初の毒性レポートは、その薬に対する会社の関心をそいでしまっていた。また、ほかの動物実験はまだおこなわれていたが、臨床試験の計画はすべて、合併にともない見直されていた。「大企業によくある問題です」とライドンは言っている。「社内に、だれもこの化合物の味方になってくれる人はいませんでした」ノバルティスには、ごく少数の人にだけ投与される薬の開発を進めようという動機が、ほとんどなかったのである。

この巨大製薬企業が事を進めるペースの遅さにしびれを切らして、ライドンは合併後まもなく会社を辞めた。彼は独立し、キネティクスという小さなバイオテクノロジー企業を創業した。数年後にその企業はアムジェンに買収され、いくつかのキナーゼ阻害薬の臨床開発をおこなうこととなる。エリザベト・ブーフドゥンガーが、ノバルティスのがん研究プロジェクトで生物学部門のヘッドを受け継いだ。

マターと並び、ライドンは、CGP-57148B――ノバルティスではSTI-571と名前をつけなおされた――を臨床試験へもっていくうえで大きな役割を果たしていた。企業側の最大の協力者を失い、最初の毒性レポートも考慮して、ドラッカーは、ノバルティスがその薬への関心を失ってしまうのではないかと気を揉んだ。

一九九六年四月の『ネイチャー・メディシン』の論文は、ほとんど注目を集めなかった。その春は、血管新生阻害薬への期待が世間を騒がせていた。血管新生阻害薬は、主にジューダ・フォークマンという科学者によって開発され、血液供給を断つことによって腫瘍の息の根を止めようとするものだった。ジェームズ・ワトソン（フランシス・クリック、モーリス・ウィルキンズ、ロザリンド・フランクリンとともにDNAのらせん構造を明らかにした人物）が、がんはこの新しいアプローチで数年以内に治療されるようになる、と断言したこともよく知られている。キナーゼ阻害は、画期的な治療の萌芽にかんする議論で、かろうじて脚注に記される程度のものだった。ドラッカーはたまに電話を受けてみずからの研究について話したが、必ずと言っていいほど、この薬は臨床試験に入るのかと訊かれた。「当然の質問でしたね」とドラッカーは言う。だが彼にとって、それは最高に厄介な質問だった。ドラッカーは、その薬の開発がそもそも進められるのかどうかもわからないことを認めたくなかったし、会社を敵に回すリスクをおかし、公然と責めることでその化合物の研究を危うくするようなまねをしたくなかったのだ。

あるジャーナリストは、直接インタビューをしにドラッカーのもとを訪れた。アレクサンドラ・ハーディというヒューストン出身のライターで、最近夫の仕事の関係でポートランドへ移ってきたばかりだった。彼女はAP通信から記事を依頼されていた。実は記事を書くことには気乗りがしなかった。前に何度か医療の大発見を取材したことがあって、ほとんどは騒ぎの割にたいしたものにならなかったからだ。「その薬がものになるとは思っていませんでした」とハーディは語る。ところが、別のものが彼女の関心をとらえた。「彼の患者との接し方が、［研究よりも］私の心を打ったのです」彼女は言う。ハーディは、あまり医者が好きではなかったが、即座にドラッカーが自分の患者にどれだけ敬意をもって接しているかに気づいた。それがいつまでも印象に残った。訪問した本来の理由のほうはそうではなかったが。

ハーディの記事は『オレゴニアン』紙に掲載され、すぐに忘れられた——ほとんどの人には。しかしブッド・ロマインというCML患者の男性は、その薬が臨床試験に入ったら最初の患者になりたいという手紙をドラッカーに送った。記事は、ほかにもCML患者を、いまや以前より有名になっていたドラッカーのもとへ治療に訪れさせた。

そのあいだに、錠剤の毒性研究がノバルティスで続けられていた。一三週間にわたるふたつの研究で、ラットに低用量、中用量、高用量のSTI-571が投与された。一部のラットは最初の一三週間で腎臓障害を起こしたが、次の一三週間では、その障害が消えた。また一部のラットでは、精子の産生速度が落ちた。一番高い用量を投与されたラットは、血尿や暗色尿を呈し、鼻面が腫れ、唾液をたくさん出すようになった。ラットは二六週が終わると安楽死させられ、臓器の重さが量られた。多くのラットで、睾丸の重さが減少した。肝臓の障害もいくらか現れたが、命をおびやかすほどではなかった。高用量を投与されたラットのうち二匹は死んだが、低用量と中用量のグループのラットは一匹も死ななかった。

雌のラットの一部では、この薬は卵巣にある卵胞の成長に障害を起こした。血液サンプルから、この薬が雌の体に雄よりも速く蓄積されることがわかった。妊娠したラットやウサギにこの薬を投与すると、胎児がダメージを受けた。授乳中のラットでは、この化合物が血液から母乳へ移行していた。

毒性研究は一年以上続いた。ジョン・フォードがドラッカーへの最後のファックスで予想した数か月という期間よりはるかに長く、アレックス・マターも驚き、黙って呆然と眺めるしかなかった。STI-571が中枢神経系にどのような影響を及ぼす可能性があるかを調べるため、マウスに単回投与（一回の投与）をおこない、振戦や運動機能の低下などの副作用がないか観察がおこなわれた。何の問題も起きなかった。また、心血管への毒性を調べるため、ラットの一群に麻酔をかけ、この薬を注射してみた。すると、動脈圧が短期的に低下したのを除けば、心臓の障害はいっさい見られなかった。

胃腸系の実験では、マウスの一群にさまざまな用量でSTI-571を投与した。二時間後、それらのマウスに消化できない木炭を少量含む液体を飲ませ、高用量の薬を投与されたマウスが、低用量投与のマウスに比べ、木炭を体から排除するのに時間がかかるかどうかを確かめた。薬が腸に悪影響を与えるとすれば、木炭は排出されるのに時間がかかるはずだ。実験の結果、木炭はどのマウスでもほぼ同じ時間で排泄された。

さらに、ビーグル犬の一群に一日六〇ミリグラムの経口投与を一三週間おこない、副作用の可能性がないかも調べた。一部は重い下痢になったが治った。

研究が進むにつれ、ドラッカーはノバルティスからあまり連絡を受けなくなった。無視されていたわけではない。便りがないのは、標準的な手順の一環にすぎなかった。実験データはずっと記録された末に、最終的な毒性レポートにまとめられる。それに、実験には時間がかかった。ひとつのテストに三か月ほどかかり、解析にさらに三か月を要し、その際に実験対象の動物を犠牲にして、病理学者が臓器の徹底的な検査をおこなうこともあった。解析が終わるまで、成果は社外に知らされなかった。ドラッカーは忙しく自分の研究に明け暮れていた。

やがて、ノバルティスのだれかが彼に結果を連絡してきた。またしても、良い知らせではなかった。日に最大六〇〇ミリグラムまで投与されたイヌの実験で、高用量の投与を受けたイヌが肝臓障害を起こしたのである。ラットでは、低用量でもいくらか肝臓にダメージが生じていた。この薬はヒトには危険すぎると考えられた。毒性学の専門家のひとりは、アレックス・マターにこう言った。「私の目の黒いうちは、この化合物をヒトに投与させはしない」

肝臓への毒性を調べるため、最大一三週間にわたる動物実験で、この薬の投与量を増していった。何週間か経つと、動物の肝臓内の細胞が死に始め、胆管のなかでは細胞が通常より速いペースで増殖しだし、多くはがんの先駆けとなった。一定の間隔を置いて頻繁に、毒性学者が肝臓中の酵素の量をチェックした。酵素の量が増すと、肝臓がダメージを受けていることを示していた。だが、動物の体内で肝臓の酵素が増えていると気づいても、薬の投与を続けた。二、三か月後にこの実験が終わるころには、イヌが肝不全を起こしていた。四週間後でも、一部のイヌは肝臓の障害の徴候を示していた。

ドラッカーは、彼らの手法の背後にある考え方に異を唱えた。「イヌの肝臓の酵素が増しているとわかったら、やめませんか?」彼は言った。「私がこれを人間に投与していたら、やめますよ」臨床試験の実施にあたって、ドラッカーはそのための教育を受けていなかったので、がん治療の実験薬の投与も、毒性の高い化学療法と同じ原理に従うものと思っていた。一度の用量が多すぎて患者が耐えられないようなら、用量を減らす。副作用が強すぎて耐えられないようなら、治療をいったん休止するのだ。がん患者は、肝臓がだめになるまで無理やり薬を飲まされはしない。むしろ、治療のあいだ、臓器の機能を注意深くチェックされる。「私たちは、何を求めるべきかがわかっています。いつ薬を控えるべきかもわかっています」とドラッカーは語っている。臨床試験では、患者は定期的な外来診療よりもずっと頻繁にチェックされるのである。

さらに、肝臓障害が最もよく生じるのは、日に二〇〇〇ミリグラム以上投与したときだった。ドラッカーは、前臨床試験の結果から、薬の理想的な用量ははるかに少なくてすむことがわかるだろうと思っていた。だから彼は、肝臓の毒性は気にならなかった。毒性テストの目的は、薬が肝臓にどのような影響を及ぼすのかを確かめることであって、過剰に投与して動物を殺すことではなかったのだ。ドラッカーは、CML患者の肝臓の酵素濃度が上昇したら、自分なら薬の投与をやめると思った。腫瘍学者ならだれでも留意する明確な危険信号があったので、肝臓障害のリスクはきわめて少なかったのだ。

会社はそのようにはとらえなかった。「彼らの見方は、だめだ、これからサルでの実験に入らなければなるまいし、それにはもう二、三年かかるだろうというものでした」とドラッカーは振り返る。ノバルティスからは、サルでの実験結果が出たら、臨床試験を始めるかどうか判断すると伝えられた。

会社は、FDAがイヌでの肝臓のデータを見て、安全面の懸念から臨床試験を禁じることをおそれていた。事実、ノバルティスの腫瘍研究部門のひとりは、以前FDAで働いていたことがあり、この薬は毒性データの審査を絶対にパスしないだろうと言っていた。ドラッカーにしてみれば、その心配は大げさだった。なにしろ、当時CMLの標準的な治療薬だったインターフェロンは、多くの患者に効き目がなかったし、効いた人も多くはひどい副作用に悩まされていたのだから。ＣＭＬにとって真の意味で唯一の治療法だった骨髄移植は、一部のＣＭＬ患者のみに選べる手段であり、ＣＭＬから解放されて生きられるようになる前に、まずつらくて危険な処置を生き延びねばならなかった。そのように治療の選択肢が乏しい状況で、ＦＤＡは、肝臓障害を引き起こしそうだからといって本当に新薬の臨床試験をさせないだろうか？　その肝臓障害が容易に発見でき、命をおびやかすずっと前に阻止することができても？「私にはまるで理解できませんでした」とドラッカーは言う。それに、あとで彼が同僚から聞いた話では、イヌの肝臓はとくに敏感なので、ほかの実験動物やヒトに比べ、副作用が出やすいとのことだった。

ノバルティス社内では、毒性の懸念を抱くのは賢明でもっともなことだと思われていた。動物実験でひどい毒性を示す副作用があるとわかっても、会社は本当に患者の治療へと進んでよいものなのか？「そうして患者が亡くなったら、僕らはとても大変な状況に追い込まれる」ツィマーマンは語っている。「失敗したら、会社は評判を落としてしまうんだ」

その懸念は決して仮想のものではなかった。イヌで見られたダメージは、ＣＭＬ患者で起きることの徴候かもしれなかった。もしそうなら、患者はこの薬で死んでしまうことになる。サリドマイドの暗い影が、まだ製薬業界を覆っていた。サリドマイドは一九五〇年代に妊婦が使っていて、胎児の手足や臓器にひどい奇形を起こすことが明らかとなった。この「サリドマイド児」の四〇パーセントは生後一年以内に亡くなっている。ヒトに対して使う前に、その薬は齧歯類にしか投与されていなかった。その悲劇がひとつの理由で、ＦＤＡは多数の種での動物実験を求めるようになった（今日、サリドマイドは多発性骨髄腫という別の種類の血液がんの治療に使われているが、その効能が見つかったのは最初の悲劇から数十年も経ってからである）。ＳＴＩ‐５７１がそんな悲劇をもたらす可能性にはとてもリアリティがあった。「ならば後戻りして、『どうしてわざわざリスクをおかすんだ？』と言わなくちゃならなかった」とツィマーマンは語る。

ライドンがいなくなって、ドラッカーは、この薬のために戦うのは自分の役目だと思った。「ブライアンはひたすら自分の患者たちのことを考えていました」ライドンは言う。「当時の臨床の現場は、CMLにとってかなり絶望的で気が滅入る状況だと彼は思っていたのです。基本的に、患者の病気が進行していくのを眺めるだけで、医者にできることはあまりありませんでしたから」ドラッカーも慎重になる必要があるのは理解していたが、あくまである程度はという認識だった。バーゼルでためらっている会社の代表たちと違って、彼は毎日死にゆくがん患者を見ていた。ドラッカーには、安全性の懸念のほかに、マーケティングに関わる躊躇もあることがわかっていた。会社は慎重になっているのか、それとも、その薬をコストの高すぎる臨床試験へもっていかない口実として毒性テストの結果を利用しようとしているのだろうか？

彼には、この薬の潜在的な影響が、CMLをはるかに超えた広がりをもつこともわかっていた。STI-571によって、キナーゼ阻害の根本的な原理――一個のいかれたタンパク質だけを標的にすることでがんを阻止できるという原理――ががんの治療に有効なことが証明されれば、別のそうした薬もほかのがんに効くかもしれなかった。STI-571は、遺伝子変異による異常なタンパク質を標的とした最初の薬だった。もしそれが効けば、がん治療の方向性はどれだけ変わるだろう？　がんの根本的な原因の理解をどれほど変えるだろうか？　そうなると、がんなどの重い病気に対し、どんな強力な薬ができるだろう？　ドラッカーは、自分のビジョンがずいぶん壮大に見えるか、少なくとも実現は数十年先に思えるかもしれないとわかっていた。だが、現在の化学療法は、五〇年以上かけて発展を遂げてきたものだ。ひょっとしたら、この薬が次の五〇年の起点となるのかもしれなかった。実現しそうにない夢であっても、まったく不可能には見えなかったのである。

ある時点で、ノバルティスの経営上の意思決定者たちはマターに、発見チームがこの薬に別の用途を見つけたら、臨床試験を考えようと言った。マターと彼のチームには、ＳＴＩ‐５７１が、開発された当初、ほかにＰＤＧＦＲとＫｉｔというふたつのチロシンキナーゼに対しても活性を示していたことがわかっていた。今こそ、そうした標的が臨床面で何か役に立つか確かめるべきときだった。マターが再びダナ・ファーバーのチャック・スタイルズに助けを求めると、スタイルズはすぐさま、この薬がラットの多形性膠芽腫――ＰＤＧＦＲを過剰発現する脳腫瘍の一種――に対して活性を示すことを明らかにした。何年か前に、ライドンとブーフドゥンガー、ツィマーマン、マターは、ＳＴＩ‐５７１がＰＤＧＦＲに対して示す活性をなくそうとしようかどうか悩んでいた。それで化合物をBcr/Ablの強力な阻害薬にできるだろうかと考えたのである。今彼らは、そのままにしておいてよかったと思うばかりだった。

上層部の要求が満たされても、会社はまだ臨床試験の開始を認めなかった。ドラッカーは、毒性研究の評価に関わっていると考えた社内の人間に電話をかけた。そしてノバルティスの重役たちに、ＦＤＡに電話して、自分たちの毒性データが臨床試験の実施を願い出るに足るものかどうか訊いてみたらいいのではないかと提案した。「われわれにはできない。そんなことは許可されていない」とドラッカーは告げられた。「私がＦＤＡに話をしましょうか？」彼が尋ねると、「それは無理だ」と断言された。「どのみち」ドラッカーはのちに言っている。「私はしてしまったんですがね」

ノバルティスでは、サルの実験――七つ目の毒性テスト――が始まった。肝臓への毒性やほかの潜在的な問題をさらに探るため、東南アジアとボルネオとフィリピンで見つかったカニクイザルやマカクの一群に、一日あたりさまざまな用量を一三週間にわたり投与した。薬で死んだサルは一匹もいなかった。高用量を投与されたサルは嘔吐したり下痢をしたりし、このグループのうち四匹は体重が減った。高用量群の数匹は、歯ぐきが白くなった。多くは赤血球と白血球の数に変化が見られたが、薬の投与をやめると皆正常に戻った。

マターは、サンドとチバガイギーが合併したときに腫瘍研究のヘッドになっていたが、毒性テストにうんざりし、もう黙っていられなくなった。ばかげたやり方と思えるものをやめさせるべく、何かしないといけなかった。彼は気が短いことで知られていた。「あらゆる面で、怒鳴ったり、わめいたり、抗議したりするのが、私の仕事だった」とマターは言う。サルの実験が始まったころ、マターはノバルティスの経営陣の前で、「半時間がみがみ言った」という。

マターが言い終えると、合併後の一時的なCEOだったピエール・ドアーズが立ち上がった。ドアーズの答えは、マターの記憶では、「経営陣との会合でそうした物言いを許してひとり悦に入っている」ようなものだった。マターがさんざん怒鳴ったにもかかわらず、STI-571は毒性研究の中途にとどまったままだった。

それでも、会社はこの化合物を先へ進めるべきだというマターの訴えは、わずかではあるが爪跡を残しつつあった。「彼らも私がおとなしく引っ込むつもりはないとわかっていたんだろう」とマターは言っている。だが、彼のがんばりでも臨床試験の車輪はほとんど回せなかった。当時世界最大だった製薬会社で腫瘍研究部門のヘッドを務めていても、マターはほとんど無力だった。彼は、長らく薬剤開発に付き物だった戦いに挑んでいたのだ。企業はどこも、薬に毒性があるかどうかを知りたがる。危険な薬を人々に提供したくないからだ。一方で臨床医は、自分たちは用心深くやるから、企業がすぐに患者のためになりそうな薬の提供を差し控えるというのは間違っている、と主張するのである。

そのころ、ドラッカーが思い切ってFDAに連絡をとると、ノバルティスは臨床試験の審査に必要な安全性データを十分蓄積している、という答えが返ってきた。「あなたがたは、大半の企業がこうした薬で手にしているよりもずっと多くのデータをもっていますよ」とFDAの毒性学者は言った。ドラッカーがそのメッセージをノバルティスの上層部に伝えると、たちまち彼らの怒りを買った。「何の進歩もありませんでした」彼は語る。「ただいっそう私に怒りが向けられただけでした」

ドラッカーは精根尽き果てようとしていた。ノバルティスの連中がFDAからじかに語られたメッセージに耳を貸そうともしないのなら、どうすれば彼らを説き伏せて臨床試験を始められるというのか？治療の手段が尽きたひとりの患者は、ドラッカーの研究室にある化合物のサンプルがほしいとせがんだ。数週間後、その患者は亡くなった。この薬を必要とするCML患者に届ける手だてをなんとか見つけたくて、ドラッカーはニック・ライドンに何かアイデアはないかと尋ねた。ライドンにはそれがあった。

ライドンはドラッカーに、アレックス・マターに手紙を書き、「臨床試験に入るか、その薬のライセンスを外部に提供するか」の決断を迫ったらどうかと提案した。ノバルティスには、その薬を別の製薬企業に容易に売れる可能性があった。業界のほとんどの大企業はチロシンキナーゼ阻害薬に関心がなくても、小さなバイオテクノロジー企業は数を増していた。そうした企業は、モノクローナル抗体や低分子阻害薬——十分に小さいので細胞膜を通り抜けて細胞内から発がんメカニズムを攻撃する薬——など、画期的な新薬の研究開発に力を注いでいた。規模の小さな企業は、ひとつの有望な化合物に集中し、前臨床データで投資者を募り、実際に効く薬で大当たりするのを待つか、その研究が、もっと大きくて財力のある製薬企業からほしがられるのを期待する。こうした企業のどこかが、すでに多くのデータがある実験薬を買えるチャンスに飛びつくかもしれなかった。ライドンは、自分の会社がその権利をノバルティスから買うこともできるとほのめかしさえした。ふたりとも、マターは自分たちの味方だが、彼こそこの正攻法をぶつけるべき相手だとわかっていた。ドラッカーはマターに、サルでの実験で毒性が明らかになれば、それでわかるのは臨床試験でどんな用量に気をつけるべきかということだけだと説くべきなのだ。毒性が示されなければ、ノバルティスは二年間で数百万ドルを無駄にすることになる。ドラッカーには、すぐにでもそれが必要な患者たちがいたのである。

ドラッカーはライドンの忠告に従った。そこでマターに、IND（研究新薬）プロセスを経験した治験担当医師も、FDA本体の人間も皆、この化合物にはフェーズI――ヒトでの試験の第一段階――の臨床試験をおこなうチャンスが与えられてしかるべきだと考えている、と伝えた。現在霊長類でおこなっている一三週間の実験は時間と資源の無駄だと告げたのだ。会社はすでに、この薬の投与を続けることによる肝臓への毒性については知っていた。サルでの実験で毒性が陰性とわかっても、ヒトでの試験ではなお肝臓の注意深いチェックが必要になる。逆に陽性とわかれば、有用となる可能性のある薬が、ヒトでの試験をおこなわずにつぶされてしまうにちがいない。この化合物でINDの承認を申請できるだけの毒性データはもうそろっているのだ、とドラッカーは訴えた。

彼はまた、化合物を四週間以上にわたり投与するのは倫理にもとるという、ノバルティスの毒性調査チームが表明していた懸念にも目を向けた。その見方は、「実験薬をフェーズIの試験で投与できる期間は、毒性研究の期間の三分の一」というFDAのルールの厳密な解釈にもとづいていた。動物実験はそれぞれ一二～一三週間だったので、ノバルティスは、フェーズIの試験で患者に薬を投与できるのは一度に四週間だけと主張していた。

ドラッカーの考えでは、その見方は筋が通っていなかった。実際の患者の場合、治療期間は、あくまでリスクと比べてメリットがどれだけあるかによって決められていた。ＣＭＬ患者は一様に予後が悪く、臨床試験に参加すると、ほかの治療を選ぶ余地はもうなかった。彼らにこの薬を与えよう、とドラッカーは言った。患者がその恩恵にあずかり、薬に耐えられるのなら、治療をしない倫理的理由はないだろう。肝臓への毒性のチェックも難しくはなかった。血液検査でどんな問題もわかるはずだし、治験担当医師は、必要なら肝臓の生検をおこなうこともできた。「決断の時です」ドラッカーは書いた。「この薬にチャンスを」そしてノバルティスがこれ以上先へ進めるつもりがないのなら、ライセンスを手放すべきだと。彼はマターに、ニック・ライドンのバイオテクノロジー企業ならきっと興味をもつにちがいないとも告げた。

その手紙をドラッカーはマターへ送った。ドラッカーの言葉と熱意に押されて決意を固め、マターは深呼吸をして再び試練の海へ潜り、今度こそ会社に継続か中止かの決断をさせられることを願った。

マターにも、自分がこの薬のために戦わなければ、ノバルティスはお蔵入りにしてしまうだろうとわかっていた。「このプロジェクトをなんとしても守る必要があった。でないと終わってしまうんだ」外部の臨床医たちから何度も届く嘆願の声が、マターに戦い抜く度胸を与えていた。ドラッカーからの手紙のほか、その薬を支持するすべての声が、マターを後押ししていた。「［みんなの］援護がなかったら、最後までやり抜くスタミナがあったかどうかわからない」とマターは語る。毎月のようにＳＴＩ‐５７１の価値を訴えていたとき、彼の頭のなかにはドラッカーの言葉――「この薬にチャンスを」――が響いていた。

経営陣の前で怒鳴り散らして数週間後、マターは廊下でダニエル・ヴァセラにばったり出くわした。四二歳のヴァセラはドアーズに代わってノバルティスの会長兼CEOとなり、まだ社員と打ち解けかけているところだった。スイスで生まれ育った彼は、八年間心療内科の医師を務めていたが、一九八〇年代の半ば、製薬業界で働くのはどうかと考えるようになった。妻のおじがサンド社のトップだったので、医薬のビジネスに関心をもったヴァセラは、彼を質問攻めにした。一九八七年、サンドの新しいトップにマーケティングのポストを与えられたヴァセラは、ニュージャージー本社で働くことになった。彼は家族を連れてアメリカへ向かった。

そのころヴァセラは、患者による直接行動というものを初めて経験した。サンドはサンドスタチンという薬を売り出したところだった。物質名はオクトレオチドで、重度の下痢を起こすまれな腫瘍に対する治療薬だ。同じころ、エイズ危機がピークを迎え、下痢に悩まされた多くの患者が、役に立つかもしれない新薬があることを知った。「彼らが手に入れたがったので、私たちは無理のない合法的なやり方でなんとかしなければなりませんでした」とヴァセラは振り返る。それは彼にとって、初めて激昂して直接行動に出る患者たちと向かい合った出来事であり、また初めてひとつのまれな病気のために作った薬に複数の適応症があることがわかった経験でもあった。薬が成功を収めたのは喜ばしく、そこから得た教訓はヴァセラが出世するあいだも頭に鳴り響いていた。

ヴァセラとマターは、合併の早い段階で、二社のチームの統合を目指すなかで顔を合わせていた。「彼は、これまでに会ったなかで一番頭に血がのぼった人間でしたね」とヴァセラは思い返している。一方、マターがヴァセラに対して最初に抱いた印象は温厚なビジネスマンで、その穏やかな気質はかなり喧嘩っ早い自分の気質とは正反対だというものだった。「彼は絵に描いたようなヒーローだった」と振り返る。

「とても学があり、気品もあり、能弁でそれまで会ったこともないタイプの人物だった」

その廊下で偶然出会ったのは一九九七年半ばのことだったが、マターはすぐさまＳＴＩ－５７１について不満をぶちまけだした。「彼は、有望な薬があるのに臨床へ持ち込めないのだと訴えていました」とヴァセラは回想する。まだノバルティスの医薬品ポートフォリオを把握している最中の彼は、チバガイギーでなくサンド出身だったため、ＳＴＩ－５７１のことはほとんど知らなかった。フィラデルフィア染色体とＣＭＬを結びつける基礎研究について知らなかったし、キナーゼ阻害の原理についても、マターが社内で先導して研究を進めたことは知っていたのに、ごくわずかしか知らなかった。ヴァセラは、マターがさんざん文句を言っていた、細胞株の研究や際限なく続く毒性研究についてもわかっていなかった。当時彼にわかったのは、目の前にいる男がＳＴＩ－５７１の潜在的価値を訴えているということだけだったのである。ヴァセラはマターに、その化合物に確信があるのかと訊いた。「本気で信じています」とマターは答えた。「よし」ヴァセラは言った。「ならばやってみよう」

ヴァセラの反応は、ある意味では、短気な社員に対処するＣＥＯのものにすぎなかった。「私は結局、話を聞いてくれるのではないかと彼に思わせるやり方で、その場を切り抜けようとしていたのだと思います」とヴァセラは語る。しかしそれで、初めて彼はその薬に本格的に目を向け、無視できないことに気づいた。

キナーゼ阻害プロジェクトについて調べだしたヴァセラは、ＳＴＩ－５７１の開発を取り巻く懐疑的な見方に気づいていった。そして、会社にそういう雰囲気が広がっており、ひとりの人間やひとつのチームに特定できるものではないことにも気づいた。「それがだれだなんてわかりませんよ。一部の研究者、一部の開発者なんでしょうから」ヴァセラは言う。「『それに』『うーん、これじゃまるで利益が出ないな』

と考えるマーケティングの担当者もです」サンドスタチンでの経験からか、あるいはただそれまでのSTI-571のデータのおかげかはわからないが、ヴァセラはその薬の臨床試験への移行を考えるように説き伏せられたのである。

一九九七年八月、ドラッカーはマターから親展の手紙を受け取った。マターが述べたとおり、ドラッカーの手紙のおかげで、彼はトップに直言する意欲がわいたのだった。ドラッカーがこの薬と自分の確信に対して揺るがぬ信念を示したことに発奮し、マターはその化合物と停滞している臨床開発に、CEOと、世界規模の基礎研究・臨床研究のヘッドたちと、臨床腫瘍研究のヘッドの目を向けさせた。マターの知るかぎり、彼らは積極的に耳を傾けてくれたし、彼は二、三週間でさらに知らせがあることを願った。「まずは、このプロジェクトに対する君の熱意に対し、私から感謝の気持ちを伝えたい」とマターは結んでいた。

それから四か月が過ぎ、ドラッカーはついに再びマターから連絡を受けた。マターは、STI-571をめぐって、ノバルティスの部門間で大きな争いがあったことを明かした。詳細は語られていなかったが、ドラッカーには、何が問題なのかわかっていた。薬の副作用の可能性に懸念が残り、毒性調査チームが開発続行に反対の立場をとっているだけではなかった。それに加え、マーケティングチームがまだ、この薬は会社にとってとうていコストに見合わないと主張していた。患者の数、推定治療期間、この薬が市場に浸透する範囲――一部の医師は従来の標準的な治療を続ける可能性が高いと思われた――を考えて、マーケティングチームは総売上高についておよそ一億ドルという予想を立てていた。だがこの額は、マターに言わせれば「まるっきり的外れ」だった。

マーケティングチームには、正確な売上を予想できるはずがなかった。キナーゼ阻害はまだ実現されていない技術だったからだ。それは完全に新しいタイプの薬だった。治療期間がどうなるかや、投薬に適した患者の正確な数や、医師たちがどのぐらい早くこの薬を標準的な治療に採用するかは、だれにもわからなかった。まったく新しいやり方でがんを治療する薬だったので、そうした見積もりはとうてい参考にならなかったのだ。

マターは、とうとう薬を支える証拠と科学がビジネスの躊躇に打ち勝った、とうれしそうにドラッカーに報告した。FDAとの前IND（研究新薬）会合は、それから二か月以内に開かれる予定だった。「だから、遅れはしたが、プロジェクトはまだ生きている」とマターは記していた。

一九九七年一二月二三日、ドラッカーは、いまやノバルティスの上級臨床研究医師となっていたジョン・フォードからフェデラル・エクスプレスで書状を受け取った。臨床研究のチームがついに、毒性調査のチームをなんとか説き伏せ、少なくとも臨床試験を始める可能性についてFDAと話し合うことになったのだ。このプロセスはおそらく毒性調査チームのヘッドが辞任したために進んだのだろう、とフォードは付け加えずにいられなかった。ヴァセラはこの薬の臨床試験への移行を承認した。開催を求められていた前IND会合は、一月か二月になりそうだった。FDAがプロジェクトにOKを出せば、臨床試験は五月ごろに始まるはずで、FDAが手順案に変更を求めたら、臨床試験の開始は六月になるかもしれなかった。FDAに毒性データの追加を求められると、臨床試験はその年の最終四半期まで待つ羽目になるだろう。だがどのシナリオでも、STI-571はその年のうちに臨床試験に入ることになる。

そのあいだに、サルでの実験も続けられていた。高用量のグループでは、嘔吐や下痢が見られた。彼らの多くは食欲を失い、脱水症状を起こした。高用量投与された雌ザルの一匹は体重を一五パーセント失って死んだが、その症状が薬によるものなのか、研究者にははっきりわからなかった。多くのサルは、さまざまなタイプのプラスモジウム――アフリカやアジアで育てられたサルによく見られるマラリア原虫――をもっていたのだ。この原虫が赤血球数の変化をもたらした元凶の可能性も高かったが、薬のせいで原虫が増殖したのかもしれなかった。最も低い用量では、サルの血液や胃腸系に何の問題も起きなかった。雄ザルはすべて、薬のせいで睾丸に変化が見られた。ノバルティスは、最終的にFDAに提出されたレポートによれば、薬の「毒性は最小限で、対象動物に十分忍容される［訳注：忍容とは、薬に有害な作用があっても被験者・動物に耐えられるということ］」と結論づけていた。それでも高用量では、「明確な毒性学的／薬理学的徴候」をもたらす。

とくに高い用量の影響を調べるために、サルの一群に、日量一八〇〇ミリグラムの投与を六日間続ける実験もおこなわれたが、その後、過剰な毒性のために残りの実験では日量一二〇〇ミリグラムに減らした。そのなかの一匹は、重い腎臓病になり、安楽死させられることとなった。

こうしてSTI-571について全部で、ラットで三九週間、サルの一群で三九週間、サルの別の一群で一三週間、マウスで三九週間以上、イヌで少なくとも二六週間、ウサギで少なくとも二週間、実験がおこなわれた。ラットの胎児、チャイニーズハムスターの卵巣細胞、ラットの骨髄も実験の対象となった。薬が遺伝子変異を引き起こすかどうか調べるために、サルモネラ菌や大腸菌と混ぜるテストもおこなった。また、イヌへの毒性をさらに調査するためにおこなわれた実験では、肝臓障害に懸念は残るが、薬は安全であると結論づけていた。

理屈の上では、STI-571の有効性が示唆された段階で、ドラッカーがチバガイギーのマターらに細胞株と骨髄の実験データを報告して半年以内にでも、臨床研究を開始できたはずだった。必須の毒性研究には、三〜六か月しかかからなかったかもしれない。原理上、製薬会社は、すべてがゴーサインを示していれば、驚くほど速く物事を進められる。「すべてがヒトに提供するためにおこなわれ、自分に正しいと信じられる仮説があり、その恩恵を受ける可能性のある患者がいるとしましょう。あとは決断だけです」ヴァセラは言っている。「何か月もかかってはいけません。いけないのです」それなのにＳＴＩ-５７１は、細胞株の研究が終わって三年近くも、また初期の毒性研究と企業合併からはおよそ二年も、前臨床試験の状態のままだった。キナーゼ阻害のプロジェクトは一九八四年に始まっていた。リード化合物は一九九〇年までに合成されていた。それから七年経っても、まだフェーズⅠの臨床試験は始まっていなかったのである。

第3部　臨床試験

一九九八〜二〇〇一年

臨床試験に入る新薬には、それが効く根拠となる原理が必ずある。ふつうはすでに市場にある類似薬で証明されているメカニズムだ。ところが新しいタイプの薬物療法が臨床試験に入るときには、そうした原理の証明はまだない。その薬をテストすることが、原理を検証する唯一の手だてなのである。

がんの原因となる異常を標的として治療することのできる原理を証明するには、STI-571をCML患者に投与しなければならなかった。関与するだれもが——治験担当医師も、会社の経営陣も、患者も——この新薬をテストするリスクを受け入れる必要があった。設計の背後にある原理は揺るぎなかったが、証明は証拠によってしか得られなかった。成功は決して保証されてはいなかったのだ。

24　できるだけ早く答えを

ＳＴＩ‐５７１のフェーズI臨床試験は、キナーゼ阻害薬として初めてのものだったが、ドラッカーにとっても初めての経験だった。彼はそれまで患者を相手に試験をしたことがなかったのである。何年も前からドラッカーが思い描いていた時の到来だった。患者にどう接するか、何を説明する必要があるかと考えていたのだ。患者の命は彼に預けられるわけで、患者の安全を守るだけでなく、彼らに自分の参加するものについてちゃんとわからせるのも、彼の仕事だった。ドラッカーには、患者に最良のケアを提供することが、この未試験の薬に何か効果があるという期待を抱かせることではないのだとわかっていた。

フェーズI臨床試験に参加する患者は必ず、試験の目標が彼らを救うことではなく、医療の進歩に役立てることだと告げられる。このフェーズは、ＦＤＡによる新薬承認に必要な三段階のうちの最初で、用量設定試験とも呼ばれる。きわめて低い用量から実験薬の投与を始め、その量を次第に増やす。これは、患者が安全に耐えられる薬の量を知るための考え方で、投与される薬が多いほど効果も高いはずという理屈にもとづいている。薬を安全に投与できる上限の量を、「最大耐量」という。その量を見きわめるのが、フェーズI試験の目標なのだ。薬を人間が服用してもあまり危険でないことを確認するための、安全性試験と言える。

このため、新薬のフェーズI試験に参加するがん患者は、一般に治療の選択肢が尽きた患者となる。がんと診断されたばかりで標準的な治療をまだ受けていない患者は、実験薬を試してみるかと訊かれない。フェーズI試験は、あらゆる治療法を試してもがんが進行してしまった患者で占められているのである。そうした患者は、死ぬまで痛みを和らげる緩和ケアを受け入れるか、適切な実験薬があれば、科学に役立つという名目でそれを試すかを選ぶしかない。フェーズI試験に参加するがん患者は、その試験が提供するものを理解していることを確認する同意書にサインする。彼らは、薬が効くことも、効くという望みを提供することも、期待してはいけないのだ。

しかし、STI-571の臨床試験のデザインは、ほとんどの臨床試験とは違っていた。フェーズI試験はいつでも規模が小さく、この薬の試験もそれに従った。三〇人ほどの患者が参加し、期間は六〜一二か月である。この薬のフェーズI試験がほかと明らかに違うのは、どのCML患者に参加を認めるかを決める点にあった。

次から次へと遅れが出てはいたが、フェーズIの手順における多くの要素はすでに決まっていた。一九九六年にチバガイギーで初期におこなわれた会合以来、チームは、試験の対象をCMLだけに限定することを申し合わせていた。このアプローチは、典型的なフェーズI試験のデザインから外れていた。典型的な試験では、薬が多くの悪性腫瘍に効くか、あるタイプの腫瘍には効くが別のタイプには効かない場合に備えて、新薬を同時に複数の種類のがんに試すのだ。そちらのアプローチは、一般的な方法でがんを攻撃する薬では理にかなっていた。たとえば、正常な細胞にもあるががん細胞では活発になるメカニズムに対して効果を発揮する薬の場合である。たいていは、臨床試験の後半のフェーズになってようやく特定のタイプのがんに限定される。そのタイプは、フェーズIの幅広い治験をもとに、FDAに承認される可能性が高いと企業が判断したものになる。

だが、STI-571は新しいタイプの薬だ。一部の乳がんに比較的多く存在するエストロゲン受容体を標的とするタモキシフェンを除けば、がん治療薬は個々のがんに見られる個々の特性を狙うものではなかった。ところがキナーゼ阻害薬の場合、CMLだけに試験を限定するほうが理にかなっていた。この薬は、このタイプのがんに特有の遺伝子変異に関連するタンパク質を阻害するものだからだ。

次にドラッカーらは、CMLのどの段階に対してテストすべきかを明らかにしないといけなかった。病気の最終段階にあたる急性転化に的を絞るのが、従来のフェーズIの仕組みに沿っていたが、会社はそうしたくはなかった。一九九六年の春に、チバガイギーが外部の腫瘍学者らと試験計画を立てる二度目の会合を開くころには、フォードを始めとする経営陣は、最も進行した段階の患者や、中間段階である加速期の患者でなく、病気の早期の患者に対して薬を試すことを大胆にも決めていた。「私の最初の反応は、『そんなことできるんですか?』というものでした」とドラッカーは語る。彼は、医療倫理の点で、実験薬はとりわけ重いがん患者でのみ試すものだと知っていたのである。ああ、できる、とフォードらは請け合った。

その変化も、試験計画に持ち込まれた最も激しいものとは言えなかった。フォードとグラトヴォールは、この薬による治療を、診断されたばかりで標準的な治療を受け始める前のCML患者に一か月試すことさえ話し合っていたが、その考えはすぐに退けられた。「一九九六年には、だれもそんなことを考えようとはしませんでした」とドラッカーは言っている。FDAと医学界は、効果の証明されていない薬を、従来の医療を試していない患者に投与するのは倫理にもとると考えていた。比較的早期でも、インターフェロンを投与しても病気が進行してしまった患者を参加させるのは別にして。「自分たちが臨床試験でふつうでないことをしようとしているのは、もうわかっていました」そう語るドラッカーは、診断されたばかりの患者を参加させることには反対の立場だった。

一九九八年、ついに試験が始まるときが来ると、ノバルティスは初期の決断を変えなかった。試験にＣＭＬ患者だけを参加させ、急性転化の段階——最も病状の進んだ段階——の患者は参加させなかったのだ。インターフェロンは効かなかったがまだ病気の早期にあたる患者だけ、受け入れることにしたのである。

一見したところ、ノバルティスは、参加するＣＭＬ患者に効果のある可能性ができるだけ高くなるように、フェーズＩ試験をデザインしているようにも思われた。試験の対象をこの病気だけに限るのは、この薬のＣＭＬに対する特効性をノバルティスが理解していることの表れではなく、救いを求める患者を助ける熱意が同社にあることを示しているわけでもなかったのだろうか？　また、病気の最終段階にある患者よりもましな健康状態の患者を参加させたほうが、死ぬまでに薬の効く時間を多く与えられた。

しかし、これらはフェーズＩの手順を決めた理由ではなかった。いや、少なくとも主な理由ではなかった。むしろそのデザインには、薬が効くかどうかについて、できるだけ早く答えを手に入れる狙いがあった。「彼らは、すぐにはっきりした結果が出ない試験に力を注ぐのが、とても不安だったのです」ドラッカーは、ノバルティスの試験の立案者たちについてそんなことを言っている。確かに、試験の対象をＣＭＬに限定することに決めたのは、Bcr/Ablキナーゼがこのがんでは多く見られ、ほかのどのがんでも見つかっていないという事実にもとづいていた。だが、ＣＭＬに限定した理由は、この薬を必要とする患者がそれを得られるようにするためではなく、薬の有効性を明らかにするにはそれしかなかったからだった。この薬が複数のタイプのがんに対する試験で患者に忍容されなければ、臨床医はフェーズⅠ試験をＣＭＬだけに限定すべきだと訴えるかもしれない。しかしＣＭＬ患者だけを対象とした試験で忍容されなかったら、臨床研究は中止になるおそれがあった。それに、フェーズⅠ試験の目的が最大耐量を明らかにすることであっても、ノバルティスとしては、薬がＣＭＬ患者にどんな作用を及ぼすかを、できるだけ早く知りたかったのである。

病状の重い患者に限るのでなく、比較的早期のＣＭＬ患者を試験に参加させたのも、同じような理屈によっていた。ノバルティスのフォードらは、急性転化の段階の患者にその薬は効かないと考えていた。ドラッカーは、急性転化を起こしたＣＭＬ患者の細胞に薬が効くのを目にしていたので、そうした末期患者に効く見込みもあると思っていたが、会社は、薬を宙ぶらりんにさせてしまう不明瞭な結果が出るリスクをおかしたくなかったのだ。

ＳＴＩ-５７１のフェーズⅠ試験で一番病状の軽いＣＭＬ患者を対象とすれば、その薬が効くかどうかを一番はっきり教えてくれるはずだった。薬が慢性期の患者にあまり忍容されなかったり、そうした患者に対して抗ＣＭＬ活性をまったく示さなかったりしたら、すぐさまお蔵入りになってしまうかもしれなかった。市場の小さい希少疾病のフェーズⅢ試験——三段階の臨床試験のうち最もコストがかかるもの——は、無難に避けられるおそれがあったのだ。

フェーズⅠでも、投資は莫大な額になる。ノバルティスは、薬の用意、薬の安全性のチェックに必要な一連のテスト、生検、そのほか患者ごとのＣＭＬのケアに関わる処置など、試験のコストをほぼすべて負担しなければならなかった。試験結果などあらゆるデータを記録し、血液サンプルを分析し、副作用を治療するための費用がかかった。こうしたコストは、ほかの新薬を開発する場合とまったく変わらなかったが、この薬の製造には大変な労力がかかり、危険な素材も含む難しい一二段階のプロセスが必要で、フェーズIに使用するたった一キログラムを作るのに何か月もかかった。ここでの大きな違いは、大半のフェーズI試験への業界の出資者と異なり、ノバルティスはまだこの薬を市場に投入しようと全力を注いではいないという点だった。

ドラッカーを始め治験担当医師は、このプランを全面的に支持した。彼らにも、このふつうでないフェーズI試験のデザインが、キナーゼ阻害の原理が有効かどうかを証明する最良の手だてだとわかっていた。「フェーズIが安全性の試験だとはわかっていました」ドラッカーは語る。「でも実際には私たちも、この薬が効くのかどうかを確かめる試験を計画したいと思っていたのです」この型破りのアプローチで、臨床医は、薬が患者に忍容でき、発がん性のキナーゼに対して選択的に作用する可能性が高いと言えるかどうかを確かめられそうだった。さらに、薬ががんに作用するかどうかを、少なくともさしあたりは明らかにできると思われた。

この治験のデザインによって、キナーゼ阻害という概念自体ががん治療に使えそうなアプローチかどうかも調べることができた。この薬が有望だとわかれば、フェーズI試験の結果から、もっと収益性の高いキナーゼ阻害薬が開発パイプラインに加わるための土台ができることになる。薬が効かなければ、ノバルティスは、このただひとつの小規模のフェーズI試験だけおこなってキナーゼプロジェクトを完全に取りやめ、損失を最小限に抑えていただろう。この試験は、結果を確認したら、できるだけすばやくプロジェクトを終了できるようにデザインされていたのである。

だれが薬を服用するか以外にも、決めるべきことがあった。チームは、薬をどのように投与するかも明らかにする必要があったのだ。投与が実験であっても、薬を服用する頻度は、患者がどれだけ忍容できるかや、がんに作用するかどうかに大きく関与しうる。社外の臨床医たちは、この薬は毎日服用する必要があるだろうとほぼ確信していた。ドラッカーは、ラボでの実験から、キナーゼの活動を少なくとも一六時間連続で止めなければならないと考えていた。これがわかったために、数年前、経口製剤にはずみがついたのだ。したがって、患者は毎日錠剤を服用する必要があった。

ノバルティスは、投薬に休止期間を設けることを求めていた。ほとんどの化学療法の投薬ではそうだったからだ。処置は頻繁でも、毎日ではなかったのである。毒性を気にして、社内の人間は、試験に回復時間を組み込むべきだと考えた。何度か議論を重ねた末に、一日一回投与で決着した。毎日投与で意見がまとまると、錠剤の利便性――数年前にペーター・グラフがこだわってくれたおかげで――がなおさら好都合に思えるようになっていた。フェーズIの患者は定期的に外来診療を訪れる必要はあるが、化学療法で何時間も椅子に座って液体の実験薬を静脈に点滴しなくてもいいのである。

試験をおこなう期間については、一般的なフェーズIのがん治療薬試験のひな型に従い、臨床医が約六か月にわたりデータを集めるというプランだった。しかし、この六か月には、治療のほかに、その後の患者の状態を見る追跡調査の時間として数か月が含まれていた。だれもが治療そのものは一、二か月だろうと考えていた。またもや、これまでの化学療法が彼らの思考を形作っていたのだ。ほとんどのがん治療は一か月で終わっていた。化学療法では、目標は、毒物を使って短期間ですべてのがん細胞を殺し、残りの身体に修復できない危害が及ぶ前にやめるということだった。一般的な臨床の場であれ、臨床試験であれ、患者は延々化学療法を受け続けることはなかった。そうした薬は、そんなふうにして効くものではなかったのだ。だれひとり、この薬がどこか違うとは考えなかった。

25　二〇〇ミリグラムに達する

ついに臨床試験が始まるときにドラッカーは、二年前にブッド・ロマインから、『オレゴニアン』紙に載っていた薬がヒトで試されることになったら、自分を最初の患者にしてほしい、と手紙で頼まれていたのを思い出した。ロマインは、オレゴン州ティラムクに住んでおり、一九九四年にCMLと診断された当時は六四歳で、余命は三年ほどと言われていた。その二年後、ポートランドの日刊紙の第一面にドラッカーの記事を見つけた彼は、骨髄サンプルの悪性細胞をきわめて効果的に殺すことのできた薬を試してみたいと思ったのだ。患者の参加が始まる段になって、ドラッカーはその果敢な依頼を思い出した。

試験は三施設で開始された。ドラッカーが治験責任医師を務めたオレゴン健康科学大学（OHSU）。チャールズ・ソーヤーズがリーダーを務めたカリフォルニア大学ロサンジェルス校（UCLA）。そして、テキサス州ヒューストンのMDアンダーソンがんセンターでは、モーシェ・タルパズがリーダーになっていた。タルパズは、腫瘍学界ではインターフェロン開発の業績でよく知られていた。インターフェロンは、体に苛酷な薬だが、CMLにとっては大きな進歩だった。三人のなかで、臨床試験の経験が一番豊富なのはタルパズだった。それどころか、臨床試験を指揮したことのある人間は彼だけだった。だからノバルティスは当初、タルパズに試験をすべて実施してもらおうと考えていた。ドラッカーが外されるのではないかと不安がっていたころのことだ。外れたのはジョン・ゴールドマンだった。ロンドンのハマースミス病院にいた彼のチームは、ドラッカーが一九九六年に出した結果を初めて再現し、それ以来、試験に加わらせてほしいとノバルティスに頼んでいた。このまったく新しい薬の研究をできるだけしっかり管理した形でおこないたかったノバルティスは、フェーズI試験をアメリカ国内に限ることにしたのだ。

一九九八年の六月から、三施設のそれぞれで、およそ一〇か月にわたり毎月ひとりずつ参加する患者を増やし、合計約二〇人に試験を実施することになった。ドラッカーもソーヤーズもタルパズも、開始時の低用量——二五ミリグラム——では何の効果もないだろうとわかっていた。だが、低用量から始めるのは、毒性の危険を防ぐには欠かせなかった。最大一年にわたり、ひと月ごとに用量を増していき、血球数の変化を探り、副作用がないか気を配り続けた。

錠剤は小さく、オレンジ色をして、ユルク・ツィマーマンが合成した白っぽい粉末が、ゼラチンと色素でできた殻のなかに収まっていた。体内に入ると、その殻が溶けてSTI-571の結晶が放出される。これまでのところ、その分子はラット、マウス、イヌ、ウサギ、サルの体内にしか放出されていなかった。臨床試験をおこなう医師ならだれでも、動物実験は、薬がヒトにどんな作用をするかや、人体が薬をどう処理するかについて、うまく予測できないことが多いと知っている。そのためドラッカーとソーヤーズとタルパズは、何年も毒性テストをおこない、ヒトでの臨床試験のためにノバルティスといつ終わるとも知れぬ戦いを演じたのに、なお不安におののきながら試験を進めていた。彼らは、ひとつのキナーゼを打ちのめす理論の力と、この異物が体内に放たれたときに起こる現象についての未知なるリアリティとの交差点に立っていたのだ。それは本当にBcr/Ablキナーゼだけを阻害して、人間に危害を加えないのか？　それとも、複数のキナーゼの活動を止め、大げさな考えではなく、だれかを死なせてしまう可能性があるのか？「体内のあらゆるキナーゼのＡＴＰ結合をブロックしたらどうしますか？」ソーヤーズは、当時の懸念を思い出しながら語る。「それがひとりの病人に起きるとしたら」

　ポートランドでは、ブッド・ロマインがほとんど躊躇せずに二五ミリグラムを飲み込んでいた。カリフォルニア州ベーカーズフィールドの牧師も同じで、彼はチャールズ・ソーヤーズが選んだ最初の被験者だった。どちらの被験者も、危険な副作用の兆候がないか注意深く見守られながら診療室に八時間とどまり、翌朝また戻ってきた。ヒューストンでも、それは同じだった。

　試験に参加するとなれば、熱意が必要だった。フェーズI試験の患者は、治験実施施設のそばにおよそ三か月住まなければならなかった。ポートランドとロサンジェルスとヒューストンで、患者はしばしば妻や夫も連れてきて家を借り、しばしそれまでの暮らしを捨ててこの新薬を試すチャンスに賭けた。患者はまた、週に三度の血液検査、定期的な骨髄生検、そのほかのモニタリングなど、精密検査の受診に同意する必要もあった。ひとりひとりの患者について、治験担当医師は、白血球数、赤血球数、肝酵素値、腎機能、体重、体温、血圧、そのほか薬がもたらす問題を明らかにしそうな指標をすべて記録しないといけなかった。それらの検査は少なくとも週に一度おこなわれた。

　治験担当医師は、被験者となる患者に、薬の奏効を測定するさまざまな方法を説明した。まずは血液学的奏効率で、これは、通常は肘の内側の静脈から採ったサンプルをもとに、赤血球や白血球の数の変化で示される。白血球数の減少は、良い傾向を示す。血小板――血液のなかで凝固をもたらす成分――の数は、ＣＭＬの進行とともに増減しうるので、その数が正常範囲へ向かうのは良い兆候だった。血液学的奏効は、白血球数が半減した場合と定義された。血液学的完全奏効とは、患者の白血球と血小板と赤血球の数が正常で、血中に芽球が認められない状態のことだった。

ＳＴＩ－５７１の奏効は、細胞遺伝学的奏効としても測定された。細胞遺伝学では、遺伝子と病気のつながりが調べられたため、細胞遺伝学的奏効とは、治療による遺伝子レベルの変化を意味していた。骨髄生検（ジャネット・ラウリーが一九七〇年代に用いたのと同じ染色体分析）と、それに比べれば少ないがＦＩＳＨを使うことで、治験担当医師は、薬がフィラデルフィア染色体の数にどんな影響を及ぼすかを調べることができた。ＳＴＩ－５７１を投与したあと、この遺伝子異常をもつ細胞の数は減っているか？診断時に骨髄生検をおこなうと、たいてい一〇〇パーセントの細胞にこの異常が見られた。細胞遺伝学的大奏効と呼ばれるものは、フィラデルフィア染色体が生検細胞の三五パーセント以下にしか存在しなくなった状態を指していた。細胞遺伝学的完全奏効とは、フィラデルフィア染色体がまったくなくなった状態のことだった。

ドラッカーは、実験薬の開始用量が、つねに動物実験で明らかにした毒性にもとづくものであることを知っていた。ヒトでの最初の用量は、動物の体調をなんらかの形で悪化させた用量の一〇分の一にするのだ。一方でドラッカーは、がん細胞を殺すのに必要な薬物濃度――薬物用量とは専門的に意味が異なる――も知っていた。濃度はモル濃度（Ｍ＝モル毎リットル）で測られる。溶液中に含まれる物質の量を表す単位だ。ＣＭＬ細胞での研究結果から、ドラッカーは、ＳＴＩ－５７１がなんらかの抗がん活性を発揮するには、ヒトの血中に最低でも一μＭが必要だと予測していた。それより少ないと、薬は薄すぎて効果を現さないはずだったのである。

だが、そうした濃度――一μＭ、一〇μＭ、あるいはそのあいだのどこか――に達するのに必要な用量は、まったくの謎だった。ＳＴＩ－５７１を患者が何ミリグラム服用すれば、薬の血中濃度が一μＭ

以上になるのかを、見積もる手だてがなかった。薬がヒトの血中に入って初めてその測定ができたのだ。

しかし、こうして予測していた最小限の薬物濃度より重要そうなのは、計画を立てたチームのなかで意見の一致を見た、最大薬物濃度だった。効かない薬だと確実に言える指標をあらかじめ決めておくのは、臨床試験の計画では一般的なことだ。治験担当医師も製薬企業の社員も、いつそう言えるのかを知りたいと思っている。「私たちはいつでも『このプロジェクトを没にする指標はいくらか？』と『問うている』のです」とドラッカーは語る。STI‐571の場合、その指標は一〇μMと設定された。活性を示すのに必要な最小限の値よりはるかに高い濃度だ。「自分たちの予測の一〇倍に達しても何もなければ」ドラッカーは言っている。「試験をやめるつもりだったのです」

三か所の治験施設のどこでも、患者は最初の二四時間、何事もなく切り抜けた。三人の治験担当医師とノバルティス本社に広がった安堵は、数百キロ、数千キロ離れていても互いに手に取るようによくわかった。ポートランドでは、ドラッカーがロマインに、それから六月いっぱい毎日錠剤を投与し続けた。何度も血液検査をしたが、白血球数やフィラデルフィア染色体をもつ細胞の数に変化はなかった。ドラッカーには、遅かれ早かれ、ロマインの白血球数は上昇を続けるだろうとわかっていた。だが、この勇敢な男にもっと高用量のSTI‐571を投与したくても、試験手順でそれは禁じられていた。それに、この薬があとで副作用を現すかどうかもわからなかった。遅発性の問題は、数週間から数か月経って生じる場合もあるのだ。ひとまず、ロマインは二五ミリグラムでとどまるしかなかった。

がっしりした体格をして分厚い眼鏡をかけ、トレードマークの茶色のズボン吊りで、立派だがばかでかくはない腹をはさんでいたロマインは、科学に役立つという名目で自分の運命を受け入れた。「いつも思っていたのは、私が助からなくても、将来だれかの助けになるかもしれないということでした」のちにロマインは、『STI新聞』にそう書いている。ドラッカーのフェーズI試験に参加した患者たちが発行しだした新聞である。ロマインを始めとする最初の月の患者が、副作用のないまま六月末を迎えると、治験担当医師は、次のレベルの用量に進んでも大丈夫だと考えた。ところが、ロマインは白血球数が増大しだしたため、試験から除外される羽目になってしまった。数年前ロマインがドラッカーに、『オレゴニアン』紙に載った化合物が臨床試験に入るときには、最初に呼ぶ患者にしてほしいと頼んだのは、皮肉だと思わずにいられなかった。患者1として参加したために、その薬の恩恵にあずかれないことがほぼ決まってしまったのだ。いきなりフェーズI試験の終わりを告げられて、ロマインはヒドロキシ尿素（ハイドレア）による治療を開始した。インターフェロンが効かなくなった患者にとって、ほかに選択肢となる化学療法薬はこれしかなかったのである。この薬は、彼の白血球数をしばらくは抑え込むかもしれないが、あくまで一時しのぎだった。やがてはそれも効かなくなるのだ。

七月に入ると、新たな患者が五〇ミリグラムの用量で試験に入った。結果は同じだった。副作用はないが、がんへの効果もなかったのだ。しかし、こうした初期のグループの患者から採取した血液サンプルは、別のことを明らかにしていた。血中の薬物濃度を調べたドラッカーは、反応が現れる濃度になるには、用量がおよそ二〇〇ミリグラムに達しないといけないことに気づいたのである。だが、二〇〇ミリグラムで活性の徴候が示されなければ、ドラッカーは気を揉み始めることになる。二〇〇ミリグラムで活性がないのなら、その薬はおそらく効かないことを意味していたからだ。

ドラッカーには、患者のケアを手伝い、大量に出てくるデータを記録してくれる看護師が、すぐにでも必要だった。大変なのは試験の最初の月だけだが、その後も毎月患者が増えるので、準備することがたくさんあった。患者に臨床試験にかんする情報開示書類を読み上げる必要があった。インターフェロンが効かなくなった患者に対し、血液を採取して、白血球数の増加も確かめないといけなかった。患者が被験者の資格を得るためには、その数は二万以上あって上昇し続けている必要があったのだ。薬が効いているかどうか確認するには、それしかなかったのだから。患者たちの医療記録も手に入れる必要があり、その仕事だけでも電話で何時間もかかった。

キャロリン・ブラスデルは、テキサスのがんセンターで臨床試験の看護師として働いていたが、一九九八年の夏にポートランドへ移ることにした。ドラッカーの試験に携わるのは、彼女にぴったり合っていた。ブラスデルにはスキルがあったし、その仕事が刺激的だった。彼女は白血病で死期が迫り気力をなくした患者たちを見ていたし、彼らが血小板を失って出血し、身体が活動できなくなり、化学療法で免疫系がぼろぼろになって感染症にやられるさまも目にしていた。インターフェロンでの攻撃についても知っていて、体の回復のために投薬をいったん休止した患者がしばしば再開を拒むのも知っていた。「またインターフェロンをやるぐらいなら死んだほうがましと言ってくる人もいました」とブラスデルは振り返る。彼女は、CMLが、骨髄移植で治ったごくわずかなケースを除いて死を免れない病気だと知っていた。この気の毒な状況を変えられる薬にだれかが取り組んでいるのなら、彼女は力になりたいと思った。

ドラッカーがある土曜にブラスデルに会ったとき、彼女はポートランドで住む家を探していた。ふたりはOHSUの病院のロビーで一時間話し、ドラッカーが仕事のオファーをした。ブラスデルは、ドラッカーの試験と別の治験担当医師の試験の両方をすることになった。そして、ドラッカーとの仕事は六か月ほどにちがいないと思っていた。大半のフェーズI試験は成功しないからだ。八月初めには、ブラスデルはその仕事を始める準備を整えていた。

彼女にとって最初の患者は、五〇ミリグラム投与の患者2だった。試験のコーディネーターとして、ブラスデルは血液を採取し、検査用のサンプルを送り、結果を受け取っていた。そのため彼女は、このがんで注目すべき変化を目にする最初の人間なのだった。まもなく、薬は患者の血球数に効果を及ぼしていないことがわかった。数日後、患者3での試験が始まった。今度は用量が日量八五ミリグラムに増えていた。

この試験に参加したすべての患者と同じく、患者3もSTI-571を始めるまで一週間ほどCMLの治療を受けておらず、白血球数は徐々に増していた。八五ミリグラムでの最初の二、三週間、その数は上昇を続けた。やがてある日、ブラスデルは患者の血液検査の結果を受け取り、白血球数が上がっていないのに気づいた。「何か間違えたかしら」彼女は自問した。そして患者の血液を採取したときの手順をひとつひとつ思い返した。検査に違う血液を送ってしまった？　そんなことをした可能性はなかった。間違いはなかったのだ。

ブラスデルがドラッカーに報告すると、すぐにソーヤーズとタルパズも八五ミリグラムの患者で同じ結果が出たことがわかった。

一四〇ミリグラムでは、どの治験施設でもひとりの患者に白血球数の減少が見られた。ドラッカーの患者では、白血球数は一マイクロリットルあたり一万個未満と、正常値まで下がった。

二〇〇ミリグラムでは、白血球数の低下はさらに顕著となった。すべての患者に血液学的奏効が見られたのだ。白血病の定義そのものと言える異常な白血球も消え始めた。血液検査を繰り返すと、その数は減少していた。

それだけではなかった。一〇月のグループ――一四〇ミリグラム――の患者から採取した骨髄サンプルでは、さらに強い奏効が明らかになった。フィラデルフィア染色体をもつ細胞の数が減っていたのだ。細胞遺伝学的奏効だった。つまり、がんに起因する異常がなくなりつつあったのである。

血球数の変化が重要なのは、そうした数の不調こそが人の体調を悪くするからだった。赤血球や血小板が少なすぎたり、白血球が多すぎたりするのは危険な状態で、その数が正常に戻るにつれ、患者の体調は明らかに良くなった。だが、遺伝子レベルの変化は、もっと強い奏効を示していた。症状だけでなく原因に対する奏効を物語っていたのだ。フィラデルフィア染色体をもつ細胞の数の減少は、STI-571が真に標的療法となることの証拠だったのである。いかれたキナーゼをたたくことによって、この薬は原因となる遺伝子変異を根絶しようとしていた。この薬は、特定の標的をたたくように合理的に設計され、まさに作られた目的を遂行しようとしていた。それまでどんな薬も、遺伝子の原因にさかのぼってがんをたたいたことはなかった。

同様の突破口はほかでも開かれていた。一九九八年九月、FDAはハーセプチンを承認した。これは、一部の乳がんで過剰発現するタンパク質HER2を標的とする生物学的製剤だ。この薬は延命効果があり、乳がん患者にとって、そしてがん医療全体にとっても、間違いなく進歩をもたらした。しかしハーセプチンは化学療法と併用しなければならず、乳がんのなかでもHER2陽性タイプの患者にしか効かなかった。しかも、延命効果には予測可能な限界があった。臨床試験では、進行した乳がんの患者で、ハーセプチンと化学療法を併用した人は、化学療法のみ受けた人よりも、平均して五か月長く生き延びていた。STI-571は、標的療法の有望性をさらに高めていた。これは一日一回投与の錠剤として単独で治療できる唯一の薬で、ほぼすべてのCML患者に生じる変異を標的としていた。この薬は、ハーセプチンが乳がんに対してもたらした効果を、この病気に対してもたらすのだろうか？　それ以上のことをするのだろうか？　ＳＴＩ-５７１のフェーズⅠ試験にとって、当初の目的は、キナーゼ阻害の根本的な原理を証明することだった。キナーゼをやっつければ、がんをやっつけられるという原理である。試験を始めてまだほんの数か月で、そうした広範な意味を考えるのはとうてい早すぎた。それでも考えずにはいられなかった。

ドラッカーとソーヤーズとタルパズは毎週電話会議を開き、それにバーゼルから試験を見守っていたジョン・フォードも加わった。二〇〇ミリグラム投与で白血球数が低下しだすと、ベテランの治験担当医師として、多くの新薬がすぐに有望な奏効を示しながらたちまち望みが消えるのを目にしてきたタルパズさえも、心を動かされた。

だが、だれもが副作用を警戒していたので、最悪の事態に備えて長くためらっていた。当時おこなわれていたがん治療はほぼすべて、悪性腫瘍をやっつける際に身体をひどい目に遭わせていた。ひとつのキナーゼだけを標的とする薬ならそうした広範なダメージをもたらさないという理屈は正しそうだったが、治験をおこなう医師がそれを心底信じるのは難しかった。彼らの経験はすべて、そうではないと語っていたからだ。

試験を始めて数か月経つまでに、ひどい副作用を起こした患者はひとりも出なかった。多くの患者は、体液鬱滞（うったい）によって目の下が腫れ、ティーバッグや痔に塗るクリームなど、腫れぼったさを抑える民間療法の情報を待合室でやりとりしていた。しかし、そうした問題は懸念というよりむしろ関心の的だった。大半のフェーズⅠ試験の患者に生じた化学療法やインターフェロンの副作用に比べれば、腫れぼったい目などささいなことに思われた。

いくつか問題はあった。治療開始時に、患者は激しい脚の痛みを味わった。未熟な白血球が大量にあって膨張していた骨が、正常に戻るためだ。激しい腹痛も起きた。患者は、食物との相互作用を避けるために、胃袋が空っぽの状態で錠剤を飲まなければならなかったからだ。患者は、疲労感もいくらかあった。それでも、がん治療をひどく危惧させるような消耗性の副作用はなかった。化学療法を受ける患者だと、次に挙げるたくさんの副作用のうち、いくつかを組み合わせたひどい症状を確実に味わっていた。しびれ、腎臓障害、肝臓障害、吐き気、嘔吐、脱毛、皮膚剝離、発疹、下痢、便秘、頭痛、血圧変化、口内乾燥、不眠、発熱、倦怠感、血尿・血便、貧血、物忘れ、痛み、腫れ、排尿障害。薬でそうした副作用のいくつかは緩和できたが、化学療法を何事もなく切り抜けられる人はいなかった。

ＳＴＩ-５７１を投与された患者の経験は、ふつうとは違っていた。がん治療の効き方が違うという話ではない。本来なら患者は、苦痛に体を曲げ、ベッド脇のゴミ箱に嘔吐し、自分で何もできないぐらい衰弱すると考えられた。ところがこの患者は、どこも悪くないかのようにふつうに暮らしを続けていた。慢性のインフルエンザのような症状とうつは、インターフェロン投与中の患者の多くを苦しめていた。そうした暗黒の月々に比べれば、ＳＴＩ-５７１は夢のようだった。

それでもドラッカーは、ほんのわずかでも浮き足立ちはしなかった。フェーズⅠの患者に見られる徴候が、またたく間になくなる可能性があるとわかっていたのだ。ＳＴＩ-５７１が今は効いていても、もう一週間すると血球数が上昇して元のもくあみになるかもしれなかった。なんらかの遅発性の副作用が現れて、薬が無駄になるおそれもあったのである。ドラッカーは、試験に費やした週九〇時間の労働時間のなかで、この薬が本当に成功だろうかと考えるのをやめなかった。やめられなかった。今はまだ。

彼の用心ぶりの正しさを裏づけるかのように、二〇〇ミリグラム投薬した患者のひとりが、肝臓障害を起こした。ノバルティスの一部の人間は慌てふためいた。彼らが治験担当医師に一四〇ミリグラムへ戻すように求めると、医師たちは猛反対した。「後戻りはせず、被験者を増やそう」と医師たちは訴えた。毒性が一度きりの結果なのか、本当の問題なのかを知る唯一の手だては、現在の用量で患者にこの薬を投与し続けることだった。彼らはすでにこの薬である程度の効果を見出しており、あとはただ前進あるのみだったのだ。ノバルティスは二〇〇ミリグラムでの試験の継続を認め、治験担当医師に、問題が解決されるまでは用量を増やさぬまま、一九九九年一月から毎月ふたりの患者を参加させることを許可した。

26　なくしていたものを与えてくれた

試験を続けようという治験担当医師たちの訴えは、すぐに正しかったことが証明された。患者の肝臓障害の問題は解消され、その患者は引き続き被験者でいられることになった。用量の増加も再開された。ほかの患者はだれも肝臓障害を起こさなかった。ドラッカーは、もう少し治療の難しそうな患者を参加させる時が来たと判断した。被験者はまだ慢性期の患者に限られていたが、今彼は、もっと白血球数の増加が著しいなど、複雑な症状が出ている患者にこの化合物がどれだけ効くか確かめたいと思っていた。ジュディ・オレムはその条件にぴったりだった。

オレムは、ポートランド育ちだが、夫のフランクとカリフォルニアに身を落ち着けてふたりの子を育て、三五歳のとき、一九七九年の終わりに祖母のメイ・ベル・ロスコーが白血病で亡くなった。ロスコーは、入退院を繰り返すうちに、化学療法が効かなくなっていった。亡くなる前の四月、彼女は幻覚症状を起こしはじめ、オレムがもってきた花に毒があると信じ、もっていってちょうだいと言うようになった。フロアの看護師たちが結託して自分に悪さをしようとしているとも思い始めた。意識が清明なとき、ロスコーは薬をすべてやめることに決めた。医師は彼女に、それでは三日ほどしか生きられないと警告し、血球数が倍、三倍、四倍になって血栓で死んでしまうと言った。死亡診断書には、死因はCMLと記された。

一九九〇年、オレムの母――メイ・ベルの娘――がリンパ腫と診断され、骨髄生検の結果、慢性リンパ性白血病（CLL）であることがわかった。CMLと同様、CLLも骨髄から始まるが、がんはリンパ球――CMLがおかすのとは違うタイプの白血球――で成長する。白血病は遺伝性ではない。白血病の形質をもつ遺伝子が次の世代に渡されることはないのだ。フィラデルフィア染色体は自然に発生し、いわゆる体細胞変異であって予測できない。母親か祖母、あるいはたとえ両方が白血病でも、娘や孫の健康状態には何の影響も及ぼさない。放射線被曝でリスクが増すことはあり、病気になるのは女性より男性のほうが多く、六五歳以上の人に多い。だが、家族にCMLになった人がいるからといって、自分がその病気になるか否かに関係することは絶対にないのである。

それでも、母親が診断されて数年後、オレムは自分自身の健康状態が心配になりだした。母親と祖母が偶然にも血液がんになって、次は自分なのではないかというひそかな不安にとらわれたのだ。一九九五年一二月、定期健診で彼女は、医師に血液検査をしてほしいと頼んだ。翌日、オレムは医師から電話を受け、すぐに専門医に診てもらう必要があると告げられた。彼女の白血球数は六万六〇〇〇で、正常範囲の上限より五万も上回っていた。衝撃的な知らせだった。自分もなるのではとほとんど予想していたとはいえ、それでショックが和らぎはしなかった。手足の感覚が遠のきながら、オレムは受話器を置く。彼女は白血病だった。がんで死へ向かいつつあったのだ。

「違う、そんなのおかしいよ」オレムから話を聞いた夫は言った。「君が僕を見送るはずなんだ。僕が君を見送るんじゃない」ふたりが地元の劇場でギルバート・アンド・サリヴァンのオペレッタの休憩時間に出会ったとき、彼女は高校生で、彼は大学生だった。それから四〇年後の今、彼は彼女が先に死ぬという考えを受け入れられなかった。

骨髄生検で、すぐに診断が確定した。オレムはCMLだった。病気はまだ慢性期で、芽球――未熟で機能しない白血球――は五パーセントしかなかった。病気が進行して芽球が増えると、急性転化の段階になる。クリスマスを過ぎてから、インターフェロンの投与が始まり、彼女は家で毎日自己注射をおこなった。シリンジ一本に標準の三〇〇万単位の薬が満たされており、薬の効能が弱まりだすとその量を増やせる。オレムは視覚障害の学生向けの教育プログラムに関わる仕事を続けながら、自分の投薬を管理する要領もつかみ、三〇〇万単位から六〇〇万単位、ついには九〇〇万単位へと増やしていった。そしていきつけの教会の牧師が勧めた支援グループに入り、そこで見つけた同じCML患者の仲間が診断から五年経っていると知って、自分も大丈夫かもと勇気づけられた。「それまで耳にしたなかで一番大切な情報でした」とオレムは語っている。

オレムはかなり早いうちから、骨髄移植は望まないことに決めていた。失敗に終わる可能性が高いと知っていたからだ。「そうなるぐらいなら、二、三年元気でいて死んだほうがましよ」彼女は夫にそう告げていた。

それから三年間、オレムはインターフェロンを続けた。この薬は、免疫系を刺激することによって効き目を現すもので、ある程度の期間、CML患者の白血球数を低下させるのに驚くほどの効果を示した。しかし必ずと言っていいほど、やがてCML患者に耐性ができ、白血球数が上昇を始める。あるいはまた、この薬の副作用がひどく身体を消耗させることも明らかになるはずだ。インターフェロンは免疫系の産物に由来する合成薬で、天然のそれが、われわれの免疫系を活性化させてウイルス感染に対抗する場合と同じように、免疫反応の引き金を引く。副作用にも同じようなものが現れる。インターフェロンの投与を受けた人は、発熱や悪寒、力が入らないような倦怠感をよく示す。何か月も、いや何年もインフルエンザに罹り続けているように。この薬は、ひどいうつ
もももたらす。

オレムは痩せ衰え、インターフェロンを注射するあいだも疲れることが多くなった。においというものがひどく嫌いになって、スーパーのなかを歩くのも苦痛になった。短期記憶は彼女らしくないほど損なわれた。話を途中でやめると、どこまで話したか思い出すのが難しくなってしまったのだ。非常に多くのCML患者でそんな具合だったので、インターフェロンはこの病気の決定的なトレードマークとなっていた。多くの場合、家族はがんについての詳しい話は覚えていなくても、薬がもたらすひどい副作用——疲労感、インフルエンザのような症状の持続、うつ——は覚えている。それでも、多くのCML患者と同じくオレムにとっても、この薬は十分に効いたので続けられ、彼女の白血球数は安全なレベルで維持できていた。

一九九七年、オレムの友人で、ポートランドで医療技術者として働いていた女性が、ラジオのニュースを聴いて、丘の上にあるOHSUの医師がCMLの新薬を研究していることを知った。ドラッカーは白血病・リンパ腫協会から資金を提供されており、それゆえ彼の研究に、オレムの友人は強い関心と信

頼を寄せた。そこで彼女は、オレムの代理となる看護師の役目を引き受け、すぐさまドラッカーのオフィスに電話して、オレムの電話番号を伝えた。ドラッカーはオレムと話をすると、臨床試験の候補者のリストに彼女を載せた。だが、インターフェロンが効かなくなるまでは、試験の対象となる資格はないとも彼女に言った。

一九九八年六月、ちょうどブッド・ロマインがＳＴＩ‐５７１のヒトでの臨床試験を受け始めたころ、オレムの投薬が効かなくなった。白血球数が上昇しだしたのだ。彼女の医師は、ａｒａ‐Ｃという化学療法薬を加えてインターフェロンの威力を高めてみたが、それも効かなかった。オレムの病状にずっと注意を払っていたドラッカーは、ポートランドへ来て予備検査を受けるように言った。ついに資格を得た彼女だったが、試験に参加するには白血球数が二万に達しなければならなかった。

そのときまで、ドラッカーは被験者を白血球数の上昇がゆっくりの患者に限っていた。白血球数が急上昇している患者にこの新薬が効かなかったら、患者はあっという間に亡くなり、試験への参加が無駄になってしまうと思ったからだ。それに、白血球数がゆっくり上昇している患者は、副作用が生じた場合に対処もしやすかった。しかし、ＳＴＩ‐５７１の効果を示す初期の徴候から、ドラッカーは大胆な気持ちになれた。彼にとってそれは、報道発表をするとか、結果を自分に信じさせるといった意味ではなかった。より困難な患者を参加させるという意味だったのである。

その九月、ドラッカーはオレムに、一月から試験に参加できると告げた。彼には、薬が彼女に効くかどうかはわからなかった。オレムの医師は、被験者になるという話に冷めた見方をした。「まずほかの人に試してもらいましょう」と助言したのだ。しかしオレムには、そんなに長く待てないことがわかっていた。夫のフランクは、挑戦をうながした。インターフェロンに戻る選択肢はないと知っていたし、ポートランドの優しい医師なら妻に危害が及べば治療を止めてくれると信じられたからである。余命は六か月ほどだと思い、オレムとフランクは子と孫を連れてニュージーランドへ旅行に出かけた。「家族の思い出作りの旅行でした」とオレムは語る。それは、退職後にふたりでしようと話していたことだった。

血小板数が危険なほど高くなりそうになると、オレムはニュージーランドから戻り、血球数で一九九九年一月に試験を始める資格を得た。いまや月にふたりの患者を採用できるようになっていたドラッカーは、白血球数が一週間で二万から一二万五〇〇〇にまで上昇した女性も治療しだした。このふたりの患者は大ばくちだった。STI-571で無症候の扱いやすい患者を治療するのさえ、十分興味深い話だった。もっと不安定な状態の患者でも、薬は効くのだろうか？

三週間以内に、どちらの患者の血球数も正常値に戻った。オレムは仰天した。なにしろ、友人がこの試験のことを知ったのもあくまで偶然だったし、自分は死に直面しだしたところだったのだから。一九九九年二月になるころには、試験を始めてまだ何週間も経っていないのに、元気で血色が良くなっていた。「この時点で、だれも見たことのないものを手に入れたのだと確信しました」ドラッカーは言っている。「本当にびっくりでしたよ」

それでも、ドラッカーがこの薬の効き目に自信をもつには十分とは言えなかった。毎日彼は、患者たちの面倒を見た。何か月も、ドラッカーの頭にあるのは患者のことだけだった。彼は何時間もかけて患者たちに薬の説明をし、彼らの不安に耳を傾け、できるだけそれに応え、自分のオフィスに自由に訪ねて来させた。だが、病室で患者を安心させる態度を見せる陰で、こんなつらい疑問を抱え続けていた。これはずっと続くんだろうか？　その疑問は絶えずドラッカーの心にのしかかり、彼は一瞬たりとも答えがイエスかもしれないとは考えたくなかった。

血液学的奏効は続いた。細胞遺伝学的奏効――フィラデルフィア染色体を発現する細胞の数の減少――も現れつつあったが、そこまで速くはなかった。そうした効果は維持され、副作用は一貫して同じ傾向に従い、真に忍容できないものはなかった。当初は激しい腹痛――膨張していた骨が正常に戻るときの痛み――があるが、やがてそれは治まり、水分の鬱滞で目が腫れぼったくはなる。この薬で最初の数日はたいていつらいものだったが、治療が必要となる持続的な副作用はなかった。化学療法とは天と地ほどの差があった。「問題は、あまりにも良好で本当とは思えないという点でした」ドラッカーは語る。「もし私があなたのがんを副作用なしに寛解させる錠剤をあげますと言ったら、信じられますか？」

一九九九年四月、再び手順が改められた。最初期の被験者――用量が低すぎて効き目がなかった患者――が、奏効する三〇〇ミリグラムの用量で試験に戻されたのだ。患者1のブッド・ロマインもＯＨＳＵに戻ってきた。ベーカーズフィールドの牧師もソーヤーズの臨床現場へ戻った。薬はどちらの患者にも効いた。

ロマインが戻ってきて数週間後、ドラッカーはふだんどおりの外来診療をおこなっていた。当初から彼は、どのフェーズⅠの患者とも一対一で話す時間をとっていた。彼らが薬のことを質問し、答えをもらえる機会を確保しておきたかったのだ。四月のある日、ドラッカーは、薬が効かなくなってしまうかもしれないという不安を抱えたままオフィスのドアを開けた。夢から覚めてしまう、その瞬間が怖かった。「浮かれすぎないようにしようとしていました」と彼は言っている。

ブッド・ロマインはドラッカーの向かいの椅子に座った。彼は高用量でよく効き目を現していた。血球数は正常に戻り、細胞遺伝学的奏効の徴候も見られていた。ドラッカーに調子はどうですかと訊かれると、ロマインの口から次々と言葉が転がり出た。喉の上に吊り下げられ、今にも落ちそうになっていた剣がもうなくなりました、とロマインは話した。死を待つ身だった自分が、いまや生に向かっているという実感があった。次の患者はジュディ・オレムだった。彼女はドラッカーに、将来の計画がまた立てられるようになり、希望が取り戻せました、と語った。別の男性患者は、頭上にかかっていた黒い雲が消えたと言った。薬が彼に人生を取り戻させたのだ。

ドラッカーの内心の葛藤がにわかに消え失せた。初めて彼は、目の前の事実を自分に信じさせた。患者たちの頬を涙が伝うのを見て、ドラッカーは自分も涙を流しながらようやく事実を信じていいと思えたのである。「患者さんたちのほうが私よりはるかに前へ進んでいたのだと気づきました」ドラッカーは言う。「彼らはすでに、この薬が効いて、自分の人生を変えたという事実を受け入れていたのです」

臨床試験を始める前、こうした患者たちは、もうできることはありません、残された時間は短いので、周囲に別れを告げて人生でやり残したことを仕上げてください、と告げられていた。ドラッカーにとって、その日の診療は、この薬の真価が初めて垣間見えた出来事だった。「この薬は患者たちに、なくしていたものを与えてくれたのです。希望というものを」

一部のフェーズI試験の患者には、取り戻した未来に予想外の展開もついてきた。死に至ると宣告されたとき、財産をすべて売り払い、人生を片づけて、あとから処分するものがないようにしていた人もいた。仕事をやめ、貯金も使い果たしていた。今、命を取り戻して、彼らはいきなり途方に暮れていた。それでも、だれも文句は言わなかった。生きているだけで丸儲けなのだ。

一九九九年の初め、ドラッカーを始めとする臨床担当医師はニュージャージーへ飛び、ノバルティスの米国本社で重役たちとの会合に臨んだ。急性転化を起こし、余命が数週間から数か月しかない患者にまで、試験の対象を広げたかったのである。一般的なフェーズI試験のデザインでは、そうした患者だけが被験者になれたのだが。早期の患者に的を絞っていたノバルティスの判断は、この薬についてできるだけ早く可否の見当をつけたいという同社の意向によるものだったが、それが結果的に最高の判断となった。それでもドラッカーらは、ＳＴＩ－５７１で命を救えるのなら、重症の患者に投与する必要があると考えていた。「この薬が急性転化に効くとは、私たちも思っていませんでした」ソーヤーズは語る。「でももし効くのなら、知る必要がありました」ノバルティスもそれを認めた。

こうした末期の患者が試験に参加しだしたのは、一九九九年の春だった。ＯＨＳＵとＵＣＬＡとＭＤアンダーソンでは、車椅子に乗り酸素ボンベにつながれた患者たちが、家族の手で連れ込まれた。皆、助けになる何かを求めていたのだ。だれも奇跡を望んでいたのではない。もう一、二か月でも余分に生きられればと思っていた。

効き目は、ＳＴＩ－５７１を始めて一週間もしないうちに現れだした。死を目前にしていた何人かの患者で、白血球数が低下し、回復した赤血球が増殖し、体調が良くなったのだ。顔色も戻った。力もついた。車椅子から立ち上がり、病院の外を歩けるようになった。

驚くべき結果だったが、それでほっとしてはいられなかった。この薬を、できるだけ多くのＣＭＬ患者に、できるだけ早く届ける必要があったのだ。その唯一の手だてが、フェーズⅡ臨床試験だった。新薬開発における次の段階として、フェーズⅡ試験では、治験施設や参加してもらう患者を増やし、より多くの人に薬を提供する。フェーズⅠを受けられる患者は多くて数十人だったが、フェーズⅡには数百人の患者が参加できた。ノバルティスは、慢性期患者を対象としたフェーズⅡ試験と、もっと病気の進行した患者を対象としたフェーズⅡ試験をおこなうことができた。それにこれは、薬をできるだけ広く販売できるような承認をＦＤＡから得るために、次に必要なステップだった。規制当局による審査のためにフェーズⅡのデータは少なくとも一年ぶんは必要なので、無駄にする時間はなかった。通常の臨床試験の場合、フェーズⅡはフェーズⅠが終わるまで始まらない。最初の患者たちから集めたデータを吟味し、フェーズⅡでの最適な用量と最適な手法を決める時間が要るのだ。ところがこの薬の場合、そのやり方は妥当ではなかった。「三五〇から四〇〇ミリグラムでは、どの用量でも効いていました」ソーヤーズは言っている。「それ以上続ける理由などありますか？　やめてフェーズⅡに入るべきだったのです」

一九九九年六月、ソーヤーズとタルパズとドラッカーが、ノバルティスの経営陣とフェーズⅡ試験の計画を立て始めるためにバーゼルへ向かっていたとき、ソーヤーズは、自分の慢性期患者に対する最新の遺伝子検査の結果を受け取った。彼はその紙に書かれた数をまじまじと見た。フィラデルフィア染色体をもつ細胞が、二〇のうち〇だったのだ。それは、初めての細胞遺伝学的完全寛解で、この試験の画期的な瞬間だった。発がん性の遺伝子変異をもつ細胞が全滅していたのである。だれもが――医師も、患者も、会社も――望んでいた結果だった。白血球数は途方もなく低下し、それは健康を取り戻していることを示していた。変異遺伝子の消滅は、聖書で言う神から与えられた「約束の地」のごときものだった。すでに飛行機に乗っていたドラッカーに連絡がつかず、興奮を抑えきれなかったソーヤーズは、当の患者に電話した。「あのとき私たちは、ホームランだと確信したのです」と彼は語る。

がっかりしたこともいくつかあった。ひとりかふたりの早期患者にはこの薬が効かず、白血球数が抑えられなかった。とくに劇的な失敗は、死の淵からよみがえった急性転化の患者のなかで見られた。急激に回復を遂げたあと、彼らの多くは同じぐらいすぐに元の状態に戻った。「車椅子に乗って酸素ボンベにつながれていた患者が、「それから」歩いたり踊ったりして……二週間後、また車椅子に乗って酸素ボンベにつながれていました」とソーヤーズは言う。そのぶり返しの速さとひどさに、ソーヤーズはショックを覚えた。とくに、この薬の効き目の高さに大喜びしたあとでそうなったことに。

ソーヤーズは、末期患者で何がうまくいかないのかを知りたかった。なぜ彼らは、最初薬がよく効いてから、ぶり返すのだろう？　こうした患者と慢性期の患者では、何が違うのか？「どうしてもその分子的基礎を理解する必要がありました」とソーヤーズは語る。そこで彼は、フェーズⅠに続いてフェーズⅡの試験を続けながら、ラボへも戻った。末期患者のことを理解すれば、フィラデルフィア染色体があるのにＳＴＩ-５７１がまったく効かないまれな慢性期患者についても、知るヒントが得られるのではないかと考えたのである。

失敗は主に急性転化を起こした患者に集中しており、まれだった。たいていは、奏効が持続した。薬が効き続ければ、ＣＭＬ患者も、日に一度小さな錠剤を飲むだけで、ふつうの健康な暮らしをすることができた。

しかし、だれも「治癒」という言葉は使わなかった。フェーズⅠ試験で示された結果は、この薬が命を延ばすことの証明になってはいなかった。本来、この薬の臨床的効果は、延命するのか症状を和らげるのか、またそれをどのぐらいするのかによってしか、評価できない。血液学的奏効や細胞遺伝学的奏効は代用評価項目で、薬が理論上は生存期間を延ばしたり苦痛を和らげたりするはずだということを代わりの指標として示しているにすぎないのだ。白血球の過剰こそが最終的にＣＭＬ患者の死をもたらすということを考えれば、そうした数とともに、病気の原因として知られる遺伝子変異をもつ細胞の数を調べれば、薬の効果を示すかなり信頼性の高い指標にはなると思われた。だがそれは治癒ではなかった。患者が薬を飲むのをやめたら、病気が再発したのだ。もっと端的に言えば、ＳＴＩ‐５７１が、その薬を飲まない場合に比べ、ＣＭＬ患者が長く健康に生きるのに役立つかどうかは、すぐに確かめられたのである。

それでも、患者や臨床医にとって、結果はすでにあらゆる合理的な期待をしのいでいた。血球数は回復し、悪性の遺伝子は消えつつあった。患者は快方へ向かっていた。いよいよフェーズⅡを始め、世界にこの薬のことを知らせるべき時が来ていた。

27　チャットルームでの話

フェーズⅠの患者は、次第に自分たちが特別な存在であることに気づいていった。オレゴンでは、患者が互いに友達になり、一九九九年の夏に毎月会合を開き始めた。一緒に食事をして、病気のことや、どうやってドラッカーのもとへたどり着いたのか、どんな具合かを話し合ったのだ。互いに仲間内の言葉で話し、「ＦＩＳＨ」や「血球数」といった単語には自分たちの生存がかかっていた。科学を知ることがなぜか今は自分たちの仕事であるかのように、それに責任感を覚えていた。彼らはふつうの人々だったが、血液のがんと診断され、気づけば珍しい立場に置かれていた。まったく新しいタイプの医療の最初の被験者という立場に。

会話はオンラインに場を移した。一九九〇年代の終わり、インターネットのチャットルームはまだ生まれたてだった。この種のフォーラムはCMLのコミュニティにはうってつけで、病気について、治療について、副作用への対処の仕方について、メンバー同士で情報交換することができた。経験を積んだ患者は、大変な思いをして手にした知識を他人に伝えられることがうれしかった。多くの場合、地元の支援グループには、あらゆるタイプの悪性腫瘍と戦う患者が含まれていた。CML患者は国じゅうでもめったにいないので、単独では地元の支援グループができていなかったのだ。しかしオンラインなら、会話をこの病気に限ることもできるので、話ははるかに興味深く、役立つものとなった。患者は掲示板への書き込みで知り合い、自分たちの病気や余命に対する感情面の困難についても隠さず話した。互いに相手の経験していることがそっくりそのままわかる人間で構成された支援グループなのだった。

ロバート・ニールという男性が、母親がCMLと診断されてEgroup.comに開設した掲示板は、数あるオンラインのCMLフォーラムでも最初に登場したものだった。活動的なメンバーは数十人だが、読むだけで発言しない人がたくさんいて、投稿される情報を吸収していた。そのグループのなかに何人か、フェーズI試験に参加していた患者もいた。当然、彼らは自分の試験結果を投稿し、医師との会話の内容を詳しく書いた。体の具合についても語った。彼らが書き込んだのはほとんど良いことばかりだった。

掲示板はだれにでも公開されていた。治験担当医師たちは、フォーラムの存在を知って、いきなり新しい状況のまっただなかに放り込まれているのに気づいた。インターネットによる情報のシェアという状況だ。

毎日、治験する医師は、長時間の診療を終えて帰宅すると、患者とのプライベートな会話が一語一語に至るまでオンラインで書き込まれているのを目にした。その情報は、化学療法やインターフェロンと苦闘していて、新薬の試験のことを知らなかったり治験施設へ行けなかったりしたＣＭＬ患者に、希望を与えていた。ワールド・ワイド・ウェブのおかげで、多くのＣＭＬ患者が、いまやこの新薬について主治医よりもよく知っていたのである。

そうした好評が、試験に参加していない患者の要求をかき立てた。ほどなく、ドラッカーとソーヤーズとタルパズのもとに、世界じゅうの何百人ものＣＭＬと診断された患者から連絡が押し寄せた。インターネットで試験について知り、信じられないようなデータを目にして、自分も参加したいと言ってきたのだ。

それまで、ウェブで知識を身につけた患者を相手にすることは、あってもごくわずかだったので、治験する医師はどう答えるかについて何も考えを用意していなかった。患者に話すことはなんでも津々浦々に広められるのだと意識して、診療時に語る内容を手加減するべきなのだろうか？　それが賢明かもしれなかった。だが、薬は効いていたのだ。なぜそれをだれもが知ってはならないのか？　それに、診療時の会話を検閲するようなことは、彼らの流儀ではなかった。ドラッカーはずっと、いつでもどんな質問にも応じられるようにしていたし、その開放的な雰囲気は、彼のフェーズⅠ試験の患者たちのあいだの親密さに元来備わっていたのである。

治験担当医師たちは、こうした評判が別の目的にかなう可能性はないだろうかとも考えた。当時、次の臨床試験の準備をすべきだったのに、ノバルティスの動きは鈍かった。ひょっとしたら、がんを消しつつあるこの新薬にかんする自由な会話が、ノバルティスにはっぱをかけてくれるかもしれなかった。「必要なのは……ノバルティスがプレッシャーを感じ、うんとがんばって、本気でプロジェクトを進めるということでした」とソーヤーズは語っている。

プランは、ソーヤーズが思ったとおり、三種類のフェーズⅡ試験を始めるというものだった。慢性期を対象とするのがひとつ、加速期を対象とするのがひとつ、そして急性期を対象とするのがひとつだ。フェーズⅠ試験と同じく、こちらの試験も、すでにインターフェロンを試し、忍容できなかったか効かなくなった患者に限定された。がんの薬は、全部の病期に対して承認されることはめったにない。むしろ、その薬を試した個々の集団に対して承認されるのだ。FDAがこの薬を――かりに承認するとして――最初に承認する場合、適応の対象は現時点で最良の治療法が効かない患者となるだろう。先述の三種類のフェーズⅡ試験では、参加する患者が合わせて一〇〇〇人に達し、そうした承認に必要な証拠が提供できるはずだった。そのあとはフェーズⅢとなり、この長期にわたる大規模な試験では、診断されたばかりの患者に、STI-571か、インターフェロン+ara-Cのいずれかの治療を無作為に割り当てる。フェーズⅢで初めて、この薬を、ほかのどのCML治療も施していない患者に試すことになる。

だが問題がひとつあった。ノバルティスの経営陣によれば、まだフェーズⅡ試験を始められるだけの量の薬がないのだという。しかも、いつ十分な量になるかもわからなかった。ソーヤーズは、掲示板の会話が、ノバルティスで評判を気にする連中の論議を巻き起こしてくれるのではないかと考えた。

毎日、フェーズⅠ試験に参加できた幸運なメンバーから新しい投稿がなされた。毎日、OHSUやUCLAやMDアンダーソンに、試験への参加に関心のある患者から電話があった。そして毎日、彼らに言うべきことはとくになかった。被験者は満員だったし、それ以上薬もなかったのだ。彼らは待たなければならなかった。

28　自分たちが生きるために

フェーズIからフェーズⅡへの移行がすばやかったために、ノバルティスは、治験担当医師が試験を始めたいときまでに、十分な量のSTI－571を作れなかった。フェーズI試験用には、数キログラムのSTI－571が作られていた。フェーズⅡでは、開始するだけでも数百キログラムは必要になるだろう。臨床医とノバルティスの人間は一九九九年の二月からフェーズⅡ試験について話し合っていたが、夏になって初めて、会社は薬が不足することに気づいた。「彼らは、成功ではなく失敗を予定していたのです」とドラッカーは言っている。そんなつもりだったから、会社は次のステップに備えていなかったのだ。

フェーズI試験は、薬が効くかどうかをすぐに判断できるようにデザインされていただけではなかった。多くの人は効かないだろうと思っていたのだ。そう思ったのも無理はない。一般にフェーズIで試される化合物のうち、一〇パーセント未満しか最終的にFDAに承認されない。この化合物――STI－571――は、毒性試験でイヌを死なせていた。キナーゼを標的にする戦略は、まだ試されたことのないものだった。会社のなかにもどんどん先へ進めと後押しする者はいたが、再び市場の現実を指摘して気勢をそぐ者もいた。売上の見通しははっきりつかず、成功に賭けるより失敗に賭けるほうがはるかに穏当な状況だった。一九九九年の夏を迎えるころには、こうした見込み違いが会社に悪影響を及ぼし、画期的な治療を必要な患者に届けるのが遅れてしまっていた。

一九九九年の夏にフランスのボルドーで開かれた会合で、ドラッカーはそれまでのフェーズI試験で得たデータの一部について話した。ジョン・ゴールドマン——最初の臨床試験の担当から外されていたイギリスの白血病の専門家——も、聞き手のなかにいた。自分が耳にした内容に驚いた彼は、ジョン・フォードに、いつからこの化合物を自分の患者で試験できるのかと尋ねた。ゴールドマンはこう言われたことをあとで思い返している。「それが、ノバルティスには開発を進める予定がないんだよ。たぶん二、三年はね」そこでゴールドマンは、当時ノバルティスのCEOだったダニエル・ヴァセラに前進をうながす手紙を書いたが、返事はなかった。

ドラッカーは、プロセスを加速させるためにできるかぎりのことをしていた。彼にとって、ノバルティスの唯一の窓口はフォードで、フォードは会社の言うことに縛られていた。

「だれに話せばいいんですか、これを加速しようとしたら？」ドラッカーは訊いた。

「私です」フォードは答える。

「あなたの上の人たちは？　こちらから彼らと話せますか？」ドラッカーはたたみかけた。

「無理です」フォードにそう返されたのをドラッカーは覚えている。

「でも、あなたは薬の供給不足を解決しようとしていないじゃないですか」

ドラッカーにできることは何もなかった。それがわかっている自分もいた。「新しいがん治療法で、新しいタイプの薬で、市場の狭さが予想されることを考えれば、まともな人ならだれがそんなプロジェクトに莫大な時間と労力をかけたがるでしょう？」のちに彼は言っている。しかし、いまやフェーズIのデータがあるので、その考えを改めるべきときだった。「私たちは急速に事を進めていたので、ノバルティス社内に擁護してくれる人間が必要だったのです」

ドラッカーはイライラして仕方がなかった。もう電話のできるあてもない。話せる相手で、ノバルティスを動かせるような人間はいなかった。彼は、薬を求める患者のリストが延びていくのをただ眺めていることしかできなかった。

それと、走ることだ。マラソンを始めた。走って通勤した。急な坂をのぼってOHSUへ。長時間の診療を終えると、走って家へ帰った。まるで、臨床の場でほしがっていたスピードが、代わりに出せる場所を求めていたかのように。だから彼は走った。

ヴァセラの話は違っている。「薬の不足ではありませんでした」と彼は語る。それに、実験薬にとってそんな状況は珍しくはなかった。「違うんです」ヴァセラは、フェーズⅡの最初にたくさんの量が必要になることについて述べた。STI-571での唯一の違いは、通常よりずっと早く必要が生じ、会社に「予想外に高い需要」をもたらしたという点だったらしい。この薬のフェーズⅡ試験は、ことのほか早く、フェーズⅠが終わりもしないうちから始められた。そんなスケジュールは予期しておらず、会社には必要な量の薬を作る時間が十分になかったのである。

ヴァセラは社内で抵抗が続いていることを認知しながら、自分がリスクをとることがどんなに大事かもわかっていた。当時開発チームのヘッドだったイェルク・ラインハルトは、あれやこれやのデータがないとか製造能力が足りないとヴァセラに告げ、慎重に事を進めるように主張していた。しかし、フェーズⅠの結果を見ていたヴァセラは、そのまま続けようとした。「さあさあ」彼はラインハルトに言った。「どんどん進めるんだ」ラインハルトがコストの不安を明かしても、ヴァセラはささいな問題だと退けた。「問題は、だれかが積極的にリスクをとって、失敗の責任を負うことを受け入れないといけないということでした」とのちにヴァセラは語っている。彼自身言うように、この薬を前臨床試験の段階から臨床試験へもっていかせた最初の介入以降、ヴァセラはずっとこの薬の擁護者だった。十分な量の薬を作るために必要なこまごました作業の管理には関わらなかったものの、彼は自分からＳＴＩ－５７１の開発のリスクをとったことで、責任が降りかかる人々を援護したのである。

一九九九年八月、加速期と急性期の患者を対象としたフェーズⅡ試験が始まった。ノバルティスは、その人数に対して十分な薬をなんとか製造した。そこそこの量が確かに作れるのなら、そうした患者に薬を与えないのは倫理にもとると思われたにちがいない。そこで、加速期や急性期のＣＭＬ患者は、無制限にフェーズⅡ試験に登録することができた。

だが、慢性期の患者に対する試験は、まだ開始されずにいた。この早い段階の患者は、自分が治療を始める前に白血病が進行してしまうことを危惧していた。あとの段階になればこの薬を飲めることが保証されてはいても、そうなったら遅すぎるかもしれないので、だれもその段階まで待ちたくはなかった。彼らは、一番多くの人に効果がありそうなときに投薬を望んだのである。「彼らの見方は」ドラッカーは電子メールでこう記している。「ノバルティスは実質的に『死の床戦略』を巧みにこしらえたというもの［でした］」ノバルティスが急性期と加速期を対象とするフェーズⅡ試験を始めたのは、開発が進んでいる証拠だったが、インターフェロンに頼る慢性期の患者は、もっと良いと思う治療をなるべく早く受けたがっていたのだ。

ドラッカーのリストでＳＴＩ－５７１の投与を望んでいる患者のひとりに、スーザン・マクナマラがいた。一九九八年三月、三一歳のときに、骨の痛みを感じだし、一気に七キログラム近くも体重が減った。血液検査で、白血球数は三八万と判明する。CMLだった。骨髄移植の成功率の低さに呆然として、マクナマラはインターフェロンを選択した。しばらくはその治療が効き、白血球数が下がったが、やがて具合が悪くて働けなくなったので、仕事を辞めざるをえなくなった。毎日、自分でインターフェロンとara-Cを注射し、日ごとに体調が悪くなっていった。落ちこんで、眠れず、髪が抜けていく。ほとんど食べることもできず、体重は減り続けた。

マクナマラは、CMLの情報をオンラインで検索するうちに、Egroup.comのフォーラムに出くわした。そして、STI-571のフェーズI試験に参加した数少ない患者による投稿を読んだ。その試験結果は励みになり、患者たちは具合がいいと報告していた。そのころにはベッドと数十センチ離れたコンピュータが中心の暮らしになっていたマクナマラは、そうした言葉にすがりついた。

被験者となった患者は、しばしば試験の経過について事細かに語った。治験担当医師たちがこの薬について話し合う会合に出席した人は、自分の聞いたことをフォーラム上で報告した。だれもが前向きに話していた。マクナマラは担当の医師たちに臨床試験への登録について尋ねたが、医師たちは彼女をがっかりさせた。フェーズIを通った薬なら一〇〇万ぐらいある、と告げたのだ。なぜこの薬がほかとは違うと言えるのだろう? それでも、彼女は自分が読んでいる話を無視できなかった。投稿を読んでいた非被験者のCML患者は皆、自分も参加したがり、病気がぶり返すまで待たないといけないこともわかっていた。なかには知恵を絞って、白血球数の上昇に歯止めがきかなくなる前でも、これ以上インターフェロンの副作用に耐えられないと訴えるなど、手続きを早める方法を見つける人もいた。被験者の資格を得る基準を知っていたので、自分に資格を与えさせたのだ。

マクナマラにとって、病気のぶり返しはひどく現実的な話だった。一九九九年一〇月、彼女への治療が効かなくなったのだ。治療を始めておよそ六か月後、血小板数が危険なほど低下した。インターフェロンとara-Cの用量を減らしても改善しなかった。彼女には、CMLが加速期に入るのも時間の問題にすぎないとわかっていた。三三歳を前にして、マクナマラは一年以内に死んでしまいかねない状況にあった。

彼女は、フェーズI試験の患者によるオンラインの報告をプリントアウトして、医師たちに見せた。とうとう彼らも連絡をとってみようと言った。だが良い知らせはなかった。臨床試験は満員で、登録は締め切られていたのだ。

すっかり絶望したマクナマラは、ドラッカーに電子メールを送って自分の話をした。すると八時間もせずに返事が届いた。ドラッカーは同情したが、薬が足りないのだと彼女に告げた。四、五か月すれば次の臨床試験に登録できるかもしれなかったが、ドラッカーにはそうなるともはっきり言えなかった。「最終的に中止になるおそれもあると心配しているのです」マクナマラはこう言われたのを覚えている。「ひょっとしたら、患者としてあなたが何かできるかもしれません」

その瞬間、病の深みにはまっていたマクナマラに一条の光が差し込んだ。ドラッカーの言葉が「私の心に火をつけました」と彼女は言っている。「私を救える薬があるのに手に入らないなんて話はありませんもの」

マクナマラはベッドに横になりながら、自分にできることを考えてみた。本当に効果がありそうな大きなことを。そしてインターネットで見たものを思い出し、効果があるだろうかと考えた。オンライン請願だ。

当時、それはまだかなり目新しいアイデアだった。家庭からウェブへの接続は、一九九〇年代の終わりには珍しくなくなっていたが、今では当たり前になっている技術革新の多くはまだもたらされていなかった。広告のすべてにURLが入っているわけではなかったし、なんでもオンラインで見つかるわけでもなかったし、ウェブサイトは今日のように患者の主張の手段になってはいなかった。インターネットはソーシャルメディアとして離陸しておらず、その社会変革を起こす潜在的な力は予見されていなかった。確かに、被験者となった患者たちが、STI-571での経験を事細かに書き込み、自分の健康状態や私生活について詳しく明かしてはいた。しかし、そうした投稿を読んだ人々が、自分たちも薬を手に入れるためにオンラインで行動を起こすことはなかった。これまでにないオンラインの同盟を生み出すということは意図していなかった。彼らの大半は一九八〇年代にエイズ危機を目の当たりにして、患者が結束したときに発揮しうる力を知っていたが、このがんは違っていた。まれな病気で、流行病ではなく、動機の背後に社会的非難もなかった。彼らは怒ってはいなかった。ただ薬がほしいだけだった。

オンラインのCMLのコミュニティは、すぐにマクナマラのアイデアを受け入れた。STI-571の製造のスピードアップを求める請願が、一九九九年九月二一日にネットに掲載された。三週間以内に三三〇〇人がそれに署名し、署名はなお増え続けた。患者、介護者、友人、介護者の友人が皆、ノバルティスにもっとSTI-571を作って必要な患者に届けてもらうこの要求のためにログオンした。Egroupの掲示板のメンバーは、その請願を添えた手紙をしたため、宛名を当時ノバルティスの会長兼CEOだったダニエル・ヴァセラとした。手紙にはこう書かれていた。

> インターネットでの広範なやりとりによって、多数のCML（慢性骨髄性白血病）患者が、ノバルティス製造の新薬STI-571のフェーズI・フェーズII試験の結果を熟知しております。情報

のソースはさまざまで、この薬にかんする公表論文、専門家の会合で配られた資料、試験に参加している相当な数の患者による直接の経験や知識などです……

周知のとおり、この薬は現在のところ重大な毒性を示しておらず、試験結果は、血液学的奏効と細胞遺伝学的奏効の両方の点で、この初期の段階において申し分のないものです。……薬が臨床試験の途中であることも明確に認識しており、この比較的初期の段階では注意を要することもわかっております……

それでも、請願に署名したわれわれの多くは、この新薬の根底にある作用機序は基本的に正しいと確信しております。……新薬が一部の患者にとって機能的治癒をもたらす可能性は、現在までの結果にもとづけば、ないとは申せません……

この新薬の高い有望性ゆえ、薬の供給が不十分なために、現時点での証拠から保証できるほど迅速には試験を拡大できないという（さまざまなソースからの情報にもとづく）話に、われわれは心配をつのらせて参りました。……数多くのCML患者が困難な治療を受けておりますが、場合によってはかなりの苦痛をともない、決して結果が保証されているわけでもありません……

そこでわれわれは、あらゆる手を尽くして十分な量のSTI-571を作り、治験担当医師によるこの新薬のテストから承認への流れを決して止めないようにすることを、あなたに保証していただきたいのです。

一九九九年一〇月、ノバルティスへメッセージを送るときが来ていた。そのころドラッカーは、その年のアメリカ血液学会（ASH）の会合へ向けて準備をしていた。その会合で、それまでのフェーズI

試験の結果を発表することになっていたのだ。最初の数か月ぶんのデータはすでに一九九八年のＡＳＨの会合で発表されていたが、いまや試験は一年以上続けられていた。八月に治験担当医師たちが試験結果を提出したとき、三〇〇ミリグラムの用量で六か月ぶんのデータが上がっていた。それが見事なまでの奏効だったので、ＡＳＨの審議会はドラッカーを招き、本会議で研究結果を発表してもらうことにしたのである。それは、その学会が与える最高の名誉だった。四年前、ドラッカーはおよそ五〇人の聴衆を前に前臨床試験について発表をおこない、だれかが興味をもってくれればと願っていた。ところが今度は、世界じゅうから集まるおよそ二万人の臨床医の前で話すことになるのだ。大手の報道機関はどこも、彼の報告をニュースにするはずだった。

ＳＴＩ‐５７１の投与を求めていたＣＭＬ患者も、会合のことを知っていた。そして、この命の薬がもっと広く手に入るようにするのに長くかかっていることについて、ノバルティスを問いただすのに申し分のない機会になると思った。ＡＳＨの会合のさなかに彼らがプレスリリースを出せば、ノバルティスは厳しい目を向けられるようになり、できるだけ早く薬を提供する以外に選択肢がなくなる。請願をノバルティスにだけ送り、プレスリリースを出さなければ、十分に危機感を煽れないかもしれなかった。患者たちは、ドラッカーが大好きで、いつでも彼の意見に従っていたので、彼にあいだに入ってもらうように頼んだ。

ドラッカーは葛藤した。請願が公になれば、ＡＳＨの会合でＳＴＩ‐５７１にまつわるメッセージは薬の不足となってしまう。だがこの会合は、薬の試験結果が初めて正式に公になる場だった。メッセージは、このいまだかつてない大発見となるべきではないのか？　そこで患者たちにプレスリリースを出さないほうがいいと告げた。

ドラッカーの忠告は、戦略的でもあった。請願は彼に、ある程度ノバルティスに対する影響力を与えてくれた。ほしくて仕方のなかった影響力だ。彼は経営陣に、患者たちから手紙が届きますよ、と注意をうながした。そしてまた、ノバルティスからフェーズⅡ試験についてアナウンスが必要だとも強調した。「私が発表をするのなら、こうした患者が参加できる臨床試験を用意しないといけません」とドラッカーは説いた。経営陣の意識を、新たな試験が予定されていない場合に、メディアから悪夢のような仕打ちを受けるということに向けさせたのである。

ノバルティスはメッセージを受け取った。一九九九年一一月二日、マクナマラの三三回目の誕生日に、彼女はドラッカーから電話を受けた。「スーザン、今ノバルティスと電話を終えたところなんですけど」ドラッカーは言った。「あなたの請願が効きましたよ」ノバルティスが、生産を加速して来月あたりに試験を開始することを承諾したのだ。一週間後、マクナマラのもとへ、同社を代表してジェームズ・シャノンから次の試験の開始を正式に認める手紙が届いた。「国際的な多施設フェーズⅡ試験が計画されており、遅くとも二〇〇〇年一月には登録を開始します」シャノンは記していた。「現在は薬の供給力による制限がありますが、ノバルティスは、十分な量の薬剤をできるだけ早く供給できるよう、大いに力を尽くしております」CMLの患者たちが、自分を救ってくれる望みを抱いた薬を救ったのである。

ヴァセラの話では、ノバルティスはすでに慢性期のCMLを対象としたフェーズⅡ試験へ向け、STI-571の生産を強化していたという。わが社が有益な可能性を秘めた薬の開発を積極的に進めていなかったことなどありえない、と。「[患者たちの]前で、『命を救える可能性のある薬があるのですが、開発を進めてはいません』などと言えますか？」と彼は尋ねている。明らかにばかげた考えだと言わんばかりに。ヴァセラには、その薬の恩恵を受けられそうな患者がいることがわかっていた。そしてまた、新薬開発という仕事では、「成功より失敗が多い」こともわかっていた。失敗のリスクは、製薬企業での仕事には付き物なのだ。

数年後のヴァセラによれば、ノバルティスはずっとＳＴＩ‐５７１の生産を計画していた。マクナマラの請願は、事態を加速させるために少しばかり会社を小突いたにすぎなかった。供給が遅れたのは、あくまで試験が早く進みすぎたためであって、会社の腰が重かったりＳＴＩ‐５７１を完全にお蔵入りにしたりしていたせいではなかったというのである。

「ドラッカー先生は、その薬がゴミ箱行きで、もう表に出るはずはなかったというほうの立場をとるでしょう」マクナマラは言っている。「私には知りようがありませんが」

29　奏効率一〇〇パーセント

数週間後、ドラッカーはＡＳＨ本会議の演壇に立っていた。一年前の予備データを見て、ドラッカーが今回発表する結果を察していたニュースメディアは、ＡＳＨに対し、規制を解いてデータを公開し、新聞やテレビで金曜日、ドラッカーの発表の二日前にその試験について報道できるように求めた。開会するころには、その薬はアメリカの主要各紙ですでに大きく報じられ、会議の出席者は皆、チロシンキナーゼ阻害を話題にしていた。がんや血液の医師や研究者が座席を埋めつくすニューオーリンズ・コンベンションセンターの大ホールでスポットライトを浴びながら、ドラッカーはそのときのために用意したスライドを見せた。彼の中西部独特のゆっくりした話し方が、控えめな態度をいっそう引き立てていた。多くを語る必要はなかった。数値そのものが語っていたのだ。

ドラッカーは聴衆に結果をひととおり示した。試験に参加した患者はすべて慢性期のCMLで、芽球は一五パーセント未満だった。全員が、インターフェロンは効かなくなっており、三か月治療しても血液に有意な変化はないか、一年経ってもフィラデルフィア染色体をもつ細胞の数が変わらないか、前にどんな奏効があったにせよそれを失ったか、あるいは薬が忍容できなくなっていた。被験者は皆、STI-571の投与を始める前に少なくとも一週間、治療をやめていた。

ドラッカーの報告では、治験は標準的な用量漸増試験だった。一一の用量レベルが試され、二五ミリグラムから始まって、ASHの会合のころには六〇〇ミリグラムに達していた。試験に参加した六一人の患者の平均年齢は、五七歳だった。彼らは平均で一九〇日間、STI-571を服用し続けていた。罹病期間はさまざまだった。診断を受けてから一年以内に試験に参加した人もいたが、少なくともひとりはCMLになってから一三年以上経っていた。

ドラッカーはまず毒性を明らかにした。「用量制限毒性は認められず」とスライドには書かれていた。何人かの患者は、軽度の骨髄抑制を起こした。骨髄内の活動が低下し、その結果、赤血球や白血球の産生が減ったのである。四〇パーセントは軽い吐き気を覚えたが、体がその異物に慣れるうちにそれもなくなっていった。筋肉の痙攣や――たいていは目のまわりの――腫れも多少あったが、その程度だった、と彼は聴衆に言った。

ドラッカーがリモコンのボタンを押すと、背後のスクリーンに映し出されたスライドが変わる。「血液学的奏効」とある。グラフには、各用量でどれだけそうした奏効が見られたかが示されていた。二五および五〇ミリグラムでは、何の変化も見られない。八五ミリグラムでは、四人にひとりの患者に奏効が見られた。一四〇ミリグラム以上では、一〇〇パーセントの患者——そこまでの試験全体に参加していた五一人の患者すべて——に血液学的奏効が認められた。聴衆は息を飲んだ。

ドラッカーは再びボタンを押す。今度は「血液学的完全奏効」だ。聴衆の視線がいっせいに、ドラッカーの背後にある巨大なスクリーンの下のほうへ向かった。三〇〇ミリグラム以上投与された患者では、全員に血液学的完全奏効が認められていた。彼らの血液は、すっかり正常な状態に戻っていたのである。

白血球数の変化を示すグラフは、試験が進むにつれ数が増えなくなり、ついには二万以上から一万をはるかに下回る数にまで急落することを示していた。治療を開始した当初一〇万近くだったひとりの患者は、六〇〇〇程度になっていた。その意味は明白だった。聴衆のだれもが、一万未満が正常と見なされる値だと知っていた。

ドラッカーがまたリモコンを操作した。スライドは「細胞遺伝学的奏効」に変わる。五か月で、四五パーセントの患者——三〇〇ミリグラム以上投与の二〇人のうち九人——に細胞遺伝学的奏効が認められていた。小奏効から大奏効、完全奏効まで幅はあったが。フィラデルフィア染色体をもつ白血球の数は激減し、一部の患者では完全に消滅していた。

ドラッカーはデータをまとめたスライドを見せ、最後のスライドは、研究をサポートし、ここまでの薬にしてくれた多くの人への感謝で締めくくっていた。エリザベト・ブーフドゥンガー、ユルク・ツィマーマン、アレックス・マター、ニック・ライドン、OHSUにおけるドラッカーの研究室のメンバー、グローヴァー・バグビー、ジョン・ゴールドマン、チャールズ・ソーヤーズ、モーシェ・タルパズ、トム・ロバーツ、ジム・グリフィン。彼らの多くは、発表に釘づけになった聴衆のなかにいた。

ドラッカーは、ご清聴を感謝しますと言って発表を終えた。ホールに万雷の拍手が鳴り響いた。

30 良い緊張に満ちて

ノバルティスがフェーズⅡ開始の決定を下すと、ＳＴＩ‐５７１を取り巻く社内の雰囲気は一変した。ずるずる引き延ばしになっていたのが、自由裁量権を与えられ、スケジュールも明確になったのだ。「ノバルティスが支援に回ると高速列車になり、こちらはただ身をかわすばかりになりました」そう語るドラッカーは、会社の方向転換はヴァセラのおかげだと考えている。十分な量の薬をできるだけ早く作るために、会社は出費を惜しまなかった。薬の生産は、一度に少量のＳＴＩ‐５７１しか作れないバーゼルから、南アイルランドにあるコーク州リンガスキディの製造工場に移管された。リンガスキディは、それまで承認済みの薬の生産のみに使われ、パイプラインの薬には使われたことがない。数百キログラムのまったく新しい化合物を、できるだけ早く製造するために、工場はフル稼働を余儀なくされた。工場のチームは週七日、二四時間態勢で働いた。

ドラッカーが予想したとおり、一九九九年のＡＳＨの会合で発表されたフェーズⅠの結果は、とてつもない期待を生み出した。にわかに、「何もかも明日までにやらなければいけなくなった」とルノー・カプデヴィルは回想している。彼はフランス出身の小児血液学者で、一九九七年にノバルティスへ入社し、二〇〇〇年にＳＴＩ‐５７１臨床試験の指揮を引き継いでいた。

ＳＴＩ－５７１の生産を加速する決定をもたらしたのは、できるだけ多くの患者に試験が受けられるようにする必要性だった。だが、いざ会社が薬の開発推進を明言すると、すぐに別の必要性に迫られた。できるだけ早くＦＤＡに審査してもらう必要性だ。ＦＤＡは、自分たちが承認した薬を医師がどのように使用するかは規定しないが、製品をどんな表示で売るかを規定する。ＦＤＡによる承認は、製薬企業に対し、その承認で指定した効能を薬について謳う許可を与えるものなのである。製薬企業は、ＦＤＡの承認を受けるまで、製品を合法的に市販することはできない。ＳＴＩ－５７１の臨床試験のデータはすべて、ＦＤＡの医薬品評価研究センターへ審査のために送らなければならなかった。一九九〇年代の終わりから二〇〇〇年代の初めにかけて、ＦＤＡは有益な新薬の審査に時間がかかりすぎるとのそしりを受けており、ノバルティスも承認までの道のりは長いかもしれないと思っていた。臨床試験は投資がすべてであり、そのためにノバルティスは数百万ドルを費やしていた。承認を受けるまで、ＳＴＩ－５７１によってただの一ドルも得られないのだ。

会社はＳＴＩ－５７１の開発に積極的に取り組むようになったが、ＣＭＬの希少性はなお問題だった。ＳＴＩ－５７１が特許薬となっても、やがては特許が切れる。特許が切れたら、儲けもなくなる。「特許権を失えば、一般に売上の九〇パーセントが数日以内に奪われます」ヴァセラは語る。「消えてなくなるのです」特許が切れたとたん、ジェネリック薬メーカーがその薬の構造式をもとに自社の錠剤を作れるようになる。ＳＴＩ－５７１の場合、特許の重圧はいっそう強かった。独占期間に処方される数が、通常より少ないはずだからだ。ＣＭＬが希少なら、売上は、臨床試験を経る一般的な薬の場合よりはるかに少なくなる。ＳＴＩ－５７１はまだ承認すらされていなかったが、なるべく多くの金を搾り取れる手だての画策を待っている時間もなかった。第一に企てるべきは、薬の承認をできるだけ早く得て、ノバルティスが薬の構造式に対する独占的権利をもっているうちに最大限売れるようにすることだった。

ＳＴＩ‐５７１は、そうした薬として初めて臨床試験を受けるものではなく、ＦＤＡは、そのようにまだ応じられたことのないニーズに挑む薬のためのメカニズムを用意していた。フェーズⅡが始まる前に、ＦＤＡはファストトラック（優先審査）指定を許可し、承認のプロセスを加速していた。通常は、規模の小さなフェーズⅠとそれより大きなフェーズⅡのあとで、新薬はフェーズⅢ試験を経なければならない。フェーズⅢでは、現状でベストの治療法とじかに比べられ、そのうえでＦＤＡは承認を検討することになる。ＳＴＩ‐５７１の場合、それは、患者を実験薬で治療するグループとインターフェロン＋ａｒａ‐Ｃで治療するグループに無作為に割り振り、数年後に奏効を比較する大がかりな試験となってしまう。しかしこれまでのデータはあまりにも有望なので、そんなに長くは待てなかった。現状でベストの治療はたいしたものではないから、フェーズⅢの完了までＳＴＩ‐５７１の承認を遅らせるのは、倫理にもとるように思われたのである。

ファストトラック指定によって、ノバルティスはＦＤＡとのつながりを深め（会合も、文書のやりとりも、協力も増して）、臨床試験のプロセスを加速できるようになった。ＳＴＩ‐５７１はＣＭＬ患者に必要な治療の選択肢を新たに与えてくれたので、ＦＤＡはノバルティスに対して積極的に時間を割き、承認審査に備えて必要なことを丁寧に指導した。

そのような迅速承認制度のおかげで、ノバルティスは、ＦＤＡの審査のためにフェーズⅡのデータを提出し、フェーズⅢは薬が承認された場合に完了させるという取り決めができるようになった。フェーズⅠおよびⅡは短期間のシングルアーム（単一群）試験――つまり、すべての患者が同じ治療を受けるということで、フェーズⅢのような二群のうちのひとつが無作為に選ばれるのとは異なる――なので、結果に十分な威力はない。それでも、フェーズⅢでなくフェーズⅡのデータを提出する利点はとても大きかった。開発期間を数年削れるのだ。迅速承認では、FDAは、血液学的・細胞遺伝学的奏効の代用評価項目をもとにSTI-571を審査する。血球数やフィラデルフィア染色体をもつ細胞の数の変化だけでは、薬が本当に効くことの証明にはならないが、その方向性は強く示していた。迅速承認の状況では、そうした数値と副作用のデータがあれば、FDAの審査には十分となった。こうした条件付き承認でも、標準的な承認とまったく同じ販売の自由が与えられた。

この特別な態勢になっても、ノバルティスにはまだ、薬の承認を申請する前に、一年ぶんのフェーズⅡのデータが必要だった。ノバルティス――とくにグローバル開発チームのヘッドだったイェルク・ラインハルト――は、二〇〇〇年一二月までにFDAにデータを提出しようと躍起になっていた。二〇〇〇年一二月というと、ブッド・ロマインが最初の二五ミリグラムの錠剤を服用してからまだわずか二年半後である。そのスケジュールは、平均的な薬剤開発より少なくとも一年は短かった。この錠剤は、すぐに作ることを求められていたのだ。

STI-571は、集中的な多段階のプロセスで製造される。ユルク・ツィマーマンが何年か前に作ったときに考案した複雑な連鎖反応に従い、原材料を溶媒に入れて混ぜ、熱して蒸発させ、凝縮させたのちに濾過して、いくつかほかに面倒な化学反応を経て、最終的に粉末が析出する。さらにその粉末を挽いて錠剤にするのも時間がかかる。ちゃんとした薬なら皆そうだが、STI-571も、厳しい品質管理のもとで作らなければならず、製薬に用いる有害物質にさらされないように、特別な対策――防護服や工場全体の気密システム――も必要だった。

リンガスキディの五〇〇〇平方メートル以上もある工場の製造チームは、錠剤の製法の説明をドイツ語から翻訳し、生産開始に備えていた。一一月までには、STI－571の生産に必要な一二段階のうち、最初の七段階が完成していた。残る五段階については、通常なら一年かかるところだが、ノバルティスは工場に七か月の期限を与えた。会社としては、二〇〇〇年の夏までに化合物を一トン用意しておきたかったのだ。それだけの量を作るのに、リンガスキディの工場は、二四時間体制で週に七日操業し、スタッフ全員をその仕事に回さないといけなかった。

急性期の患者を対象としたフェーズⅡ試験は、一九九九年八月に始まり、患者は二〇〇〇年三月まで増加していった。もう少し余命の長い加速期の患者を対象としたフェーズⅡ試験は、急性期の患者と同じ月に始まり、二〇〇〇年四月までに満員となった。慢性期のCML患者を対象としたフェーズⅡ試験は、一九九九年一二月に登録を開始した。

一九九九年が終わるころには、治験施設が、ロンドンのハマースミス病院（ジョン・ゴールドマンが治験責任医師を務めていた）、ダナ・ファーバーがん研究所（ドラッカーの元職場）、デトロイトとマイアミとニューヨークのがんセンターにもできていた。二〇〇〇年の初めごろには、一九の施設が立ち上げられていた。一月初旬には、OHSUに血液学を学びに来ていたアイルランドの医師マイケル・オドワイヤーが、ドラッカーのチームに加わり、そこでおこなわれていた臨床試験と、ドラッカーが続けていたCMLやチロシンキナーゼ阻害の研究を手伝いだした。

二〇〇〇年一月、インターネットでの請願へ導いたあの女性、スーザン・マクナマラが、オレゴン州ポートランドへ飛んだ。到着するなりすぐに、予備検査のためにOHSUへ向かった。階段をのぼるのもやっとという具合で、身長一七三センチに対し、体重は五〇キログラムになっていた。検査結果を見てから、スタッフは彼女に、もはや慢性期ではなく加速期のちょうどボーダーラインに達しているように思う、と告げた。マクナマラは動揺した。臨床試験に登録できても、病気が進行しすぎて、薬が持続的効果をもたらさない可能性があることを示していたからだ。ホテルに戻ると、部屋の電話のメッセージランプが点滅していた。ドラッカーだった。「スーザン、気を揉まないで。検査結果は良好です。あなたを試験に加えましょう」

それから一週間のうちに、一時的に激しい脚の痛みを味わったあと、マクナマラの具合はすでに良くなりだしていた。彼女はボーイフレンドと五週間ポートランドに滞在した。「ふたりで一生の思い出を作りました」マクナマラは語る。「生まれ変わったような気分でした」五週間で最高の思い出のひとつは、食事だった。その二年間で初めて、彼女は食べたいものをなんでも食べられた。ポートランドを去るころには、九キログラムも太っていた。

だが、ノバルティスが全力を注いでも、薬の供給はまだ不足していた。一九九九年一二月に始まった慢性期患者が対象のフェーズII試験では、その不足は痛いほど現実のものとなっていた。各治験施設では、資格のある患者の登録がひと月に一〇人まで許されていた。しかしドラッカーのところでは、試験を始めたときすでに、順番待ちのリストが二〇〇名に達していた。彼にしろ、順番待ちのリストを手にしているほかのどの治験医師にしろ、月ごとに登録する一〇人を選ぶことなど、どうしたらできるだろう？「私は患者に優先順位をつけて、だれがこの薬をもらうべきで、だれがそうではないかを決めないといけなくなっていました」とドラッカーは言っている。患者たちがOHSUに足を運んでは登録を求めた。ドラッカーはだれも試験から除外しなかった。ただリストに名前を加え、だれも三、四か月以上は待たせまいとしたのだ。それだけでも待つのが長すぎて、亡くなってしまう患者もいるはずだった。そしてやはり、そうした肉体的・精神的なストレスを減らすために、ドラッカーは走った。一九九九年八月は、フッド山から太平洋岸までのコースをリレーで走るフッド・トゥ・コースト・レースに出た。一九九九年一〇月は、ポートランドマラソンだ。それ以外のときは、職場までの急坂を走った。

ドラッカーはまた、時間があればオフィスの壁を見ていた。フェーズⅠの患者にSTI-571が効き始めると、ドラッカーは患者に、大好きなことをしている自分の写真を送ってほしいと頼んでいた。「これを人々に信じさせましょう」彼は患者に言った。「私が見せることのできる写真をください」そうした写真を、今起きていることを訪問者に示す証拠として、オフィスの壁に画鋲でとめた。試験を始めたとき疲労感で何もできなかった患者が、庭いじりをしていた。ジュディ・オレムは、自分が木を植えている写真を送ってくれた。別の患者は孫たちに囲まれている写真。再びつらい待ち時間に往生するなかで、その壁はドラッカーに耐え抜く意志を与えてくれた。

やがて約束どおり、二〇〇〇年の夏までに、慢性期患者を対象としたフェーズⅡ試験に全員参加できるだけの薬が生産された。ついに水門が開かれたのだ。すると患者がどっとなだれ込んだ。慢性期患者——一般に余命が四年から六年の人々——が対象のフェーズⅡ試験には、五三二人が登録された。加速期患者——余命が一年から二年ほど——が対象のフェーズⅡ試験には、二三五人が登録された。そして急性期患者——余命が数か月しかない——を対象としたフェーズⅡ試験に登録されたのは、二六〇人だった。「もっと早くできたのではないかですって？　はい」ソーヤーズもそう認める。だがノバルティスは「最終的に正しいことをした」のだった。

一九九三年にドラッカーが来てから、OHSUは、地域の人だけが治療を求めて訪れる小さながんセンターのある施設から、国じゅうや世界じゅうから患者がやって来る白血病治療の要衝へ変貌を遂げた。

三つのフェーズⅡ試験が本格的に始まって、オーバーワークの臨床チームに医師を加えるべきときが来ていた。まだキャロリン・ブラスデルと、ほかにふたりの治験担当の看護師と、マイケル・オドワイヤーだけだったのだ。ドラッカーには、受け持ちの患者をさばくのにもうひとり臨床医が必要で、マイケル・マウロは最適な候補だった。マウロはニューヨーク長老派教会病院でフェローを終えたばかりの医師で、次のステップをどうするか考えていたときに、臨床血液学者の求人を見つけたのだ。ドラッカーの仕事については知っていたし、一九九九年のアメリカ血液学会（ASH）の本会議に聴衆のひとりとして参加してもいた。きっとドラッカーとそうした治験に取り組みたいという競争相手がたくさんいるだろうと思っていたので、ドラッカーから面接をしたいとの電話を受けてびっくりした。「私とただ話をしたいだけのようでした」とマウロは振り返る。ふたりで白血病の研究について、マウロの経験について、走ることについて、共通の趣味について話した。マウロは仕事を手に入れた。

二〇〇〇年の七月までに、マウロとデザイナーの妻はポートランドへ移ってきていた。新しい環境に入るやいなや、彼は臨床現場にどっぷり浸かっていた。しょっぱなから患者を診て、新しく来た患者と自宅の近くで登録できる治験について話をし、治験のための検査結果にひととおり目を通し、国内外での講演の依頼を引き受けた。「そして最初の一、二年はずっとこんな感じでした」と語る彼は、褐色の髪を波打たせ、緑色の目をしたしなやかな体つきの男だ。働きだして二か月も経たないうちに、マウロはASHに研究結果を報告していた。ドラッカーやチームのほかのメンバーと同じく、彼もまた夜も土日も働き、患者のケアのためにできることをなんでもして、薬のことを広く伝えた。苛酷なスケジュールも、「良い緊張に満ちて、何とも代えがたい日々でした」とマウロは言う。

マウロはすでに、STI-571がかつてない効果を体にもたらすことは知っていたが、それが患者の感情にもたらす効果については予想していなかった。患者は自分の薬を金のように扱った。「患者さんはそれを大事にしまい、必死になって守っていました」マウロによれば、あるカップルは、金庫から宝石を出して錠剤のビンをしまう場所をあけたと話していたという。

ドラッカーやソーヤーズやタルパズと同じように、マウロも自分を奮い立たせる話をたくわえていった。初めのころに知り合ったある患者は、インターフェロンで精神錯乱を起こしており、がんに加えて精神疾患の治療もおこなっていた。ＳＴＩ‐５７１を服用しだすと、完全に再覚醒した。また自活して、子や孫と一緒に過ごせるようになったのだ。

フェーズⅢ試験に大きな遅れは出なかった。「インターフェロンおよびＳＴＩ‐５７１の国際共同無作為化試験（International Randomized Study of Interferon and STI-571）」を略してＩＲＩＳと呼ばれたこの試験は、新たにＣＭＬと診断されてまだほかの治療法を試していない患者にＳＴＩ‐５７１を投与する初めての試験だった。ノバルティスがフェーズⅡをもとにＦＤＡに薬の審査を申請できるとしても、ＳＴＩ‐５７１とインターフェロンを比較する無作為化試験を始める必要はあった。会社は、新薬使用を支持する証拠が明らかになれば、新たに診断された患者にできるだけ早くその薬を提供したいと考えていた。臨床医もそれを熱望していた。患者がインターフェロンで苦しんでからではなく、診断されてすぐにＳＴＩ‐５７１の投与を受けるべきだと思っていたからだ。二〇〇〇年の秋ごろには、ノバルティスは、まだ進行中のフェーズⅠ試験と、三つのフェーズⅡ試験と、大規模なフェーズⅢ試験に一〇〇〇人あまりの患者を参加させていた。

だが、まだやるべきことがあった。フェーズⅡ試験の患者を目標とする数に増やしても、世界ではたくさんのＣＭＬ患者がまだインターフェロンを投与されていた。インターフェロンでも病気が進行してしまったすべてのＣＭＬ患者が、この薬を求めていた。ＳＴＩ‐５７１は、もはや医学の知識を進歩させるための利他的な選択肢とは見なされなくなっていた。ほとんど命を救うことの確かな薬となっていたのだ。ところが、こうした患者はフェーズⅢ試験には参加できないことになっていた。この試験は、ＣＭＬに対してほかの治療法を試していない患者を対象としていたからだ。かといって、フェーズⅡにも参加できなかった。治験施設がすべて満員になっていたのである。ソーヤーズが思い出すのは、長い診療の一日を終えてオフィスへ戻ると、薬を求める世界じゅうの人からのメッセージが山積みになっていたことだ。「この人たちのために［ＳＴＩ‐５７１］を手に入れる責務を感じました。命を救うはずとわかっていたのですから」と彼は言っている。

二〇〇〇年の終わり近くに、ノバルティスはもうひとつの試験を開始した。「利用範囲拡大」と呼ばれる目的のものだ。この試験では、インターフェロンが効かなくなったり、インターフェロンをまったく受け付けず骨髄移植も不適格とされたりしたＣＭＬ患者が、フェーズⅡの担当医師のひとりを通じて、それまでに開始された試験のどれかに登録していなくてもＳＴＩ‐５７１を手に入れることができるようになった。手順は面倒だった。個々の患者に必要な書類が、ひとりの登録でひとつのミニ臨床試験をおこなうぐらいの量になったのだ。しかしこれで、ほとんどどんなＣＭＬ患者でも薬がほしければ手に入れられるようになった。残る制約は、距離――患者はまだ定期的に自分で治験施設まで行かなければならなかった――と、スタッフがひとりひとりの患者を登録するのに長時間かかることだけだった。だから登録はいつも遅れているように見えたのである。

二〇〇〇年の末ごろには、治験施設はヨーロッパとアメリカ――全部で一四か国――に二八か所できており、世界で三〇〇〇人を超えるＣＭＬ患者がＳＴＩ‐５７１による治療を受けていた。正規の治験施設がない国の患者は、最初は長旅をして治験担当医師に会い、その後は地元のがん専門医のもとで治療を続けた。順番待ちのリストは短くなり、奏効は持続していた。世界にはＣＭＬ患者が七万人以上いたので、なお多くの患者がその薬の恩恵を受けられるのを待っていたが、それはまだ実験薬だった。保守的な考えをもつ患者や医師のなかには、ＦＤＡの承認を待つほうを選んだ人もいた。薬のことをまだ耳にしていない人もいた。それでも概してＳＴＩ‐５７１は、求める人のもとへ届きつつあった。

31　体験談

一九九九年の終わり、ジュディ・オレムが『ＳＴＩ新聞』を発行しだした。ＯＨＳＵのフェーズⅠ試験の患者のグループにとって、もうひとつの絆となった月刊紙である。オレムには薬が効き続けていた。彼女と夫は、最初の三か月の治験の契約が終わっても、ふたりとも育ったポートランドにとどまることにした。しかし、ほかの患者はそれぞれの家に帰ってしまったので、ＯＨＳＵのフェーズⅠグループに漂う社交的な雰囲気には翳りが見えだしていた。「いきなり淋しくなりました」とオレムは語る。同時期に試験を開始した患者たちと長々とおしゃべりするのに慣れてしまっていたのだ。

『ＳＴＩ新聞』は、情報を流し続け、家族の心を元気に保つ、ひとつの手段だった。「私が毎月発行したのは、みんなが試験を終えても、まだ仲間であると感じるためだったのです」と彼女は言う。オレムはおせっかいおばさんの役目を引き受け、出来事をまとめて仲間たちに薬にかんする最新のニュースを知らせた。どの号にも、ドラッカーや別の医師による個人的なメッセージとともに、ＳＴＩ－５７１の現状、試験計画の拡大の話、患者の質問への回答が載り、のちにはほかのがんに対するこの薬の治験についても記事にしていた。この新聞は、白血病・リンパ腫協会が出資し印刷しており、患者の経験談や近況の集まる場でもあった。すでに、フェーズＩへの参加者のあいだには、自分たちが特別な何かのなかにいるという意識が高まっていた。ドラッカーの患者たちだけでなく、世界じゅうの患者にとってもそうで、彼らは新聞を通じて、自分より大きな何かの一員だという意識を表明することができた。その新聞に記事を送ることは、この薬が各個人にとってどれだけ大切かを伝える手段であるだけではなかった。奇跡を実証する手段でもあったのだ。

　ドリという患者は、東オレゴンでハイキングをして過ごした一週間について書いた。別の患者は、待ちわびていた陶芸の仕事への復帰を宣言した。ある号には料理のレシピが載り、別の号では骨髄生検のときにタトゥーが見えてしまった話が面白おかしく語られ、さらに別の号では「STI-571」というアリゾナのナンバープレートの所有者を取り上げていた。遠方の治療施設へ行くがん患者に航空券を安くあるいは無料で提供する組織など、実用的なアドバイスや知識のほか、臨床試験を通じた薬の進歩の現況といった情報もあった。ふつうの人なら日常的であるような話のそれぞれに、この薬がなければありえなかったという自覚がこもっていた。

　それに、患者個人個人の病歴も記事になった。新聞にはファーストネームだけ載っていたが、皆だれの話かわかった。ロンドンのサンディは、診断を受けたときすでに加速期に入っていた。そして骨髄移植を受けようかというときに、治験の参加が認められた。三か月後、病気は慢性期に戻っていた。

　ゲリーは、不意に左右の腿（もも）に不可解な痣（あざ）ができてから診断を受けた。その際、白血球は一〇〇パーセントがフィラデルフィア染色体陽性だった。インターフェロンの投与を三年受けて、彼は日に二二時間眠っていた。それからSTI-571の治験に八五ミリグラムの集団のひとりとして参加し、のちにまた三〇〇、四〇〇、六〇〇ミリグラムの治療を受けた。薬は効いていた。「とんとん拍子に良くなっています」と彼は書いている。ゲリーの白血球と血小板はコントロールされており、フィラデルフィア染色体陽性の細胞の割合も着実に減っていた。

ローズは、CMLの化学療法とインターフェロン投与を受けていたときに、テレビで臨床試験の話を知った。「白血病で具合が悪くなったのではないのです。薬のせいだったのです」彼女は新聞でそう語っている。STI-571を四か月続けて一九九九年七月になるころには、ローズの血液と骨髄から変異遺伝子はなくなっていた。高い医療費を払い、仕事もできなかったため、彼女は困窮した。夫とふたりで家も車も失い、破産の申し立てをした。それでもローズは書いている。「今私は、孫たちと遊ぶのを心待ちにしています」

ルシールは、定期健康診断でCMLと診断されてから四年後、一九九九年七月に急性転化を起こした。STI-571を服用しだしたところ、自分は六か月以内に死ぬのだと思っていた。三か月後、彼女は感謝祭で娘と孫たちと曾孫娘に会うために、娘のもとへ向かっていた。「今は具合も良くて」ルシールは記している。「とても感謝しています」

リンダの夫はOHSUでフェーズI試験に参加していた。彼女は、薬がみずからの人生をどう変えたかについて、こう書いている。「今では、子どもを本気で叱れます……父親ががんだから、もうちょっと優しくしないといけないなどと気にせずに。……診断の前に家族でロンドンへ行ったときの写真を見ても——泣きだささなくなりました。……統計で生存率を見積もることもありません」

マークの妻は、一九九五年に診断を受けた。しばらくはインターフェロンがよく効いたが、疲労感とインフルエンザに似た症状が四年続き、つねに三九度の熱があった。マークは仕事を切り詰めて家のことをし、子どもと妻の世話をして、毎日妻につらい注射もしていた。そんななか、彼がネットでSTI－571のことを知ると、ふたりでドラッカーに会いに行った。そのころはまだインターフェロンが効いていて、白血球数は抑えられていたが、妻はひどい気分だった。やがて、心臓障害が生じ、インターフェロンをやめなくてはいけなくなった。そこでSTI－571の治験に参加すると、数か月もしないうちに、妻の血液検査の結果はすっかり正常となっていた。

エドゥアルドは、ブラジルで初めてSTI－571を投与された患者だった。治療を始めて五か月後には、彼は週に何度かテニスや水泳をしており、ブラジルの雑誌で「国内初のSTI治療患者」として取り上げられ、同国でほかのCML患者にその薬の名を広めるきっかけとなった。

そしてラドンナは、『STI新聞』の二〇〇〇年六月号にこんな話を寄せている。「二月に私の葬儀が手配されました。子どもたちや親族にお別れを言いました。私は病気にもううんざりしていて、死に平安を求めていたのです。インターフェロンに耐えられず、ハイドレアも腹痛以外にほとんど何も与えてくれませんでした。食事も受け付けず、じっとしていられませんでした」病院のラドンナに面会へ向かう途中、夫が地元の新聞を手に取った。彼の目は、ドラッカーとSTI－571の治験を取り上げた記事に釘付けになった。二〇〇〇年二月一六日、ラドンナは、加速期のCML患者を対象としたフェーズII試験に参加していた。

「私は車椅子生活になり、ほとんど歩けなくなっていました」ラドンナは書いている。「治験に参加しようとは思いませんでした。でも家族や医師は強く勧めたのです。私のフィラデルフィア染色体は九七パーセントになっていました。白血球数は二二万。脾臓はとても痛く、肥大していました（二九センチメートル）。痛み止めの湿布を貼ってもちゃんと座っていられませんでした。四か月後、白血球数は正常になり、芽球は消え、フィラデルフィア染色体は一パーセントになっていました！　今は自由に動けて、家族と楽しい時間を過ごせています」彼女の脾臓は六センチメートルにまで縮み、もう痛みはなくなっていた。

　あまたの体験談と同じく、ラドンナの「希望のメッセージ」も謝辞で締めくくられていた。「ドラッカー先生とＳＴＩ-５７１に感謝します。毎日が神様からの贈り物です」

　ドラッカーへの感謝の言葉は、『ＳＴＩ新聞』のどの号にもちりばめられていた。「先生にキスを。先生にハグを。大好きです、ドラッカー先生」とふたりの患者は記していた。ふたりは、ドラッカーの名前の入ったＴシャツのアイデアもやりとりした。それを着てインタビューを受け、「この控えめな人道主義者を、すべてを可能にしてくれた人として、万人の心に刻もうとした」のだとだれかは書いていた。二〇〇〇年六月には、ある患者が、エルサレム郊外にある「千年の森（ミレニアム・フォレスト）」にドラッカーの名を称えて一本の木を植えたと報告した。幾度となく、患者たちはドラッカーや、キャロリン・ブラスデルや、ほかのスタッフに感謝した。オンラインの掲示板にも、同じような言葉が並んでいた。患者たちにとっては、ドラッカーが命を救ってくれたのである。

　こうした奇跡の物語によって、一般の人も興味をもち始めた。一九九九年のＡＳＨ会議がメディアの関心の的になった際、すでにこの薬は一般に知られるようになっていた。オレゴンでは地元の新聞がドラッカーの仕事を記事に取り上げ続けていたが、全国紙での報道はフェーズⅡ試験が始まったころには下火になっていた。やがて二〇〇〇年の終わり、フェーズⅡ試験が本格的に始まってほぼ一年経ったころ、『ピープル』誌が、がんの特効薬をもたらした医師を特集した。その記事を担当したのはアレクサンドラ・ハーディで、五年前にAP通信の依頼でドラッカーを取材したあのライターだった。

ドラッカーは彼女を覚えていた。実験で非常に興味深いとわかったこの化合物で、いつ臨床試験が始まるのかと訊かれたのを覚えていた。彼女のブーツと髪型まで覚えていた。『ピープル』誌の取材のあと、ハーディとドラッカーは友達になった。ふたりは同じジムにかよっていることもわかった。ハーディの記事は二〇〇一年二月一九日に載った。その数週間後に「デートに誘う気になりました」とドラッカーは言っている。

ハーディは、ドラッカーという人物を描くのは難しいと思った。取材しただれもが彼を褒めるので、ジャーナリストとして落ち着かない気分になった。ある患者はハーディに、ドラッカーは「雲の上の人で、神様の次」だと言った。そんな話や賛辞ばかりでは、ジャーナリズムの人物評としてはちやほやしすぎだった。彼女は、もう少しバランスをとってこの医師をリアルに見せてくれる人を探し求めた。取材のなかでは、そんな人は見つからなかった。だが、あとでハーディは見つけた。「私がその人になったんです」と彼女は語る。ふたりが恋に落ちると、患者にひたすら崇拝されていたこの医師は、彼女に人間くさい面を見せるようになった。ついに、病院の外でのドラッカーを知り、彼を医師だけでなくふつうの不完全な人間——意見を言うときの駆け引きが下手で、腹がすくと怒りっぽくなる人——として見ることのできる者が現れたわけだが、その不完全な面が見えるようになると、ハーディはいっそう彼のことが好きになっていた。

32 トラック一台ぶんのデータ

フェーズⅠで見られた結果は、フェーズⅡでも明確に現れた。加速期（芽球が一五パーセントを超える）のCMLを対象とした試験では、患者一八一人のうち一四九人に血液学的奏効が認められた。そのうち九六人では、赤血球数と白血球数が正常に戻った。フィラデルフィア染色体をもつ細胞も消えていった。治療を始めて一年後、患者一八一人のうち四三人に細胞遺伝学的大奏効が認められ、三〇人では変異染色体が影も形もなくなっていた。

急性転化（芽球が三〇パーセントを超える）の患者を対象としたフェーズⅡ試験でも、状況は同様だった。こちらの場合、奏効はそこまで劇的ではなかった。なにしろ一番重い患者なのだから、治験担当医師も、当初は奏効が大きくてもすぐに再発するおそれがあると最初からわかっていた。患者二二九人のうち一一九人に、なんらかの血液学的奏効が認められた。六四人は慢性期のCMLに戻り、三五人では血球数が完全に正常化した。奏効は平均で一〇か月続き、なかには一年以上続くケースもあった。ラドンナのように、どんな葬儀にしたいかを決めたり、そんなことを考えられないほど具合が悪かったりした患者たちが、そうなったのだ。急性転化を起こした患者の一五人ほどは、試験が終わるころには変異遺伝子がなくなっていた。

急性転化と加速期の患者を対象としたフェーズⅡ試験では、日量四〇〇ミリグラムと六〇〇ミリグラムのふたつの用量が試された。どちらも効いたが、データを解析した治験医師は、高用量の患者のほうが効き目が高く、長く生きられる傾向があると気づいた。高用量が、病気の進行した患者にとっては最良の手段になるだろうとわかったのである。

慢性期のCML患者に対するフェーズⅡ試験では、五三二人の患者が平均で二五四日にわたり四〇〇ミリグラムのSTI－571を服用し、そのデータが解析された。およそ二五〇人の患者で、変異遺伝子をもつ細胞の数が激減していた。試験に参加した患者のうち一七人を除く全員で、病気がなくなった。

フェーズⅡ試験の受付終了後になお薬を必要としていた患者への個別の臨床試験を広く集めた「利用範囲拡大」試験でも、奏効は同様の傾向に従っていた。これら三つの試験の結果は、それまでのがん治療で先例のないものだった。これほどよく効く薬はなかったのだ。

副作用はフェーズⅠ試験のときと変わらなかった。多少の吐き気や下痢はあったが、それも患者が薬に慣れると治まった。激しい腹痛は和らぎ、脚の痛みも自然に治った。目が腫れることは多かった。発疹もときどき見られた。ひとりの患者は肝臓毒性のために亡くなり、おそらくそれは、その患者の体内に大量のアセトアミノフェンがあったために、本来なら小さな問題が悪化し、不測の合併症を起こしたにちがいなかった。一〇～二〇パーセントの患者は実際に血球数の激減を経験しており、その状態は薬が効いているしるしのようでもあった。変異体であるフィラデルフィア染色体は、白血球の過剰な増殖をもたらしていたからだ。

二〇〇〇年が終わるころには、ノバルティスはFDAに薬の審査を申請するのに十分なデータをそろえていた。

ＦＤＡに提出されたレポートには、毒性試験、フェーズⅠ試験、フェーズⅡ試験のすべてが含まれていた。さらに、ＦＤＡには薬の組成と製造にかんする情報もすべて提供されていた。含有物質、段階的な製造プロセス、そのほか製造プロセスにかんするあらゆる詳細、添加物、形態といったものだ。二〇〇一年二月初旬には、どのページもデータや情報で埋めつくされたバインダーの入った箱がトラック一台に積まれ、ノバルティスを出た。二〇〇一年二月二七日、薬のＦＤＡによる審査が正式に申請された。ノーウェルとハンガーフォードが異常に短い染色体を見つけてから四〇年が過ぎ、ジャネット・ラウリーがフィラデルフィア染色体のなかに転座を発見してから三〇年が経っていた。ＦＤＡに送られたバインダーの束は、数十年に及ぶ研究の結晶だった。ＮＩＨの研究室でエーベルソンウイルスが発見され、オーウェン・ウィッテやナオミ・ローゼンバーグなど、多くの人によってBcr/Abl融合タンパク質とＣＭＬとのつながりが明らかになり、キナーゼやリン酸化チロシンに次第に解決の光が当てられ、腫瘍遺伝子の細胞起源が明かされ、変異遺伝子が（ＣＭＬの唯一の原因である）変異キナーゼのコードとなっていることの証明がなされたのである。チバガイギーが、それまで見向きもされていなかったマターのキナーゼ阻害薬開発プロジェクトに資金を与えだしてから、一八年が過ぎていた。化学者が、そのキナーゼを阻害できる分子を作ろうと何年も研究した末に実験的な分子を生み出すと、この分子を薬にしようとするまた何年もの努力が続いた。長いあいだ、研究に関わった人はだれもそのときが本当に訪れるとは確信できずにいたが、それでも彼らは皆、訪れるという希望を抱いていた。

ついに原理が証明された。キナーゼがやられると、がんもやられたのだ。今、この薬の未来はＦＤＡに託されていた。あまりに多くのことが、この薬の承認にかかっていた。ＣＭＬ患者の命が。またひょっとすると、この原理ががんに広く応用できれば、ほかにも非常に多くの患者の命が。キナーゼ阻害の原理の証明は、希少な白血病の治療よりはるかに多くのことに関与するようになったのである。この薬は、がんに対する人々の考え方を変えようとしていた。この死に至る病は、数十年にわたる医療の取り組みにもびくともしなかったが、がんが根本的に遺伝子疾患であることが明らかになってきたおかげで、ついに新たな時代へ向け、組み伏せられようとしていたのだ。そうとわかれば、治療が向上する可能性は、わくわくさせられるだけではなかった——その可能性は現実的かつ具体的で、裏づけとなる証拠があり、論理と科学に根差していた。

ＦＤＡへの新薬申請では、いきなり申請が来るわけではない。当局は、さまざまな実験薬の進捗と、審査に必要な書類の提出状況をきちんと把握している。この薬の場合、ＦＤＡはとくに十分な備えができていた。当局の職員は、この薬にかんするそれまでの試験結果とメディアによる報道を知っていた。ファストトラック指定の迅速承認制度のおかげで、当局は通常の新薬の場合よりも密接に関与していたのだ。

ノバルティスは、特別な注目を集めるＳＴＩ-５７１に対し、ＦＤＡによる別の指定も手に入れていた。同社が臨床試験のデータを満載したバインダーを発送する数日前、ＦＤＡはＳＴＩ-５７１にオーファンドラッグ（希少疾病用医薬品）の指定も与えていたのである。オーファンドラッグとは、アメリカで年に二〇万人未満にしか発生しないような希少疾病を治療する薬のことだ。オーファンドラッグ指定は、もっと一般的な病気を治療する薬でも、なんらかの理由で開発コストの回収が見込めない場合には与えられることがある。製薬産業の歴史の大半で、希少疾病はおおむね無視されてきた。企業は、薬を作るのに必要な金が回収できそうになく、ましてや利益など得られそうにないとわかっていたからだ。おまけに、統計的に有意なデータを得られるだけの患者がいないので、希少疾病の臨床試験はきわめておこないにくいと考えられていた。

オーファンドラッグ法(ODA)は、このひどい状況を変えるため、一九八三年に成立した。この法律によって、製薬企業が希少疾病に目を向けるきっかけが提供された。臨床試験への連邦政府による資金提供、臨床試験に対する五〇パーセント税額控除、そしてなにより大きいのが、七年間の市場優先権だ。この最後に挙げたものは、たとえ特許が失効しても、同じ病気の競合薬が七年間は売られないことを保証してくれる。特許は研究開発の過程においてかなり早い段階で取得され、それは実験化合物が薬になる前であることも多い。特許による保護は一般に一三年間だが、臨床試験が完了してFDAが薬を承認するころには、その半分以上の期間が過ぎていることもある。そこで、ありふれた病気の薬には与えられない市場優先権があれば、希少疾病に効く新薬を手にした企業がまる七年その市場を独占できるのだ。

ODAは、希少疾病を関心領域に加えようとする製薬企業の意欲を大きくうながした。この法律ができる以前、アメリカで希少疾病の治療に承認されていた薬は一〇品目だった。それが二〇一〇年になるころには、三六七のオーファンドラッグが市場に出て、二〇〇〇以上がパイプラインに加わっていた。政府による金銭的な動機づけが、こうした薬に一般につけられる高い価格(年間五〇万ドル以上もかかる薬もある)とあいまって、希少疾病を、製薬企業にとっての宝の山に変えたのである。オーファンドラッグの市場規模は、二〇〇六年ごろには五八〇億ドルを超えており、年成長率は六パーセント、二〇一四年までに一一二〇億ドルを超えると予想されている。オーファンドラッグがのちに大ヒットしても(当初は希少な筋肉疾患の治療を目的に承認されたが、のちにしわとりの治療薬として承認されたボトックスのように)、製薬企業は決してODAのメリットを返上させられることはない。

ＣＭＬに罹るのはアメリカで年間五〇〇〇人ほどにすぎず、治療の選択肢はとても十分とは言えなかったため、ＳＴＩ‐５７１はオーファンドラッグ指定の申し分のない候補だった。指定が利益を保証するわけではなかったが、投資はかなり抑えられた。税額控除と市場優先権は、企業の投資の回収に間違いなく役立った。それに、オーファンドラッグという立場が、ＳＴＩ‐５７１の審査のＦＤＡにとっての優先度をいっそう高めもした。

二〇〇一年三月、すでにデータを審査に委ねていたノバルティスは、ＳＴＩ‐５７１が優先審査の対象となったとの知らせを受けた。この指定は、ノバルティスにＦＤＡへの特権的なアクセスを与えたファストトラック指定から始まり、フェーズⅡ試験で代用評価項目をもとに薬を審査できるようにした迅速承認へと続いた特別な配慮のプロセスの、最後を締めくくるものだった。優先審査では、ＦＤＡがすべてのデータを、現行の治療手段に比べ特段大きな改善を示さない薬の場合よりも早く読み終えるように取り計らわれた。目標は、新薬申請から六か月以内に答えを出すことだった。ノバルティスの経営陣と、治験担当医師と、患者は、薬が二〇〇一年九月ごろまでに承認されるものと期待していた。

申請と同時に、ノバルティスは薬に名前をつける必要もあった。チームが選んだ一般名はimatinib mesylate（イマチニブメシル酸塩）で、会社が選んだ商標名はGlivec（日本ではグリベックと呼ばれ、正確な発音は〝グリーヴェック〟）だった。

ファストトラック指定と迅速承認制度のもとで、ノバルティスはＦＤＡと協力しながら、同局の新薬審査基準を満たすようにフェーズⅡ試験を巧みに立案した。臨床的効果の真の代用評価項目と見なせるのはどんな奏効か、どうなればインターフェロンは失敗と決められるのか、試験対象となる患者に必要な追跡調査の時間はどれだけかといったものを規定した基準である。

審査期間において、しばらくはこれといったことは起きなかった。ＦＤＡはいくつか疑問を提示し、その解決のためにより多くの情報を求めた。添付文書の案ではいくつか文言の変更が必要になり、ノバルティスは病気の特徴や薬の奏効について、定義を明らかにしなければならなかった。その後さらに添付文書の文言変更がなされた。たいてい、問題は小さく、すぐに解決できた。

ＦＤＡに送られたバインダーの束に含まれていた情報のうち、名前が最も紛糾した点となった。名前は、ＦＤＡによる新薬の審査で大きな考慮の対象となる。商標名は、治療する病気と似た響きがあってはならず、市場にあるほかの薬とあまり近い名前でもいけない――たとえ双方の薬が大きく異なる病気に取り組むものであっても。商標名の選択は、明確な基準に従うわけではない。一般名は、へんてこな音節をごちゃごちゃ並べたものとなりがちで、ときにはその分子のタイプを指すこともある（たとえばイマチニブ［imatinib］の「inib」は「inhibitor（阻害薬）」を略したもの）。それに対し、商標名は覚えやすい――イマチニブメシル酸塩に比べ、グリベックは確かにそうだ。しかし、覚えやすい商標名を考えるという目標では、実際の名前の由来はわからなくなる。えてして製薬企業のマーケティングチームは、名前の候補のリストから合いそうなひとつを無作為に選ぶ。ノバルティスの選択は、適切さとは関係がなかった。しょせんは名前にすぎなかったのである。

四月中旬、商標名の案を徹底的に調べてから、ＦＤＡはノバルティスに、同社の選んだGlivec（グリベック）が、Glyset（日本では一般にグリセットだが、後述のとおり正確にはグライセット）という薬の名前と響きがよく似ていると告げた。ノバルティスはその判断に戦いを挑んだ。それは重い希少疾病のための薬なので、ごく少数の人に厳しく管理された形で配られることになる。Glysetと交わるところはないはずだから、薬を取り違える問題はない。またGlivecの錠剤は、糖尿病薬のGlysetとはまったく似ていなかった。それに、糖尿病薬の名前のほうはcryと同じように長く伸ばすｉ（アイ）の発音で、gleeのように長く伸ばすｅ（イー）の発音ではなかった。

ＦＤＡは反論にも動じなかった。それぞれ効能の違うCelebrexとCelexaとCerebyxの取り違えが一〇〇例以上も報告されていた事実が、似た名前の懸念に十分な根拠があることを示していたからだ。商標名の検討とそれに続く議論は、ＦＤＡの審査書類で一五ページにわたっている。長い議論の末、解決はあっさりなされた。名前の審査を担当していた薬学者が、Glivecの発音に合わせてGleevecに変えたらと提案したのだ。ノバルティスは譲歩した。

多くの被験者、とくに最初から治験に参加していた患者は、その名前をすぐに嫌がった。そして『ＳＴＩ新聞』で不満を表明した。彼らにとって、Gleevecという名前はひどく異様な響きをもっていた。「こんな特効薬にしてはちょっと変な感じがします」ある患者は投書している。「でも文句は言えませんね」Drukercillin（ドラッカーシリン）という名前にしてほしいと言う人もいた。彼ら全員にとって、それはいつまでもＳＴＩ‐５７１だった。パイプラインの名前で呼んだり、ニックネームのように単にＳＴＩと呼んだりするのは、誇りと感傷のしるしとなっていた。事情を知り尽くしていた人や、このちっぽけな錠剤に命を救われた人は、ずっとＳＴＩ‐５７１と呼び続けていた。

二〇〇一年四月三〇日、ＦＤＡはノバルティスにファックスを送り、添付文書――薬が承認されたら折りたたんで錠剤のビンに入れられる、細かい文字の書かれた紙――の案に、薬が引き起こすと考えられる副作用だけでなく、治験中の患者に実際に現れた副作用をすべて載せるように求めた。ノバルティスには、迅速承認の指定により、データを提出してから六か月後の九月までに、ＦＤＡから承認にかんする答えが確実に得られるとわかっていた。ＦＤＡからの連絡は、その承認が迫っていることを示すのではなく、審査が続いていることを示すしるしにすぎなかった。迅速承認指定でない大半の薬の審査は、平均で一二～一五か月かかっていた。六か月で審査という目標は、STI-571のようにホームランを飛ばす薬にふさわしいように思われた。だが、FDAはそんなにすばやく行動できたのだろうか?

二〇〇一年五月一〇日、ノバルティスはFDAから書状を受け取った。「迅速承認の規定に従い、修正を加味してこの申請の審査を完了し」とそれには書かれていた。「グリベック(イマチニブメシル酸塩)の五〇ミリグラムと一〇〇ミリグラムのカプセルにかんし、推奨どおりの使用の承認に十分な情報が示されていると結論づけました」

それは、患者と治験担当医師とノバルティスの各チームが――一部の人は長年にわたり――待ち望んでいた書状だった。遺伝子変異からそれに関連するいかれた融合タンパク質まで、その融合タンパク質から白血病までという道筋が、この薬の合理的設計のためにたどられていた。CGP-57148BからSTI-571まで、そしてついにはイマチニブメシル酸塩およびグリベックに至り、特定の変異タンパク質を標的としてがんを阻止する世界初の薬が、広く売り出される準備が整った。薬が承認されたのである。

FDAの承認で規定されるのは、薬をどのように上市できるかということだけだった。それでも、薬の上市はノバルティスが待ち望んでいたことにほかならなかった。いまやノバルティスは、臨床試験で薬を使うために金を払うのでなく、薬を販売できるようになったのだ。そして保険会社が処方集――保険でカバーされる薬のリスト――にこの薬を加えれば、CML患者に出される処方箋で収益を上げるための最後のステップが完了する。ノバルティスはまだ、フェーズⅢの臨床試験を終わらせる必要があった。迅速承認制度では、FDAの承認はまだ、大規模な無作為化試験のデータが揃い、実際に延命効果が明らかになった場合という条件付きだったのだ。しかし、この薬になんらかの効果がないと思える理由はなかった。医師は自由にこの薬を処方でき、アメリカじゅうの患者がそれを手に入れられるようになった。薬はついに臨床試験から巣立ったのだ。

承認によって、毒性についての不安も小さくなった。FDAは、治験中に肝臓や腎臓の障害が見受けられたものの、どれも一時的で大したことがなく、回復することを確認した。審査者らは、毒性テストの結果が薬の承認を支持すると結論づけていた。添付文書には確かに、この化合物が授乳中のラットの乳に混入するという事実を考慮し、妊娠中や授乳中の女性は服用を避けよという警告も記されていた。だが、この薬がもたらしうる危害に対する不安――ラットやウサギ、マウス、サルでのテストをさせるに至らせた不安――はすべて軽減された。イヌで生じた血栓も、一時期薬の開発をストップさせ、幸運にも経口製剤が注目されるきっかけとなった問題だが、誤認であることがわかっていた。イヌでのテストのしばらくあとで、薬ではなくカテーテルが問題だったことが明らかとなっていたのだ。潜在的な問題に対し、ずいぶん前に、残さず安心が与えられていた。この薬は大いに効果があり、しかも安全だったのである。

33　勝利の父親たち

薬の承認は、ワシントンDCで開かれた記者会見の場で、国立がん研究所とFDAによって公表された。二〇〇一年五月一〇日、当局の職員数名が、招待されたゲストと報道関係者の前に立ち、突破口を開いた人々を称え、この命を救う薬が必要な患者のもとへすばやくもたらされた点を強調した。会見に臨んだ人間のなかには、保健福祉省長官のトミー・トンプソン、国立がん研究所所長のリチャード・クラウスナー、FDAの腫瘍薬剤製品部門のヘッドを務めるリチャード・パズドゥル、OHSUでの治験に参加したヴァージニア州フォールズ・チャーチの患者スーザン・ドレガー、それにダニエル・ヴァセラがいた。

すでにグリベックはあらゆる大手報道機関の紙面やウェブサイトで記事になっていたが、この記者会見が分子標的薬の正式なお披露目の場となった。「この薬は、単一の発がん性タンパク質を標的とし、照明のスイッチのように白血病細胞の産生のシグナルをオフにするものとして、実験室で作られました」トンプソンは用意されたメモを読み上げた。「われわれは、こうした標的薬が今後のトレンドになると考えています」クラウスナーは、会見に臨んだなかでは腫瘍学の一番の専門家で、今回の承認の意義について同様の見方を表明した。「この新薬は、がん治療の将来像を提示し、病気に対する科学的アプローチの正しさを立証するものとなると思います」

グリベックの長期的な効果がまだわからないことは、だれもが認識していた。この薬が忍容できない副作用をもたらさずに、本当にCML患者の命を延ばすのかどうかを確かめるのに、十分な時間が経っていなかったのだ。新たにCMLと診断された患者の場合、余命は平均四〜六年で、なかにはそれよりずっと長く生きる人もいた。フェーズI試験の患者は三年未満しか薬を服用していなかったし、新たに診断された患者に最初の治療でグリベックを投与するフェーズⅢ試験も、まだおこなわれている最中だった。だから、その究極の疑問——グリベックで延命するのか？——に対する答えが出るのは、何年か先の話と言えた。それでも、分子標的治療は「がんとの戦いで、長くてもなんとか勝利に近づく」ための鍵を握っている、とクラウスナーは主張した。

クラウスナーは、がん細胞に含まれる既知の特定物質を標的とするほかの薬との違いを明確にした。乳がんの薬タモキシフェンが、エストロゲンの結合を特異的に阻害することによって効能を示すので、実は最初の標的薬であることはよくわかっていた。ただし、タモキシフェンの標的となるエストロゲン受容体はがんの根本原因ではない、とクラウスナーは記者からの質問に答えて言った。CMLは単一遺伝子疾患だ。ただひとつの変異遺伝子がただひとつの変異酵素をコードしており、この酵素だけでがんを引き起こす。「この標的は、ただがんに存在するだけではなく、がんの原因となるものなのです」と彼は述べた。

クラウスナーの分子標的薬に対する楽観的な見方は、CML以外にも広く及んでいた。「現在、この部類に属する薬は何十もあります」と彼は言った。STI-571の臨床試験が続々とおこなわれていたあいだ、腫瘍研究の界隈はほかのタイプのがんでも分子標的となりそうなものを探しまわっていた。研究者は、乳がんや肺がん、腎臓がん――悪性腫瘍ならなんでも――にひそむ遺伝子変異を探っていた。彼らは、さまざまな酵素などのタンパク質の量を測り、過剰に生じているものがないか確かめていた。その物質が、根本原因でなくても、病変を進行させる環境の一部をなしていることを示す徴候かもしれないからだ。学術研究機関の研究者は、がんの原因かもしれない特定の遺伝子をきっかけとするシグナル伝達経路の解明を続けていた。STI-571が承認されるころには、乳がんで標的となりそうなものが六〇以上も見つかっていた。分子生物学ががん研究を一変させていたが、この薬の威力は、こうした新たな方向性の有望さを示すあかしだったのである。「ほんの五年か一〇年前と比べてまるで世界が違っているというのは、説明するのもひと苦労です」とクラウスナーは言った。それどころか、この新たな標的薬のパラダイムは、がんだけでなくあらゆる病気に応用できる、と彼は強調した。

会見に臨んだ人々は、研究機関と企業と政府の協力がグリベックの迅速な治験と承認に果たした役割を再三強調した。ある記者に、この薬の開発にかけた期間を訊かれ、ヴァセラは「二・七年」と答えた。それは名目上は正しかった。フェーズI試験は一九九八年六月に始まり、薬は二〇〇一年五月に承認されていたのだ。三年未満というのは驚くべき偉業だった。

だが、治験が始まったのは前臨床試験の二年以上もあとで、チロシンキナーゼ阻害薬のプロジェクトが実は一九八〇年代半ばに始まっていたという事実には触れられていなかった。そのため、だれもがヴァセラと同じ見方をしていたわけではない。「一八年かかった。こうしたプロジェクトとしてはとんでもなく長い」とアレックス・マターは語る。しかし、マターの見積もりには、毒性試験の年月と化合物の作製に要した多くの年月が含まれている。その長い期間は、グリベックの開発とともに見解が大きく変わってきた歴史と言えた。当初は会社の上層部や腫瘍学界全般が、実験室で合成した化合物で単一のキナーゼを標的にするという考えに信頼を置こうとしなかった。やがて少しずつ、希少疾病の治療に資源を投じることが受け入れられるようになり、ついには、製薬企業がその目標に全力を傾けると、開発が息を飲むような速さで進んだ。新しいアイデアを、誕生から思春期を経て、争いや悲嘆や成就をともないながらたどった一八年だった。一八年かけて、ビジョンが格闘の末に現実となったのである。

承認後に何かまだぎくしゃくしたものが残っていたとしたら、それはドラッカーとノバルティスの関係だった。ドラッカーの名は、新薬承認の記者会見で話のついでに触れられただけだった。するとヴァセラは、ドラッカーが、しかるべき評価を受けていないために不当な仕打ちを食らったように思っているという噂を耳にした。ヴァセラは驚かなかった。過去に成功を収めたあとで称賛を求めて突っかかってくる人を見ていたからで、ドラッカーもその一例にすぎないと思っていたのだ。「どの成功でも、だれもが父であり母であるわけです」とヴァセラは言う。ノバルティスはドラッカーの貢献の範囲を公式には認めていなかった。しかし、この薬に対する出資の話――ノバルティスは、ドラッカーが白血病・リンパ腫協会から受け取ったいくばくかの補助金を除けば、ほぼすべての開発費を賄っていた――と、結局のところ開発したのはノバルティスだという事実から、ヴァセラはドラッカーの貢献を当然認めるべきだとまでは思わなかった。それに、ヴァセラは毒性試験の最中からキナーゼ阻害薬開発のプロジェクトに関与しだしたので、それまでになされた仕事について何も知らなかったのだ。「私には、彼は知らない人間でした」とヴァセラは語る。

ドラッカーも、薬がノバルティスのものだということは素直に認めていた。「彼らが薬を作り、毒性試験をおこないました。臨床試験の資金を出したのも彼らです」ドラッカーは言っている。「だからあちらから見れば、薬は彼らのものですね」彼は、自分の努力がなくても薬はできたはずだという見方をされたほうに、むしろ傷つけられていた。「彼らには、臨床試験をするつもりはなかったんですよ」とはドラッカーの言だ。

ノバルティスがドラッカーの功績を十分に評価していないという陰口にヴァセラが気を悪くした一方、ヴァセラが自分とノバルティスをずいぶん高く評価していることに困惑する人もいた。承認後まもなく、ヴァセラは、グリベック開発の経緯を語った本、『Magic Cancer Bullet――奇跡の抗がん剤の物語』(木村正伸・木村直子訳、ターギス)を著した(ロバート・スレイターというゴーストライターとの共著)。ドラッカーは長々とインタビューを受けたが、その本で長年にわたる彼の努力はほとんど触れられていなかった。ニック・ライドンは、その本がインチキだと思ったのでインタビューに応じなかった。「ブライアンの努力がなかったなら、化合物はたぶん消え去っていたはずです」とライドンは言っている。「本を書くべき人間が［社内に］いたとすれば、アレックス・マターでした。彼は最初から関わっていましたし、長年に及ぶキナーゼプロジェクトを支えた功績は大いに評価に値しますよ」マター本人は、この件にかんするヴァセラの見解を知っても腹を立てなかった。「勝利にはたくさんの父親がいる」彼は語る。「だからこれでいいんだよ」イギリスで自分の患者にこの薬を与えるのに、フェーズⅠ試験の開始から二年待たなければならなかったジョン・ゴールドマンも、同じような見方をしている。「ヴァセラがいなければ、ノバルティスは薬を作っていなかったでしょう」と彼は述べる。しかし、ノバルティスとヴァセラに与えられた栄誉は、正当と言える程度を超えていた。「不適切だったとは思いません」ヴァセラとノバルティスが『Magic Cancer Bullet』のなかで、また一般に主張していた功績について、ゴールドマンはそう言っている。「ただ不公平といった感じでした」

ドラッカーはその後もノバルティスと協力を続け、フェーズⅠ、Ⅱ、Ⅲの患者の経過を追った。二〇〇八年、彼はノバルティスから資金提供を受け、アメリカで最初の分子診断検査施設のひとつを設置できるようになった。ヴァセラとドラッカーは、グリベックの承認以来、直接協力したことはなかった。ふたりが初めて顔を合わせたのは二〇〇九年、ラスカー賞の式の場でのことだった。ラスカー賞は、がん研究の分野では最高の名誉と言え、その年、ドラッカーとソーヤーズとライドンが共同受賞したのだ。OHSUはほかのノバルティスの薬の治験施設にもなっていたが、ドラッカーはそれらの開発には関与していなかった。「ときおり、ノバルティスとの関係も気にならなくなります。私たちには、多くの人の命を救っている薬があるのです。それはすごいことですよ」とドラッカーは言っている。「彼らが早いうちに事態を改善し、早くスタートできて、臨床試験にもっと近道があったという可能性はあったでしょうか？　ありました。その時間を取り戻したでしょうか？　はい、おそらく。あとで親切だったでしょうか？　いいえ、まったく。私たちがやっていることを見て、『われわれも前はやっていたのに、どうしてまたできないのか』と言ったでしょうか？　いいえ。それでもやはり、私は気にしません。だってそれは彼らの仕事なんですから。彼らは彼らのやり方で仕事をし、私は自分がすべきことをするしかないのです」

ドラッカーにとって本当の意味での承認の瞬間は、二〇〇一年に吹き荒れた大旋風のなかの、もうひとつの風だった。その年の彼のパスポートには、世界じゅう——イタリア、ドイツ、オーストラリア、日本——でおこなった講演のルートが刻まれていた。どこのがん専門医も、この薬について知りうるかぎりのことを知りたがった。患者にどうやって投与すべきか、どんなモニタリング（追跡調査）が必要か、的確な用量をどうやって決めるか、患者が院外で自分の世話をするのにどういった情報が必要かを知りたがったのだ。なにしろ、自宅でがんの薬を飲むというのは比較的新しい考えだったのだから。ほとんどの薬は病院で何時間もかかる静脈注射によって投与され、その際にはそばに看護師が付き、必然的に生じる副作用に対処できるように備えていた。グリベックによって、患者は医師や看護師に見守られる必要がなくなり、医師は、何に気をつけろと患者に伝えるべきか、いつ薬を飲むべきか、食後と食前のどちらに飲むべきかを知っておく必要ができた。そうした状況は大多数の処方薬ではふつうかもしれなかったが、それまでがんは自宅で治せるものではなかった。だからどこのがん専門医も、この薬を世界にもたらすのに大きな役目を果たしたと思われる医師に会いたがった。「私はあちこちで求められてしまい、断るのもあまり得意じゃなかったのです」とドラッカーは言っている。

それは、ドラッカーとハーディが恋に落ちた年でもあった。週に九〇時間働き、薬を作らせる圧力をかけ、治験の最中やあとで患者のケアに時間を割いた日々が終わって、ドラッカーは気づけばまったく新しい状況にいた。人生で初めて、自分の子をもった。そしてハーディと翌年結婚した。彼はハーディの最初の子の継父となり、まもなくふたりには、もうふたり子ができた。

第4部　その後

フェーズＩ試験の患者が日々グリベックの錠剤を飲むたびに、それは、がんを遺伝子異常が原因の病気として治療するというアイデアを検証するものとなる。彼らは生きているかぎり、がん治療に革命をもたらした実験に参加し続ける。彼らが健康であり続ければ、標的療法の原理の証明となり、ＣＭＬ患者のみならず、がんがもはや多くの犠牲者を出さない時代を心待ちにする世界全体に、希望をもたらすのだ。

だがＣＭＬの治療の成功は、二度と似たようなことは起こりそうにない、一度きりのケースなのか？　それとも、われわれは本当に、まだ始まったばかりの新しい時代の縁（へり）に立っているのだろうか？　がんを引き起こす遺伝子に合わせた治療は、将来の医療となるかもしれないが、その将来がいつ、どのように形をとるのかはわからない。

34 価格の問題

グリベックが承認されると、あとは価格だった。価格を決めるにあたり、ノバルティスは当時のインターフェロンの値段に合わせることにした。日量四〇〇ミリグラムの用量に対しては、価格は月に二〇〇〇〜二四〇〇ドルと設定した。日量六〇〇ミリグラムという、加速期や急性期の患者の一般的な用量に対しては、月に三五〇〇ドルとした。平均的なCML患者にとって、年間の治療費――投薬と外来診療――は三万三〇〇〇ドル弱となった。

インターフェロンの価格はこれ以上だが、インターフェロンは値段の面で批判されてはいなかった。それでもグリベックの価格は、多くの人にはなかなか払えないものだったので、批判を呼んだ。メディケア［訳注：アメリカの高齢者・障害者向け公的医療保険制度］も、がんの経口薬については補償がないので助けにならなかった。それまで、がん治療は主に注射でおこなわれ、薬の投与形態（注射、錠剤、貼り薬）はメディケアによる補償の程度を決める要因となっていたのだ。がん治療薬の注射は医療機関で厳重な管理のもとでおこなわれていたので、そのシステム全体をメディケアがカバーし、治療のひとつひとつの要素にコードナンバーがついていた。自宅で服用できるがんの経口薬は、まったく新しいものだった。メディケアがグリベックをカバーするのが遅れると、問題が起き、メディケアの対象となるCML患者がグリベックの費用を払えないという大きな不安と怒りが一気に噴き出した。この問題はのちに改善されたが、がん経口薬に対するメディケアのシステムは今も非常に複雑なままで、自己負担分の多い期間が求められることもよくある。ともあれこの問題は、価格への不満を増長させた。ノバルティスは、グリベックを必要とするすべての人が承認後ただちに服用を開始できるようにしなければならなかった。

そこでノバルティスは、スライド制の支援プログラムを提供することにした。年間家計所得が四万三〇〇〇ドル未満の人は、この薬を無料で手に入れられる。家計所得が四万三〇〇〇ドルから一〇万ドルの人の場合、グリベックに対する支払総額は年間所得の二〇パーセント以内にとどめられる。そして年間家計所得が一〇万ドルを超える患者は、正価を支払うのである。

支援プログラムは画期的で、アメリカでは非常に多くの人が、それがなければ買えない薬を無料で手に入れられるようになり、承認が世界的に進みだすとさまざまな国でそれができるようになった。それでも、問題がすべて解決されたわけではなかった。支払額が家計所得のちょうど二〇パーセントにあたる患者は、やはり医療費が高すぎて負担しきれないことがあった。えてして自己負担金がきつく、保険に入っている患者さえ貧窮したのだ。

びっくりするような価格ではあっても、ノバルティスを儲けすぎと非難するのは早計だった。ノバルティスがこの薬でどれだけの利益を上げるのかという疑問に、まだ答えは出せなかった。患者が毎日錠剤を飲むというのは、従来にないやり方という意味でも、そうした投薬スケジュールから多大な利益が見込める意味でも、それまで想定外のことだった。しかし薬の長期的な効果がまだ不確かだったため、長期的な利益も不確かだった。この薬をほぼ三年飲み続けている患者はいたが、平均余命がいくらになるかはだれにもわかっていなかった。翌日にどんな事態の変化が起きるのか予断を許さず、奏効がどれだけ続くのかもまだわからなかったのだ。

この薬は前例がないものなので、毎日のデータが新たな証拠となった。最初の一連の治験は終わったが、グリベックはまだ実験薬だった。患者の病状が突然悪化する徴候はなかったものの、悪化しないという保証はなかった。

それにノバルティスは、治験を受けたおおぜいの患者の薬の費用をまだ負担しなければならなかった。その患者たちは、それまでのがん治療と治験の経験をもとに予想されたよりもはるかに順調だった。「私たちフェーズI試験の患者は、生涯薬をいただけるんですよね？」ジュディ・オレムは、薬が承認されたころにヴァセラに訊いたのを覚えている。「もちろん」とヴァセラは答えたらしい。「でも私たちは、フェーズIの患者さんがそんなに長く生きられるとは予想していなかったんですよ」冗談交じりの答えだった。ヴァセラは治験を受けた患者の順調な様子に大喜びで、ノバルティスにはまだ試されていない薬の被験者に進んでなった人々への投薬費用を負担する義務があると思っていた。だがだれも、患者が通常の寿命を全うする可能性を考慮して治験の予算を組んではいなかった。

薬の初期承認から一年後、ノバルティスは心配する必要などないことが明らかになった。二〇〇二年、グリベックの全世界での売上は、九億ドルを超えたのだ。

ノバルティスの首脳陣がドラッカーの貢献を認めていなかったとしても、ほかのあらゆる方面から、彼は認知されたようだった。講演の招待をひっきりなしに受けたうえに、ドラッカーはグリベックの承認以降、有名な賞を立て続けに贈られた。ラスカー賞（これでチャーリー・ローズ〔訳注：アメリカで有名なテレビ司会者〕からテレビのインタビューを受けた）に加え、二〇一二年にはニック・ライドンとジャネット・ラウリーとともに、ノーベル賞に次ぐ世界的権威のある科学賞と言われる日本国際賞を、二〇一三年にはピーター・ノーウェルとラウリーとともに、アメリカで屈指の科学・医学分野の賞とされるオールバニ・メディカルセンター賞を受賞したのである。現在ドラッカーのオフィスには、記念の盾や写真やカップが並び、過去一〇年にわたる彼の栄誉の歴史をたどることができる。二〇〇七年には、OHSUのがんセンターの所長就任を依頼された。

しかし、グリベックの臨床研究に力を注いだことは、ドラッカーに富をもたらしはしなかった。彼はノバルティスの株をもっていたわけではなく、インサイダー情報を使ったトラブルに巻き込まれないよう、二〇〇〇年にバイオテクノロジー企業や製薬企業の株を買うのをやめていた。ドラッカーは、初期のグリベックにかんする講演の一部ではノバルティスから報酬を受け取っていたが、支払いは少額だったし、スライドガラスも会社が用意したものではなく、いつも自分のものを使っていた（バイアスのかかった情報で医療の専門家に影響を及ぼしたという疑いを生むような行為を避けるため）。

それでもこの薬の成功は、ドラッカーの研究の努力に対し、金銭的に報いるのに役立った。彼のラボは、いまやハワード・ヒューズ医学研究所から年間九〇万〜一〇〇万ドルの資金提供を受けている（その一部はドラッカーの給与も賄っている）。ドラッカーは、NIHからラボへの年間約二〇万ドルにのぼる長期の補助金と、白血病・リンパ腫協会から、およそ一五年間続いている一〇〇万ドルのマルチラボ共同補助金の一部として、年間約二五万ドルの研究資金も受け取っている。

さらに、ナイキの創業者フィル・ナイトからの贈り物もあった。二〇〇八年、株価の暴落が本格的に起きていたころ、ドラッカーはナイトから電話を受けた。OHSUのがんセンターに一億ドルを寄付したいという話だった。「君のビジョンに投資したいんだ」とナイトは言った。その贈り物は、アメリカの一か所のがん研究施設に対してなされた最大級の寄付で、ＯＨＳＵではすぐにがんセンターをナイトがん研究所と改称した。ほぼ一夜にして、ドラッカーは、そこそこ成功を収めたがんセンターのヘッドから、世界でも有数の資金の潤沢な医療機関のヘッドになっていた。

35　弱点が現れる

二〇〇一年に承認されたあとも、グリベックの開発はペースを緩めることなく続けられた。ノバルティスはまだいくつかの臨床試験を実施中だった。フェーズⅢのＩＲＩＳ（国際共同無作為化）試験は、一月に数か国にわたる一〇〇〇人以上の患者の登録を完了した。この薬は、ほかのタイプのがんの患者にも投与されようとしていた。ＣＭＬは、変異体であるBcr/Abl融合タンパク質を発現することがわかっている唯一のがんだったが、ほかの悪性腫瘍にも、グリベックで阻害できる別種のチロシンキナーゼが存在するものがあった。たとえばＰＤＧＦＲは、グリベックが阻害する別のチロシンキナーゼで、ある種の脳腫瘍と関係していた。それから、消化管間質腫瘍というまれな胃腸がんが、変異体のＫｉｔ――一九九三年にドラッカーが、ニック・ライドンから送られた初期の実験化合物のスクリーニングテストをおこなったキナーゼ――によって引き起こされることも明らかになっていた。そして今、この薬がこうしたタンパク質に操られるがんをうまく阻止するかどうか、調べるべき時が来ていた。

ダナ・ファーバーがん研究所のジョージ・デメトリとＯＨＳＵのチャールズ・ブランクは、消化管間質腫瘍（ＧＩＳＴ）に対するグリベックの効用を調べるフェーズⅠ臨床試験を率いていた。治験担当医師が二〇〇〇年三月にひとりの患者に薬を試し、病気の進行が遅くなってから、二〇〇〇年七月にフェーズⅠ試験が始まった。翌年の五月を迎え、ちょうどトミー・トンプソンとリチャード・クラウスナーがグリベック承認の記者会見で語る所見の準備をしていたころ、デメトリとブランクは、アメリカ臨床腫瘍学会の年次総会——世界の腫瘍学者が集まるこの分野で最大の会合——での発表に備えていた。

その最初の試験結果は、二〇〇二年の夏、『ニュー・イングランド・ジャーナル・オブ・メディシン』に掲載された。結果はＣＭＬ患者で見られたように驚愕するほどすばらしいものではなかったが、薬の効果はあった。一四〇人のうち、がんが完全に消えた患者はいなかったが、五〇パーセントを超える人が部分奏効を示し、腫瘍が元のサイズの半分以下に縮小した。薬はこうした患者にＣＭＬ患者よりも多くの副作用をもたらし、多数の人に、腫れや吐き気、下痢、発疹といった症状が出た。それでもＣＭＬと同じように、副作用はたいてい小さく、深刻ではなかったが、五人は大出血を起こした。ＧＩＳＴに対しては、外科手術を除けばほかに治療法はなかった。したがってグリベックは、単にＧＩＳＴの治療法を進歩させたのではなく、ＧＩＳＴの治療法を生み出したのである。

やがてデメトリとほかの臨床医たちは、グリベックが、ＧＩＳＴ患者にはＣＭＬ患者ほど長くは効かない傾向があることに気づく。最初のフェーズⅠ試験の一〇か月でも、二〇人の患者がグリベックに耐性をもつようになった。それでもこの薬は、ＧＩＳＴに対しても承認されることとなる——従来の標準的治療よりはるかに優れていたのである。だが、なぜ一部の人でこんなにも早く耐性が生じてしまったのだろう？

デメトリがＧＩＳＴ患者に見られる耐性に頭を悩ませていたころ、チャールズ・ソーヤーズ——ＣＭ

L治験における三人のフェーズI担当医師のひとり――は、グリベックが劇的に効いた急性期の患者が、同じぐらいすぐにぶり返してしまう現象にまだ悩まされていた。進行したCML患者たちが死の淵からよみがえり、その後急にまただめになるのを目にして、ソーヤーズは臨床の現場から研究室へ戻っていた。なぜ患者は、力強い奏効を示したのち、治療前と同じ状態に戻ってしまうのか？　なぜ一部の患者にはグリベックがまったく効かず、慢性期でも効かないことがあるのか？　ソーヤーズは、そこで何が起きているのかを知る必要があった。

当時も薬剤耐性という概念はあったが、分子レベルでは研究されておらず、この薬はまたとない機会を提供していた。グリベックはBcr/Ablに結合してその働きを阻害することによって効果を示していたので、ソーヤーズは、耐性の原因はふたつのどちらかに帰せられると考えた。薬がキナーゼを阻害しなくなったか、キナーゼが病気をもたらす唯一の引き金ではなくなったかのどちらかだと。

ライドンがツィマーマンの実験化合物を抗キナーゼ活性についてふるいにかける手だてを考案しなければならなかったように、ソーヤーズも分子レベルで耐性を調べる手だてを考案する必要に迫られた。またもや、それまで存在しなかった需要のために、手段が考え出されようとしていた。彼が検証しようとしている概念は単純だったが、実際に実験をおこなうのは単純なことではなかった。病気の進行中にさまざまなタイミングで、どの遺伝子やタンパク質が活性化されたり不活性になったりするのかを調べるというのは、まったく新しい作業だった。がんに薬への耐性をもたせるような細胞レベルの変化を探る手順が、用意されていなかったのである。ソーヤーズは、この未踏の領域を実地調査する初めての探検家なのだった。

その時点で、扱える患者のサンプルはたくさんあった。オーウェン・ウィッテが二〇年前にBcr/Abl

を分析したのと同種のゲル解析で、ソーヤーズは、グリベックが効かなくなった患者のサンプルに含まれるBcr/Ablの量を測定することができた。すると、結果のパターンは「完全に明白」だったとソーヤーズは語る。Bcr/Ablの量は、治療当初は高く、患者の調子が良くなっていったころに急減し、病気がぶり返すにつれ次第にまた増加していたのだ。量の増加は、薬が標的を阻害できなくなっていることのあかしだった。

耐性をもつようになった患者でキナーゼが阻害されなくなっている事実を確かめるのは、ひとつ大事なことだった。だが、なぜ阻害されなくなっているのか？　何が起きているために、ほかのとても多くの患者にもたらす作用を、この薬がもたらさなくなっているのか？　段階の進んだ患者ほど、薬が効かなくなりやすいのはなぜか？　一部の慢性期患者にまったく効かないのはなぜか？　ひとつ考えられたのは、効く患者に比べ、効かない患者では薬がより速く代謝されているという可能性だった。この化合物があまりに速く分解され排除されるとしたら、血流に入って悪性細胞中の結合部位を塞ぐチャンスがなくなるのかもしれなかった。

ソーヤーズは、フェーズⅡ試験がまだおこなわれていたころに耐性の問題に取り組みだし、二〇〇一年に薬が承認されて数か月後、最初の結果を公表する準備ができた。彼が調べたすべてのサンプルで、Bcr/Ablが最初は不活化し、そのあと再び活性化していた。このキナーゼは、絶え間ないリン酸化を停止してから、再開していたのだ。ソーヤーズは、一部のサンプルで、酵素に含まれるひとつのアミノ酸において、薬と決定的な結合を形成すると考えられる部位が変化していることに気づいた。またほかのサンプルでは、細胞はすでに変異していた*bcr/abl*遺伝子を過剰に作り出し、キナーゼ阻害薬が阻害できないほどBcr/Abl酵素が過剰になっていた。なぜこうした変化が起きるのかは謎のままだったが、問題を覆い隠していたイバラの茂みは取り払われたのである。

ソーヤーズの報告は、思いがけず水をさすようなタイミングで、がん治療の歴史において有数の新薬承認――オーダーメイド医療の筆頭と言える標的薬の新時代の幕開けとして称えられた出来事――の直後になされた。ソーヤーズは当然、自分の公表内容をメディアが誤ってとらえることをおそれ、取材をしてきた『ウォール・ストリート・ジャーナル』紙の記者に、耐性の現象を大げさに書きたてないように求めた。ソーヤーズは自分の明らかにしたメカニズムについて、「驚くほど単純で、それを回避できそうな方法も教えてくれている」というメッセージを伝えてほしいと思っていたのだ。ところが、同紙の二〇〇一年六月二二日号には、「グリベック、進行がんに対し弱点を現す」との見出しが載った。ソーヤーズは何年も経ってなお、この件についてため息をついている。今、ソーヤーズのオフィスはメモリアル・スローン・ケタリングがんセンターにあり、彼の研究の主眼は前立腺がんなどの固形腫瘍に移っている。

このようなメカニズムは、獲得耐性――順調だった奏効がなくなること――の説明にはなっていたが、グリベックがまったく効かない患者を説明できなかった。そうした患者では、*bcr/abl* が過剰にあるわけではなく、アミノ酸に変化が生じてもいなかった。さらに、この「先天的耐性」をもつ患者はたいてい、薬を飲んだあとに血球数が変化していた。フィラデルフィア染色体をもつ細胞の数が減っていないだけだったのだ。また、病気の進行した患者ほど、先天的耐性をもつケースがよく見られ、急性期の患者の四八パーセントにはこの薬が効かず、血球数に顕著な変化さえ認められなかった。ソーヤーズらが、CMLの一部のケースでこの薬に対してひそかに仕掛けていそうなトリックを見つけようとしていた一方で、そのトリックを回避する手だてを見出そうとしていた人々もいた。たとえば、一年間投薬されて細胞遺伝学的奏効がなかった患者に、通常の四〇〇ミリグラムでなく八〇〇ミリグラムという高い用量を投与した。このアプローチで耐性に打ち勝てることもあったが、必ず勝てるわけではなかった。

グリベックに耐性をもつ患者の細胞のDNA配列を決定することで、根本的なメカニズムが次第に明らかになった。先天的耐性も獲得耐性も、そもそもCMLをもたらすのと同じ現象が引き起こすことに、ソーヤーズは気づいた。遺伝子変異だ。「私たちが深く探り、ほかの人も深く探るうちに、耐性をもたらす可能性のある変異はたくさんあることが明らかになりました」とソーヤーズは語る。二〇〇二年を迎えるころには、ドラッカーなど、OHSUでこの問題を調べていた研究者が、もともとの*bcr/abl*の異常のほかに、数十の変異が生じていることを見出した。先天的耐性をもつ患者には、グリベックがよく効く患者にはない変異がある場合もあった。病気をぶり返した患者は、治療のあいだに変異を獲得したようだった。最初はなかった遺伝子変異が、治療に入って数か月で生じていたのである。さらにソーヤーズは、ある種の変異がCML患者のサンプルに生じると、薬が細胞を殺す効果がなくなることも明らかにした。新たに生じる変異と奏効の消滅との関係は、Bcr/Ablと奏効との関係と同じぐらい直結していた。

だが、変異の存在がわかっても、まだ問題を完全に説明できるわけではなかった。なぜ新たに生じた変異がキナーゼ阻害を妨げてしまうのか？　細胞のなかで何が起きているのか？　それはどんな様子なのか？

こうした疑問は、それまでほぼ口にされていなかった疑問を引き起こした。グリベックは本当にだれもが思うほど効いていたのか？　この薬は、Bcr/Ablチロシンキナーゼの、ATPと結合する部位——リン酸が酵素にくっつくまさにその場所——を標的とするように設計されていた。しかし、だれにも見えないので、この結合が実際に細胞内で起きていることを確かめようがなかった。チバガイギーの化学者から治験担当医師まで、だれもがそのキナーゼの様子を経験的に推測していたが、確かなことがわかる人はいなかったのだ。

ソーヤーズがこうした疑問に頭を悩ませていたちょうどそのころ、カリフォルニア大学バークリー校のジョン・クリヤンという男が答えを見つけた。その答えは、X線結晶構造解析によって得られていた。この手法は、ユルク・ツィマーマンが鉛筆と紙で実験分子のデザインをしていたころには、それに使えるほど高度ではなかった。クリヤンは結晶にX線を照射し、キナーゼに当たったビームがどのように回折するかを調べ、各ビームの回折角から、分子のイメージを作り上げることができた。この手法によってBcr/Ablキナーゼは、細胞の暗室から、明るいコンピュータ画面へと引き出されたのである。

この分子のイメージはすぐに、なくてはならないものとなった。クリヤンは、分子のどこにATPが結合し、グリベックがどのようにそのプロセスを阻むのかを、正確に示せるようになった。ソーヤーズは、ロサンジェルスからバークリーへたびたび飛んで行っては、3D眼鏡を着用してクリヤンのコンピュータをじっと見つめた。クリヤンはキナーゼのイメージを操作してくるくる回し、どの角度からも見られるようにしてくれた。ソーヤーズにとって、それはまるで、月の裏側に行ってそこに宇宙の秘密があることを知るようなものだった。

そのイメージはソーヤーズを、ツィマーマンが抗キナーゼ分子を作ったときの出発点にまで引き戻した。酵素の形状である。この鮮やかなイメージで、キナーゼはふくれた腎臓にさまざまな原子や化学結合を表すコイル状のリボンがついたように見え、ソーヤーズには、新たに生じた遺伝子変異がグリベックを効かなくした理由がわかった。変異がキナーゼの形状を変えたのだ。それが起こると、グリベックとATPの結合部位とのかみ合わせはぴったりでなくなった。するとBcr/Ablが、束縛から抜け出ていかれた活動を再開できるようになったわけである。

これで耐性が説明できた。がん細胞が時とともに遺伝子変異を蓄積し、その変遷が次第に細胞を変化させるのだ。その結果、正常な細胞のものとほんの少し違い始めた部分が、ついにはめちゃくちゃになる。ソーヤーズやドラッカーらは、一部のCML患者に、元からあってグリベックを効かなくしている変異がほかにあることも明らかにした。

ソーヤーズは耐性が解明できて大喜びしたが、彼には次の重要な疑問に取り組まなければならないこともわかっていた。耐性を説明する科学は、より良い薬の開発にもつながるのだろうか？　最初のチロシンキナーゼ阻害薬の成功は、もっぱら、それがBcr/Ablを阻害し、しかもBcr/Ablだけを阻害するという事実によるものだった。そのキナーゼと薬の形状は完全に特異的にかみ合い、だから治療が効いた。どうしたら、新たな変異によって形が崩れるキナーゼを薬の標的にできるのだろう？　変異の進んだキナーゼも阻害する余地を十分もつような化合物が作れる見込みは、どれだけあるのか？

36　最初の五年

最初の承認以後、急ピッチの拡大によってグリベックはどんどん幅広い患者に行きわたっていった。二〇〇一年五月になされた最初の承認は、インターフェロンが効かないか、骨髄移植が不適格なCML

患者を対象としていた。最初のフェーズI試験で薬の潜在的な威力が明らかになってから、ノバルティスは多くの臨床試験を開始した。そうした試験がどれもうまくいくと、薬はほかのCML患者の治療に対しても、FDAの承認や国際的な承認を次々と獲得していった。さらにほかの悪性腫瘍がこの新薬に叩きのめされると、承認は白血病以外にも広がっていった。

二〇〇一年一一月、グリベックは欧州連合と日本で、インターフェロンが効かないか、加速期または急性期の段階にある成人CML患者を対象に承認された。二〇〇二年二月には、グリベックが、外科手術が不適当であるか、ほかの治療のあとにがんが転移したGIST患者に対して承認された。

二〇〇二年五月、フェーズⅢのIRIS試験——新たに診断された患者に、最初の治療としてグリベックの投与か、インターフェロン＋ara‐Cの投与かを無作為に割り当てた——の結果が初めて公表された。奏効、生存期間、副作用のどの点でも、グリベックがインターフェロンより優れていた。この試験の途中で、データの中間検査をおこなっていた統計学者のグループが、無作為化によってインターフェロンを選択することになったすべての患者の治療をグリベックに切り替えるべきだと主張した。グリベックの優位はすでにどう見ても明らかだったので、患者に従来の投薬を続けるのは倫理にもとるというわけだった。その後二〇〇三年に『ニュー・イングランド・ジャーナル・オブ・メディシン』に掲載された論文によれば、一八か月後、新たに診断された患者の七五パーセントが細胞遺伝学的完全奏効に到達した。CMLに対するグリベックの条件付き承認は、まもなく標準的な承認となった。薬は新たに診断された患者に広く使われるようになり、最初にインターフェロンを試したり骨髄移植を受けたりする必要はなくなったのである。

二〇〇二年一二月、この薬はヨーロッパで、骨髄移植の候補となっていない小児CML患者に対して承認された。二〇〇三年五月にはFDAが、骨髄移植後に再発したり、インターフェロンが効かなくなったりした早期の小児CML患者を対象に承認した。さらに二〇〇六年、グリベックは、フィラデルフィア染色体陽性の急性リンパ性白血病、隆起性皮膚線維肉腫というまれな皮膚腫瘍、骨髄異形成症候群や慢性好酸球性白血病といった血液の前がん症状の治療において承認された。二〇〇八年には、GISTの適応症の指定が、手術後の治療も含まれるように広げられた。

やがて、グリベックは一一〇か国で承認されることとなる。FDAによる承認は、六種の疾病にわたった。承認の対象が増えた(アメリカ以外ではどこもGleevecでなくGlivecの名称)のに加え、この薬を飲むCML患者が健康を維持したことで、売上も増した。CMLは特異な存在となった。生存者が増えつづける唯一のがんとなったのだ。CML患者の人口が増えていくにつれ(CMLで死ななくなる患者の数に、年々診断される患者が加わっていく)、グリベックの売上も増えていった。二〇〇六年、グリベックの売上は一七パーセント増加した。また二〇〇七年までに、CML以外のがんが売上の三〇パーセントを占めていた。二〇〇七年のグリベックの年間売上高は二五億ドル以上に達していた。

ノバルティスはほかの希少疾病の領域へも突進した。二〇〇七年、『フォーブス』誌は「ドル箱」と題した記事でその戦略を語り、ノバルティスには、アメリカで患者が二〇万人未満――オーファン(希少)と見なされる疾病の基準――の疾病で、六種以上について治療薬のパイプラインがあると伝えていた。二〇〇九年には、単一遺伝子変異に起因するまれな自己免疫疾患を対象とした同社の薬、イラリスが承認され、年間売上高はおよそ二六〇〇万ドルに達した。グリベックは、病気のおおもとにある遺伝子的要因を標的とする原理を実証し、いままた別のことを実証していた。希少疾病は利益の高い市場だということだ(ノバルティスはイラリスを痛風の治療薬としても承認してもらおうとしたが、二〇一一年にFD

Aに拒絶された。承認されればこの薬はまさに超大型新薬（ブロックバスター）——年間売上高一〇億ドル以上と定義される——となるはずだった）。

二〇〇一年の最初の承認から年が過ぎても、患者の奏効は続くのかという疑問は残り続けた。試験が終わっても、実験は続いていた。実績はなく、証拠のたくわえもなく、長年の経験もなかった。その時点で、目標は五年に達することだったのだ。

一方で、奏効の評価で大きな進展もあった。ポリメラーゼ連鎖反応（PCR）という診断検査が、初期の臨床試験から広く利用されるようになった。この検査により、CML患者から採取した血球を深く探れるようになったのだ。PCRは、どれだけの細胞に*bcr/abl*遺伝子が含まれているかを知るために使われ、非常に性能が高いので、正常な細胞一〇万個のなかに異常な細胞が一個混じっていても見つけられる。結果は対数減少値によって測定され、この値が1増えるごとに、*bcr/abl*遺伝子をもつ細胞が一〇分の一になることを示していた。こうして、血液学的奏効と細胞遺伝学的奏効に加え、もうひとつの奏効が登場する。分子遺伝学的奏効だ。PCR検査で経時的な対数減少値が3とわかれば、患者は分子遺伝学的大奏効を示しているものと見なせた。CML患者がほとんど治ったと言えるレベルだ。

二〇〇六年になるころには、フェーズⅢのIRIS試験が五年間続けられていた。ドラッカーを始めとする治験医師は、そのあいだずっと薬を飲み続けていた患者について、わかったことをすべて集めて整理した。その報告は『ニュー・イングランド・ジャーナル・オブ・メディシン』に掲載され、多くの人にさらにまた安堵のため息をつかせた。治療を始めて一年以内に細胞遺伝学的完全奏効を示した患者三五〇人については、病気の進行はほぼ完全になくなっていた。IRIS試験にはPCR検査も含まれており、その結果は驚くべきものだった。治療を始めて一八か月以内に分子遺伝学的大奏効を示した患者はすべて、五年経ってもなお生存していた。二〇〇一年に試験を開始して以来グリベックを服用してきた患者三八二人のうち、三四〇人は二〇〇六年にも生存していた。「現時点では、イマチニブ療法を無期限に継続することを推奨する」と報告は結論づけられていた。

37 第二世代

薬剤耐性をもたらす要因が結合部位の形状の変化だとわかったソーヤーズは、解決策を考えた。キナーゼにくっつきながら、そうした変化を許す構造をもつ薬なら、なお酵素とATPとの結合を阻害するのではないか。「もっと融通が利いてあまり相手を選ばない……薬が見つかれば、効くはずです」とソーヤーズは言った。世界を飛びまわってさまざまながん関連の会合に出ながら、彼はこの新たな考えについて、だれかの興味を引くかどうか探りを入れだした。するとある会合の直後、ブリストル・マイヤーズ・スクイブ社の研究者から電話を受けた。ソーヤーズからその問題の話を聞いた研究者は、自分のラボで作っていたある化合物に思い当たった。

ダサチニブというその化合物は、免疫系のT細胞を阻害することを目的として作られていた。CMLは同社のラボで研究対象となっていなかったが、キナーゼの一群に対してこの薬をふるいにかけると、Ablを阻害することがわかった。同社から化合物のサンプルが送られてくると、ソーヤーズは、グリベックに耐性をもつ患者たちの細胞サンプルでそれをテストした。ほぼどのサンプルでも、ダサチニブはキナーゼを阻害した。グリベックがすでにチロシンキナーゼ阻害薬に道をつけていたので、ダサチニブはすぐに臨床試験に入り、抗CML活性が確かめられた。

ダサチニブの研究が進む一方で、グリベックへの耐性の具体的な傾向も明らかになった。CMLと診断された直後にグリベックを服用しだした患者は、効き続ける傾向を示していた。病気をぶり返す可能性は、服用開始後五～六年でおよそ四パーセントだった。ところが、診断されて数年してから薬を飲み出した多くの患者は、ある時点で効かなくなりやすかった。遅れたぶん、余分な遺伝子変異が生じる時間ができてしまったのだ。ゆっくり蓄積される異常は、耐性と表裏一体の関係にあったのである。

ブリストル・マイヤーズ・スクイブが、第二世代のチロシンキナーゼ阻害薬を臨床試験に持ち込む最初の企業となっても、ノバルティスは大きな後れをとりはしなかった。グリベックが承認されてからもずっと、アレックス・マターは、化学者がさらにそれを改良できるだろうかと考えていた。化合物をもっと強力なものにできるだろうか？　もしできるのなら、それで患者の容態はさらに改善されるだろうか？　マターとツィマーマン、それにノバルティスのほかの研究者たちは、それを明らかにしたいと思った。

第二世代のチロシンキナーゼ阻害薬に首を突っ込むと、ただでさえカッカしやすいマターはまた別の戦いに引き込まれた。「君はわれわれの販路をぶちこわそうというのか」とマーケティングチームは彼をおどした。ノバルティスが別の化合物に取り組みだしたという噂が立ったら、患者や一般の人はグリベックが最良の薬ではないと思ってしまうかもしれないというのだ。マターは、ノバルティスがそうした次なる阻害薬を探求しなかったら、競合他社が探求するはずだと訴えた。

マーケティングチームは折れるしかなかった。なにしろ、数年以内に特許が切れて排他的権利がなくなり、CMLの市場が広く開放されてしまうのだから。ノバルティスは、グリベックに代わる別の薬を用意しておかなくてはならなかったのだ。ヴァセラにも、新薬を作り続ける必要性がよくわかっていた。彼に言わせれば、それがそもそも特許に期限があることの目的なのだった。「革新がなければ、死ぬのです」ヴァセラは言う。「よくできたシステムですよ」グリベックの治験でキナーゼ阻害の原理が証明されていたとはいえ、さらに優れた阻害薬の開発に対する疑念が会社の廊下でささやかれていた。「ほとんどの人は、無理だ、グリベックに勝てる見込みはない、と言いました」ヴァセラは振り返る。「でもやれたのです」二〇〇二年、次世代のチロシンキナーゼ阻害薬、ニロチニブが合成された。それはイマチニブの直系の子だったが、結合能力はより優れていた。

ダサチニブとニロチニブは、別々のフェーズI試験で、グリベックが効かなくなった患者のグループに投与された。一九九八年の最初の試験と同様、用量漸増試験が、安全に投与できる範囲で最も効果の高い用量を見つけることを唯一の目的としておこなわれた。ところがまたしても、目標をはるかに上回る結果が出た。慢性期のCML患者一二人のうち、一一人がニロチニブで血液学的完全寛解を示した。ダサチニブの試験では、慢性期のCML患者四〇人のうち三七人に同じ奏効が見られた。どちらの薬も、もっと進行した段階にも効いた。骨髄に芽球が大量にあった患者でも、血球数が正常に戻ったのだ。フィラデルフィア染色体をもたらす変異遺伝子をもつ細胞の数も減っていた。二〇〇六年には、FDAがダサチニブ（商標名スプリセル）を、イマチニブの効かないCML患者の治療に対して承認した。どちらの第二世代薬にも副作用はあったが、第一世代のイマチニブと同様、忍容できないものはなかった。一年後、ニロチニブ（商標名タシグナ）が同じ適応症に対して承認された。

第一世代と第二世代のチロシンキナーゼ阻害薬がCMLに使えるようになって、この病気をもちながら生きる患者の数はどんどん増え続けた。「患者数、つまりCMLになって生きている人の数は、倍増し続けています」と二〇〇〇年にドラッカーのチームに加わった腫瘍学者、マイケル・マウロは言っている。グリベック以前、アメリカで、CMLに罹って生きていた患者は三万人だった。「今世紀の半ばまでに、その数は二五万人になっているでしょう」マウロは語る。「『グリベック以前に比べて』一〇倍です」この数はやがて頭打ちになるだろう。新たに診断される患者の数は、毎年一定だからだ。それでも、CMLの治療への支出は今後一〇年でいっそう莫大な額になる。「これは贅沢な問題なのですが……患者に無期限に対応するための最善策についてよく考えなければなりません」

数十年にわたるCML治療のコストと、多くの患者でフィラデルフィア染色体が消滅することから、いずれ薬の服用をやめられる患者もいるのではないかという臆測も生まれた。その問題は現在調べられているが、多くの臨床医は懐疑的で、リスクをおかすのをためらっている。分子遺伝学的完全寛解――病気を見つけるどんなに強力なツールで調べても、がんの検出可能な徴候がない状態――に達した患者のなかには、数年後にグリベックの服用をやめてみた人もいた。そうした患者の一部で、がんはすぐに再発した。グリベックの服用をやめると、再発時に薬が効かなくなるリスクをおかすことにもなるが、そのときには第二世代の薬という選択肢があった。

残る問題は、回復した患者への長期的な対応だけではなかった。CML患者のなかには、これらのどの薬も効かない一群がいた。こうした患者には、どのチロシンキナーゼ阻害薬をどれだけの用量投与しても受け付けない、T315Iという変異があった。二一世紀の最初の一〇年が終わるころには、この変異があることのわかった患者は、骨髄移植が生き延びるための最善策だとたいてい告げられていた。

ところが二〇〇九年、この変異をもつ患者のために設計された化合物、ポナチニブが臨床試験に入った。

ハンス・ローランドは、シアトル郊外に住むCML患者だ。どんな薬物治療も効かず、同じCMLだった大の親友が骨髄移植後に死んでから、ローランドは、OHSUで治験を率いていたマウロにポナチニブの被験者にならないかと誘われた。ローランドには、それが最後のチャンスだとわかっていた。治験を始めて三か月後、彼は細胞遺伝学的完全奏効を示した。二年後の今は生後五か月の息子がいて、奏効が消える不安を抑え込まないといけなくなっている。「以前は得るものばかりでしたが」ローランドは語る。「今では失うものばかりです」

二〇一二年の終わり、ポナチニブ（商標名イクルーシグ）が、早くも治験完了前にCML治療薬としてFDAに承認された。二〇一三年一〇月には、治験データの解析から、ポナチニブを服用していた患者のグループに、高い割合――二〇パーセント以上――で、命に関わりうる重度の血栓や血管の狭窄が生じていることが明らかになった。治験への参加登録が中止され、この薬は市場から回収された。ローランドのようにT315I変異をもつCML患者にとっては、その薬のおかげで生き長らえていたので、ただごとではない状況変化だった（ヨーロッパではまだ販売されていた）。製造者のアリアド・ファーマシューティカルズは、すでに服用中の患者にはポナチニブを供給し続けられたが、代金は請求できず、患者たちが案じるような取り決めはなされなかった。不安は数週間後、FDAがT315I変異をもつCML患者――つまりほかのCML治療薬がいっさい効かない患者――を対象に薬を再承認して静められ、ラベルは心血管のリスクにかんする注意書きを含めるように改められた。こうして、既知のあらゆる種類のCMLに対して、承認済みのチロシンキナーゼ阻害薬がそろったのである。

38　どのがんにもグリベックのようなものが

二〇一一年を迎えるころには、がん研究の景観は、ドラッカーが始めたころとはまるで違ったものになっており、ノーウェルとハンガーフォードの初期の時代と比べれば別世界だった。グリベックの登場が、がんの研究と治療に雪崩のごとく変化をもたらしたのだ。

さまざまなタイプのがんで原因となる変異を見つけることが、研究の主眼となった。「壊れているとわかれば、直せる」とドラッカーはその研究の仕方を約言している。チロシンキナーゼ阻害のデータがしっかりしたものになると、ドラッカーは腫瘍のＤＮＡ配列の決定に目を転じた。特定のがんにとって重要な変異の一群を見つければ、個々の腫瘍に特化した治療計画が立てられた。現在、研究のまっただなかでドラッカーは、近未来のオーダーメイド医療では、日常的に腫瘍のＤＮＡ配列の決定がおこなわれると考えている。個人の病気に対するなりやすさや予後や処方を知るために、その人のゲノムの全ＤＮＡ配列を明らかにするということは、五〇年後のビジョンだと彼は語る。

しかし、腫瘍のＤＮＡ配列の決定は、険しい山を登るようなものだった。研究者がさまざまながんの特徴を調べていくと、二〇〇〇もの変異が報告され、それとともに、病気にとってとくに重大な役割を果たしていそうな変異は五つだけであることも明らかになった。この五つの変異には、薬で対処できそうなものもあれば、あまりそれができなさそうなものもある。ＯＨＳＵではドラッカーがスクリーニングの対象を広げ続け、ついには二〇〇の遺伝子にわたる一〇〇〇種類を超える変異が含まれるようになった。今日、気になる変異が特定されれば、長年の学界や産業界の努力によって豊かになってきた化合物の宝庫を、そうした変異に対する活性があるか調べてスクリーニングにかけられる。

新薬が探求される一方、それをよりスムーズに上市する道を作る方法の探索もおこなわれている。最初のチロシンキナーゼ阻害薬を、チバガイギーの研究室から、アメリカのとりわけ辺鄙な町の診療所までもたらした一八年にわたる長旅は、がんに対する科学の考え方を一変させた。そしてまた、薬剤開発はどのようにすべきかについての見方をも変容させたのである。

グリベックの承認後、ドラッカーを始めとする多くの治験医師は、実験薬をヒトでテストする新しい手段――「全面的に作りかえられた治験プロセスおよびFDAによる承認プロセス」――を考案しだした。STI-571の臨床試験では、最初の五〇人の慢性期CML患者が、最後の五〇人と同じ奏効率を示した。これほど均質な集団で薬の試験をおこなうのは、「その試験を五〇〇人の一卵性双生児でおこなう」のに近い、とドラッカーは言った。それだけ多くのデータがあれば貴重ではあったが、試験への登録を五〇人か一〇〇人で止めた場合と同じ結果になるはずだった。

ドラッカーも含め一部の研究者は、こうした五〇人か一〇〇人の患者にもとづく条件付き承認が、フェーズII試験後の条件付き承認と同程度に通用するだろうと言った。完全な承認は、患者一〇〇〇人でのフルスケール試験による安全性データがパスするまで保留となるにしても、保険会社は残る九〇〇人の患者の費用負担に乗り出し、製薬会社が投資をより早く回収でき、新薬を市場に出すまでのコストを大幅に減らせるようにしだした。

ノバルティスなど数社は、開発プロセスの初期にコンセプトを実証する一手として、すでにこのアプローチを試している。この構想の根本的な原理が正しいかどうかを明らかにするには、疾病特性のよく似た患者の小集団がいれば十分だ。「二〇人しか患者がいなくても、それで効く人が多ければ、仮説はきっと正しいと言えるのです」とヴァセラは言っている。だが、ＦＤＡが小集団で条件付き承認を考慮するかどうかは、まだわからない。

ドラッカーとヴァセラは、学界と産業界が協同できるか、またどうしたらそれができるかについて、似たような見解ももっていた。一連の治験を終え、がん研究の進む方向を考えたドラッカーは、将来の薬剤開発にとってその協力関係の向上が不可欠となるだろうと気づいていた。「製薬会社は悪ではありません」ドラッカーは語る。「彼らは薬を作り、私たちはそれを助けるべきなのです」

政府による資金提供は近年は横ばいで、学術機関に付属の病院の財源はすぐには増えそうもなく、慈善的な支援も経済的に厳しい時代を迎え、いまや企業が欠かせない資金源となっている。それに、製薬会社は薬を作るために存在し、そのための設備も充実しているのだ。「「グリベック」では、学界と産業界の協力がうまくいきました」ドラッカーは言う。「どちらの側も、相手側に対して多少の不満があるでしょうが、うまくいったのです。私たちは薬を製薬会社から人々へ届け、それがうまくいっています。これこそ産学協同だったのですよ」ヴァセラも学界ともっとオープンな協力を望みだしていた。その必要を考えると、製薬会社とともに働く医師のあいだでバイアスがかかることに対する警戒が増している状況は、彼には好ましくないように思われた。「ともに働き、互いに信頼しなければいけないと思うのです」ヴァセラは語る。「そして物事の悪いところばかり見てはいけないし、ルールと規制と開示を信じることばかり考えすぎてもいけません」

いまやドラッカーには、そうした協力に関心をもつ人を、バイ・ドール法が予想外に面倒な状況に直面させていることがわかっていた。一九八〇年に成立したバイ・ドール法は、特許商標法修正条項とも呼ばれ、大学に、たとえ政府の補助金のおかげだったとしても、学内で生まれた知的財産の所有権を与えるものだった。その法制上の変更――それ以前、政府の補助金を使ってなされた発明はどれもパブリック・ドメイン（権利不在）となっていた――が、バイオテクノロジー革命を引き起こした。

だが、予期せぬ結果は官僚の暴走だった。技術移転に関わる部署が、医療を進歩させそうな物質を生み出したりテストしたりしている研究室のある学術機関にできた。そうした部署は移転契約にまつわる処理をおこなう役目を担っていたが、プロセスは複雑さを増し、学界の治験医師が企業と協同するのが難しくなっていった。ニック・ライドンがドラッカーに化合物を送ってラボでテストしてもらったときには、その研究試料提供の契約はあっという間に結べた。ほぼ二〇年後、プロセスはとてつもなく面倒になり、学術機関は、製薬会社から送られてきた実験化合物に対する金になりそうな付加価値の権利をなんでも保護しようと躍起になっていた。「彼らはどの取引でも一番得をするという考えに凝り固まっています」そう語るドラッカーは、そのやり方が時間を無駄にしているにすぎないと思っている。「私は、どの取引でも最後の一ドルまで搾り取ろうとは思いません。それでは企業と協力するのは難しくなるからです」

がんの実験薬開発に関わる人も、治験で複数の実験薬の組み合わせを試す必要性に気づきだしていた。がんが複数の薬の標的となる複数の変異によって発生するとしたら、治療を進歩させるために、一度にふたつ以上の遺伝子標的薬をテストできるようにする必要がある。問題は、ＦＤＡが一般にふたつの治験薬――つまりまだ承認されていないふたつの薬――を同じ治験でテストすることを許していないという点だ。ヴァセラは、ノバルティスに途方もない成功をもたらした希少疾病にいっそう目を向け、新たな治療分野の薬の開発へと会社を導き続けながら、こうした制約が研究のペースに歯止めをかけていることに気づいていた。「もっとずっと合理的で柔軟な考えをもって、理論的根拠に目を向けるべきです」ヴァセラは言う。「そうして、具体的な要求をもとに、ケースバイケースで決断しなければなりません」少なくとも、企業は動物実験のために協力して互いの薬を合成できるようにすべきだ、と彼は言っている。

ほかにも切実な問題が残っていた。近年マイケル・マウロは、ＯＨＳＵで白血病患者のケアを続けながら、インド、アフリカ、東南アジアの医師の指導もおこなっていた。ほどなくマウロは、貧困と、提供できる医療の乏しさとに根差す問題に直面した。アフリカの医師はマウロに、患者がＣＭＬだとわかっても、Bcr/Ablの存在を確かめる診断検査に必要な金や手段が患者や病院にないので、適切な医療を提供できないことが多いと訴えた。二年ほど前、マウロはメキシコからふたりの子を連れてきた若い女性と面会した。ＣＭＬと診断された彼女は、しばらくはグリベックを服用できるが、適合するドナーが見つかっているのでいずれ骨髄移植が必要になると告げられていた。彼女の保険会社が投薬の継続に対して負担をするつもりがなく、代わりにきわめて危険な治療を受けよと言ったのである。「彼女には、「移植」が危険で、家族から自分を奪ってしまうおそれがあるとわかっていました」マウロは語る。「だから違法にアメリカへ来たのです」ＯＨＳＵにたどり着いた彼女は、そこで製薬企業から緊急医療の補償と患者向け支援を受けた。

ノバルティスはまた、インドで長期にわたる特許紛争に巻き込まれた。同社はグリベックがまだ特許で保護されていると主張していたのに、そのジェネリック薬が作られてしまったのだ。ヴァセラは、アメリカ国内だけでなく全世界に対して寛大な、自社の患者支援プログラムを奨励している。「インドには、

「グリベックを」無償で手にしている患者が数千人、購入している患者が二〇〇〇人ほどいます」と彼は言っている。ところがインド政府は、化合物をほんのわずか調整し、薬の根本的なメカニズムを変えずに特許の延命を図るエバーグリーニングをしていると言って、ノバルティスを非難した。

この争いが長引く一方、ノバルティスはアメリカ国内のグリベックの価格を上げ続けた。現在の一か月投与のコストはおよそ七六〇〇ドルだ。二〇〇一年から二〇一二年までで、グリベックの売上は全世界で三〇〇億ドルを超えていた。グリベックの米国特許第五五二一一八四号は、元は二〇一三年五月二八日に失効を迎えることになっていたが、二〇一五年一月四日に延長されていた。

グリベックが標的薬として登場すると、がん治療だけでなく医療全体の方向性が一変した。「がん研究の革命は、たった一文にまとめられる。がんは、つまるところ遺伝子疾患なのだ」この著名な腫瘍学者バート・フォーゲルシュタインの言葉は、がん研究の歴史を綴り、ピュリッツァー賞を受賞したシッダールタ・ムカジーの本『病の皇帝「がん」に挑む』(田中文訳、早川書房)に引用されている。今日、腫瘍のDNA配列の決定やがんを引き起こす遺伝子にかんする報道は、日々トップニュースとなっている。巨大製薬企業でのチロシンキナーゼ阻害薬開発プロジェクトは今では当たり前で、ただひとつの標的化合物を開発するために小さな新興バイオテクノロジー企業も設立されている。製薬企業は、合理的に設計した薬について最良のシナリオを考えるとき、CMLに対するグリベックを思い描いている。

グリベックが承認されてから十数年で、チロシンキナーゼ阻害薬はがん治療の主流となった。いまやそうした薬が一五以上も流通している。たとえば肺がんを対象としたエルロチニブ、乳がんを対象としたラパチニブ、腎臓がんやイマチニブが効かないＧＩＳＴを対象としたスニチニブだ。どれもここ一〇年で承認されてがん患者の勝算を高め、生存期間を延ばして化学療法に比べつらくない治療法の選択肢を提供していたが、こうした新薬の多くは、従来の化学療法と組み合わせて投与されている。チロシンキナーゼ阻害薬の市場は年間一五〇億ドルにのぼり、今後一〇年から一五年でその額は倍になると見積もられている。多くの薬は自宅で服用できるということも、がん治療の転換に拍車をかけた。多くの患者にとって、治療は生活に合わせられ、逆ではなくなっているのだ。

製薬企業は、チロシンキナーゼ阻害薬の有望性に飛びついた。現在、どの大企業にもキナーゼ阻害薬のパイプラインがある。いくつか挙げれば、ノバルティス、アストラゼネカ、ジョンソン・エンド・ジョンソン、メルク、ファイザー、イーライリリー、グラクソ・スミスクラインなどだ。標的となりうるキナーゼも莫大な技術研究の領域となり、無数の略語のリストとなっている。ＰＩ３Ｋ、ＭＥＫ、ＪＡＫ１、ＪＡＫ２、サイクリン依存性キナーゼ、ＣａＭＫファミリー、ＴＫＬファミリー、ｐ３８——これもいくつか挙げただけだが。こうしたタンパク質はどれも、なんらかのがんと関係しており、元凶と疑われている。そしてどれも、どこか異常な遺伝子によってコードされている。それは原腫瘍遺伝子であり、がんのときには変化して腫瘍遺伝子になっている。*abl*が、*bcr*の隣に転位するとなるように。あるいはまた、*src*遺伝子が、ラウス肉腫ウイルスに組み込まれるときにそう変化するように。今日、二五〇〇を超える企業で、二〇〇〇種以上のタンパク質を標的とする五〇〇以上のキナーゼ阻害薬が開発されている。

標的療法——合理的薬物設計のことだが、もっと関心を引きやすい呼び名——は、キナーゼの領域をはるかに超えて広がりを見せている。このアプローチは大きくふたつのタイプに分かれる。細胞内に収まる低分子阻害薬と、収まらないモノクローナル抗体だ。乳がんの治療薬ハーセプチンは、STI-571のフェーズI試験が奏効する用量レベルに達していたころに承認され、それをきっかけにどんどん多くのモノクローナル抗体が生まれた。このような薬は、身体に自然に備わっている免疫系を利用して、細胞の外や表面にある標的を阻害する。低分子阻害薬の場合、キナーゼ阻害以外の戦術としては、がん細胞を死へ誘導する、発がん性分子を含む細胞に放射性物質を送り込む、腫瘍への血液供給を断つ、がん細胞を殺す一手としてプロテアソームという構造体を結合するといったものがある。科学者は、目標への新たなルートをつねに探し続けている。オーウェン・ウィッテはまだカリフォルニアで研究しており、現在、免疫系の一部を担うリンパ球を身体から取り出し、遺伝子操作によってがん細胞を殺すように作りかえてから、身体へ再び注入して目標をなし遂げようとしている。

これまでのところ標的療法は、グリベックが承認されたときに抱かれた期待にまだほとんど応えていない。効果はおおかた少しずつ現れてきている。患者の命は月単位で延び、それはかなりの長さの時間ではあるが、CMLを抱えながら生きる人――彼らの多くは自分をもう患者と思っていない――が現在手にしている通常の寿命にはとうてい及ばない。

ほかのがんを患者が忍容できる慢性の状態に変えるチロシンキナーゼ阻害などの標的療法がうまくいかないと、このアプローチの未来に疑念が生じた。一部の科学者は、がん細胞がどんな治療にもやがては耐性をもつようになることを保証するものとして、遺伝的不安定性――新たな変異が絶えず予期せぬ瞬間に現れること――を指摘している。二〇一〇年の『ニューヨーク・タイムズ』紙のアンドルー・ポラックによる記事には、「がん治療は希望と失敗をもたらす」という見出しが躍っていた。標的薬のアプローチについて、われわれは今どの段階にいるのかという評価を与えた記事だ。「われわれはあっという間に、大きな期待と、成熟と、失望を経験した」アメリカがん協会の医務副部長、J・レナード・リヒテンフェルト博士の言葉が、その記事にこう引用されていた。「標的が見つかったら治療できるという素朴と言ってもいい考えがあったのだと思う」あまたの標的療法がここ一〇年ほどのあいだに市場に出てきたが、多くは失望も味わわせている。

グリベックの初期の試験からの生存状況のデータについても、精査が続けられている。それは、この薬がどのように効くのかを理解するためでもあり、標的療法について人々に科学的見解を提供するためでもある。二〇一四年の初めからは、一〇年生存――つまり、最初の治療でグリベックを服用しだしたCML患者のどれだけが、一〇年以上経ってまだ生存しているか――にかんする科学的公表の準備がなされようとしている。臨床医も製薬企業も、まだあまりにも予備的な段階なので、正確な数字を公表していなかった。ドラッカーもあいまいだが有望な答えしか示せていない。「生存データは確かなものになっています」と。

二〇一二年には、MDアンダーソンがんセンターで治療を受けた患者三六八人について、一〇年生存データが公表されていた。インターフェロンが効かなくなった人だけを対象にした最初期の試験を受けていた。患者は全員、臨床試験に参加しだしてから一〇年後、六八パーセント――二五〇人――がなお生存していた。CMLが進行していたのは、五人に満たなかった。生存している患者の一部は、何年かしてある時点でグリベックが効かなくなり、第二世代の阻害薬に切り替えた。試験に参加してから一〇年生き延びた患者はほぼすべて、細胞遺伝学的完全奏効――フィラデルフィア染色体の存在を示す証拠がない――を示しており、これは奏効の強さと生存との明確な結びつきを際立たせていた。だが、この試験は比較になっていないことを指摘しておかなくてはならない。ほかの治療群を同時にたどっていないので、ただひとつのがんセンターで試験がおこなわれたという事実もそうだが、結果の信頼性を損ないやすいのだ。しかし、一〇年生存データを、グリベック以前の四～六年での生存期間の中央値と照らし合わせることはできる。二〇〇一年より前、CMLと診断された人はだれも、一〇年以上生きられるとは告げられなかった。

ドラッカーにとって、大きな期待は、がん治療の新時代の幕開けに付いてまわるものだった。彼の考えでは、がんが遺伝子疾患だとはっきりわかることは、次なるグリベックが現れるまで二〇年以上要するかもしれない研究の出発点なのだ。腫瘍の遺伝子のDNA配列が決定されれば、がん患者はみずからの分子的なプロフィールによって診断されるようになる。それとともに、標的になりそうな分子をもとに実験化合物の特徴を決定するという、現在おこなわれている研究も、腫瘍のプロファイリングとうまくかみ合わせられる。「あらゆる腫瘍の遺伝子の配列を決定して、どの薬がそれぞれの腫瘍に合うのかを明らかにしようじゃありませんか」とドラッカーは言っている。患者の遺伝子のプロファイリングで、治療を判断するための情報を得ることもできる。たとえば薬の代謝が速い患者がいるかもしれないからだ。そうした特徴は、DNA配列のなかに見つけることができる。すると患者は、自分の腫瘍と遺伝子プロフィールに合った治療を選べるわけである。

このアプローチについては各所で詳しく語られ、がん治療の次なる目玉だと称えられながら、疑念と楽観が半々の視線を向けられている。マイケル・マウロは、肺がんを対象に最近承認された薬クリゾチニブを、この原理を証明する最新の例として挙げている。この薬は、一部の肺がん患者だけに存在する異常を標的としており、そうした患者にのみ投与されることになる。また最近、*b-raf*という遺伝子の変異が、ヘアリー細胞白血病のすべての患者に見つかっている。この疾患は、*b-raf*の変異を強制的に起こしても誘発できないが、その変異を阻害すると進行を止められる。ヘアリー細胞白血病は希少疾病で、すでに効果的な治療も存在するが、マウロはこの知見を、がんの遺伝子的起源を暴き続けることの有効性を示す証拠と見なしている。「歴史が繰り返そうとしているのです」と彼は語る。

ＯＨＳＵでの仕事に加え、ドラッカーはニック・ライドンと、マサチューセッツ州ケンブリッジを拠点としたブループリント・メディシンズという会社も興した。この会社の研究は、腫瘍と化合物を関連のありそうな遺伝子異常に対してスクリーニングにかけることを目的としている。ほかに、ゲノムの配列解析にかかる時間を四八時間に短縮しようとしている会社もある。あるいはまた、任意の瞬間になんらかの腫瘍のＤＮＡ配列に存在しうる二〇〇以上の変異から、四、五個の推進役を特定する技術の開発に特化している会社もある。

「どのがんにもグリベックのようなものがあるはずです」ドラッカーは、がん治療の未来に期待してそう言っている。グリベックはいまや、薬であるだけでなく、シンボルになっているのだ。この薬は、がん研究に対するドラッカーのビジョンを導き続け、そのビジョンは過去二〇年にわたる彼の経験と密接に結びついている。グリベックの教訓――それが証明した生物学的原理と、それがもたらしたビジネスモデル――は、今も彼の仕事に役立ち続けている。「標的がすべてなのです。適切な標的を見つけ、その標的にぴったりの薬を手にしたら」ドラッカーは語る。「市場の大きさなど気にしないことですよ」

エピローグ　生存期間

二〇一二年のあの二月の寒い朝、ドラッカーの患者だったゲイリー・アイクナーは、ここまでの歴史について何も知らぬまま、診察台に寝そべって腰部に針を刺されていた。ピーター・ノーウェルやデイヴィッド・ハンガーフォードの名前など聞いたこともなかった。エーベルソンウイルスについても、それを研究者がどう使ってＣＭＬの原因を明らかにしたのかも、いっさい知らなかった。キナーゼ研究の遺産についても、彼が味わわずにすんだ苦痛に満ちた治療についても、担当医が彼の未来を保証するのに果たした役割についても、知らなかった。またキャロリン・ブラスデルがアイクナーに、どの白血球にもフィラデルフィア染色体はなかったと電話で良い知らせを伝えたとき、その知らせの一文――彼にとっては生死を分ける言葉――にどれほどの歴史が詰まっているのかも、彼にはわかっていなかった。

アイクナーが知っていたのは――これさえ知っておけばよかったのかもしれないが――自分がこの先も生きられるということだった。当分は十代の息子のそばにいられるということだった。そして、自分の命を奪いかねなかった病気が、これで自分の人生や家族の人生にほとんど、あるいは何も打撃を与えなくなるだろうということだった。「今後五年以内に再発しない見込みはどうなんでしょう。十分ありそうに見えますけど」アイクナーは言っている。「毎朝起きるたびに、すごく幸運だと思っていますよ」

『STI新聞』の最終号は二〇〇二年の春に出た。いまやグリベックは承認され広く使用されており、絆の固い被験者たちも、通常の暮らしを取り戻すにつれ散り散りになっていたので、新聞は自然消滅に至ったのである。オレムもいつでも引っ越せる状況だったが、もうポートランドにしっかり居を構えていた。夫とその地に家を買い、倉庫に保管していた家財を戻していたのだ。またじっくり身を落ち着けようとしていた。「私は生きるつもりなの」彼女は夫に言った。「ここを一時的な住みかと考えるべきとは思わないわ」オレムは薬でずっと健康を維持できそうなので、CMLと診断されたあとに生まれた孫も含め、家族と今後も楽しい時間を過ごせるだろう。二〇一二年には、最も長い期間グリベックを服用している患者となっていた。

オレムが長年付き合っていた人々も、去っていった。そんなひとり、スーザン・マクナマラもずっと健康でいられた。彼女は、一番病気が重かったときに一緒にポートランドまで来てくれた男性と結婚していた。数年間、グリベックについて話し、広告にも出てほしいというノバルティスの求めに応じたのち、マクナマラはノバルティスのスポークスマンの地位を退いた。もう自分をCML患者と思いたくなかったのだ。ただ自分の人生を生きたかった。

ブッド・ロマインはグリベックの治験以後、CMLにはならなかった。数年後、彼は別の原因で亡くなった。

新聞の刊行を打ち切るのは、オレムにとってほろ苦い別れだった。どの号にも、ドラッカーは個人的なメッセージを寄稿していた。「こうした治験に早い時期から参加された皆さんは、真の意味でパイオニアでした。私たちの協力を、グリベックを世に出した原動力としてこれからも高く評価したいと思います。患者の皆さんは、惜しげなく感謝の言葉をかけてくださいました。どんな賞も、どんなメディアからの賛辞も、どんな称号も、私の仕事が患者さんの人生を変えたという実感には及びません」

マイケル・マウロも同じようなことを書いている。「こうした取り組みを総括する一番の手だては、感謝の言葉を述べることです。ひとつの病気の治療を一変させた歴史的な治験においてパイオニアだった、あなたがたヒーローたち、勇敢な人々に」

最後に短い回想を記して、オレムは最終号の紙面を締めくくった。結びの言葉は、その薬がどんなに彼女とほかの多くの患者の人生を変えたかを的確にとらえている。

「皆さんありがとう。人生を楽しんで」

年表　遺伝子レベルのがん治療への道のり

一九五九年――ピーター・ノーウェルとデイヴィッド・ハンガーフォードがＣＭＬ患者に変異染色体を発見し、まもなくフィラデルフィア染色体と名づけられる。当時はほとんど用途のない発見だったが、やがてがん研究の様相を一変させることとなる。

一九七〇年――ウイルス学者のデイヴィッド・ボルティモアとハワード・テミンが、ニワトリでがんを伝染させることで知られていたレトロウイルスＲＳＶが、感染する細胞のＲＮＡを変化させることを発見する。今日、レトロウイルスが引き起こす病気として知られているものには、風邪や一部のタイプのがん、エイズなどがある。

一九七一年――分染法という、染色体をそれまでになく詳細に明らかにするイメージングの手法が開発される。

一九七三年――ジャネット・ラウリーが、フィラデルフィア染色体は９番染色体の一部と22番染色体の一部が入れ替わる転座によってできることを発見。

一九七五年――ボルティモアとテミンがノーベル生理学・医学賞を受賞。

一九七六年――Ｊ・マイケル・ビショップとハロルド・ヴァーマスが、ニワトリのがんの研究から、がんを引き起こす腫瘍遺伝子は、正常な遺伝子が変異した形態であることを明らかにする。腫瘍遺伝子となりうる正常な遺伝子は、原腫瘍遺伝子と呼ばれている。

一九八四年――ＵＣＬＡで研究していたオーウェン・ウィッテが、ＣＭＬ患者の細胞にチロシンキナーゼ――タンパク質の一種で、細胞プロセスのオン／オフのスイッチの役目を果たす——を見つけ、そのスイッチが「オン」のままになっていることを明らかにする。同年、オランダの科学者、ノラ・ハイスターカンプとヨーン・フロッフェンが、フィラデルフィア染色体の転座によって、チロシンキナーゼ Bcr/Abl をコードする *bcr/abl* という遺伝子が生じていることを発見。

一九八六年——ボルティモアの研究室が、前記ふたつの発見を結びつけ、ウィッテのキナーゼが実はハイスターカンプとフロッフェンの変異遺伝子の産物であることを示す。Bcr/Abl は制御不能となっており、それがＣＭＬ患者に白血球のとめどない産生をもたらしていた。

一九八九年——ビショップとヴァーマスが、「腫瘍遺伝子の細胞起源」の発見でノーベル生理学・医学賞を受賞。

一九九〇年——フィラデルフィア染色体の発見から三一年後、ジョージ・デイリーによって、その染色体がＣＭＬの唯一の原因であることがマウスで証明される。こうして初めて、がんが単一の遺伝子変異と確実に結びつけられた。同じころ、チバガイギーのニック・ライドン率いる化学者らが、「合理的設計」による化合物、コードネームＣＧＰ-５７１４８Ｂを完成させる。この化合物は、実験室でのテストでAbl の活性を阻害したのである。

一九九三年——オレゴン健康科学大学に勤めていたブライアン・ドラッカー博士が、ライドンの実験化合物のサンプルを入手し、ＣＭＬ患者の骨髄細胞に混ぜる。すると化合物は細胞サンプルにおける *bcr/abl* 遺伝子の存在量を八〇パーセント近く低下させた。

一九九六年——動物実験で、ＳＴＩ-５７１と改称されていたライドンの薬が、白血球数を減少させ（ＣＭＬの治療の要件）、ヒトでの試験も安全なことが示される。

一九九八年——フェーズⅠ試験で、ブッド・ロマインが新薬（ほどなくグリベックと名づけられる）を二五ミリグラム服用。がんの根本原因を攻撃するように設計された薬が、初めてヒトで使用された。

一九九九年――グリベックをとりわけ熱心に支持していたドラッカーが、フェーズI試験で十分に高い用量を投与されたCML患者の一〇〇パーセントに、白血球数減少の奏効が現れたと報告。信じがたいことに、四五パーセントの患者では、フィラデルフィア染色体が完全に消えていた――しかも、この試験で薬による重い副作用の報告はただの一例もなかった。

二〇〇一年五月一〇日――グリベックが、既存の治療より劇的に効果が高いため、FDAによる薬の最速承認記録を打ち立てる。

二〇〇六年――CMLに対する初の第二世代チロシンキナーゼ阻害薬が、FDAに承認される。その後の数年で、そうした薬がもういくつか承認される。

現在――グリベックと同様の原理が、結腸直腸がん、腎臓がん、ほかのタイプの白血病、肺がん、黒色腫など、ほかのがんを引き起こす遺伝子を見つけてたたく取り組みにも広がっている。

用語集

ＩＲＩＳ　インターフェロンとＳＴＩ‐５７１による国際共同無作為化試験。グリベックと名づけられることになる薬のフェーズⅢ試験。この最終試験で、グリベックがＣＭＬの効果的な治療薬であることが証明された。

ＩＮＤ　研究新薬のこと。実験化合物でＦＤＡの承認を求める用途の一タイプ。

アミノ酸　あらゆるタンパク質の構成要素となる有機分子。

ＲＮＡ　ＤＮＡとそのタンパク質産物とをつなぐ仲介者。細胞核のＤＮＡはＲＮＡに翻訳され、そのＲＮＡが核を出て細胞内でしかるべきタンパク質に翻訳される。レトロウイルスはＤＮＡでなくＲＮＡをもっている。

ＥＧＦＲ　上皮成長因子受容体。ｅｒｂＢファミリーのタンパク質の一員であるキナーゼ。種々の一般的ながんに見つかるため、キナーゼ阻害の有望な標的と考えられていた。ｅｒｂＢファミリーの別の一員であるＨｅｒ２は、一部の乳がんに見つかっている。

遺伝子　ＤＮＡやＲＮＡの鎖にある塩基配列。遺伝子は遺伝のベースであり、ほとんどの細胞の機能を発揮させるタンパク質をコードしている。

インターフェロン　この薬は、グリベック以前はＣＭＬの唯一の治療薬だったが、その効き目は限定的で、副作用もひどかった。

ウイルス　生体細胞に感染することでしか増殖できない微小な生物学的因子。大半のウイルスは、短い配列のＤＮＡ（あるいはＲＮＡ）がタンパク質の莢（さや）に収められてできている。ウイルスは宿主の細胞に感染してから、宿主の複製機構を利用して増殖する。

ＡＳＨ　アメリカ血液学会。一九九九年のＡＳＨ年次総会で、ドラッカーはＳＴＩ‐５７１の有効性について画期的な発表をおこなった。その薬がのちにグリベックとなる。

ＡＴＰ　アデノシン‐５′‐三リン酸。細胞の代謝において、エネルギーの貯蔵と輸送に使われる必須分子。キナーゼの通常の役割は、ＡＴＰ分子からリン酸を一個奪い、リン酸化という反応で別のタンパク質にそれをくっつけることだ。白血球を産生する役割をもつタンパク質のリン酸化に歯止めがかからなくなると、ＣＭＬになる。

abl　Ablというプロテインキナーゼをコードしている遺伝子。転座によって*bcr*遺伝子と組み合わさると、ＣＭＬを引き起こす*bcr/abl*という変異遺伝子になる。

Abl　*abl*遺伝子のタンパク質産物。エーベルソン（Abelson）ウイルスの名にちなむ。融合タンパク質Gag/Ablはチロシンキナーゼで、エーベルソンウイルスの発がん作用をうながす。別のチロシンキナーゼBcr/Ablは、ＣＭＬを引き起こすメカニズムに関わっている。

src　ラウス肉腫ウイルスの発がん効果をもたらす遺伝子。*bcr*や*abl*と同様、*src*も、健康な細胞にふつうに見つかるが、変異すると発がん性をもつ。

Src　*src*遺伝子のタンパク質産物。Srcは正常な細胞に見つかるチロシンキナーゼだが、変異した腫瘍遺伝子が発現するとがんを引き起こす能力をもつようになる。

ＮＩＨ　国立衛生研究所。アメリカの一政府機関で、保健福祉省の傘下にある。アメリカ政府が医療に関わる科学研究に資金を提供する主なルートとなっている。

ＦＩＳＨ　蛍光in situハイブリダイゼーション。蛍光顕微鏡下で複数の遺伝子を異なる色で際立たせてＤＮＡを調べる手法。このテクニックにより、フィラデルフィア染色体とＣＭＬに関わる特定の変異が調べられるようになった。

ＦＤＡ　食品医薬品局。アメリカの機関で、製薬会社が上市する新薬の承認をおこなっている。

エーベルソンウイルス　ハーブ・エーベルソンが発見した発がんウイルス。がんの細胞メカニズムを研究していて彼は、健康なマウスをモロニーウイルスに感染させた。するとウイルスは、マウスのＤＮＡから*abl*遺伝子を捕獲して、エーベルソンウイルスになった。このウイルスはマウスにＢ細胞の腫瘍をもたらす。

塩基　ＤＮＡやＲＮＡの構成要素。アデニン、グアニン、シトシン、チミンの四分子が、ＤＮＡでは遺伝子を構成するユニットとなっている。ＲＮＡでは、チミンの代わりにウラシルになる。

ＯＨＳＵ　オレゴン健康科学大学。ブライアン・ドラッカーは一九九三年にこの大学でＣＭＬの新しい治療を研究しだし、その後主にドラッカーの働きにより、ＯＨＳＵは白血病をはじめとするがんの治療をおこなう第一級の施設として知られるようになった。

ＯＤＡ　オーファンドラッグ法。一九八三年に成立した米国法で、比較的希少な疾病の薬の開発をうながすことを目的としている。この法律には、臨床試験への政府の資金援助、税制上の優遇措置、薬を独占販売できる期間の保証など、薬剤開発者に対する金銭的誘因となる内容も含まれている。

芽球　未熟な白血球。ＣＭＬはこの機能しない細胞がとめどなく産生される特徴をもち、この病気の進行は、患者の血中に占める芽球の割合によって評価できる。

核型　生物がもつ染色体の数と形態。標準的な核型からのずれは、有害な遺伝子変異を示す場合もある。

キナーゼ　細胞内のプロセスを開始するのを助ける酵素の一種。この言葉は、ギリシャ語で「運動」を意味するキネティックに由来する。キナーゼは、ＡＴＰの分子からリン酸を一個引き抜いてなんらかのタンパク質に付けることで連鎖的なシグナルを誘発し、そのタンパク質を活性化して仕事をさせる。変異して機能しなくなったキナーゼは、多くのがんの原因となる。

キナーゼ阻害薬　キナーゼの働きを阻害する化合物。グリベックは、Bcr/Ablというキナーゼの、通常ＡＴＰに取りつく部位に結合するキナーゼ阻害薬。これはＣＭＬの進行を止める。ＡＴＰがないと、Brc/Ablは芽球の産生に関わるタンパク質をリン酸化できないからだ。

逆転写酵素　ＲＮＡの塩基配列を「読み」、それに対応するＤＮＡの配列を作り出す酵素。

急性期（急性転化）　ＣＭＬの最終段階で、患者の血中の芽球が三〇パーセントを超えたとき。この段階では、治療をしなければ病気が急速に進行し、生存期間は短い。

急性白血病　機能しない血球を過剰に産生することを特徴とする白血病の一種。この種のがんは進行が速いが、慢性白血病は進行が遅い。急性白血病は、小児では最も多いタイプのがん。

組み換えＤＮＡ　ＤＮＡ鎖を専用の酵素で切り「貼り」するプロセス。このテクノロジーでとくに、ゲノムから特定の遺伝子を分離して個別に調べることができるようになる。

グリベック／ＳＴＩ-５７１　ＣＭＬの標的療法に用いられ、がんと効果的に戦える初のキナーゼ阻害薬。グリベックは、Bcr/Ablチロシンキナーゼの野放図な活性を阻害することによって効能を示す。グリベックはまた、ＧＩＳＴなど、ほかの病気に対しても効くことが明らかになっている。

Ｋｉｔ　チロシンキナーゼはグリベックによって阻害される。Ｋｉｔは一部のＧＩＳＴがんに関与しており、この関与から、グリベックはＧＩＳＴの治療にも使われるようになった。

血液学的　血液の研究に関連するという意味。ＣＭＬの治療は、患者の血液学的奏効——理論上、がん化した白血球の数の減少——を調べて評価することができる。

原腫瘍遺伝子　がんを引き起こす腫瘍遺伝子になる可能性をもつ正常な遺伝子。たとえば、*bcr*も*abl*も正常な遺伝子だが、フィラデルフィア染色体という変異によって両者が組み合わさると、白血球のとめどない産生をもたらす腫瘍遺伝子*bcr/abl*になる。

原理の証明　新薬が期待どおりに効くことの実証。多くの実験薬は、すでに市場にある薬と似たメカニズムで効くため、証明済みの原理に頼っているが、仮定上の新しいメカニズムで効く実験薬は、テストによって初めて原理の証明が得られる。

抗原　抗体の標的。個々の抗体は、決まったひとつの抗原を標的としている。

酵素　さまざまな細胞プロセスをうながすタンパク質の一種。変異した形態ががんの原因となりうるプロテインキナーゼも、酵素の一種。

抗体　ウイルスなどの有害な侵入者を標的として免疫系が作り出すタンパク質。生物学研究では、抗体はなんらかの物質を検出するのに役立つ手だてとなることが多い。抗体があれば、それに対応する抗原――つまり標的――もあるはずなのだ。

細胞遺伝学　遺伝子と病気のつながりを探る研究。CML患者にとって、治療の細胞遺伝学的奏効とは、骨髄のなかでフィラデルフィア染色体――その病気の根本原因――をもつ細胞の数が減ることを意味する。

GIST　消化管間質腫瘍。以前は治療できないタイプのがんだったが、グリベックによる治療が奏効することがわかっている。

gag　エーベルソンウイルスの前身であるモロニーウイルスに存在する遺伝子。この原腫瘍遺伝子には、*abl*と合わさって有害なチロシンキナーゼGag/Ablを生み出す能力がある。

GAG　*gag*遺伝子のタンパク質産物。融合タンパク質Gag/Ablの構成要素。

Gag/Abl　*gag/abl*腫瘍遺伝子のタンパク質産物。チロシンキナーゼであるGag/Ablは、エーベルソンウイルスの発がん活性をもたらしている。

CML　慢性骨髄性白血病。フィラデルフィア染色体という変異が引き起こすがんで、グリベックという薬の標的。グリベック以前、CMLに対して最も効果の高い治療でも数年しか延命できなかったが、今ではこの病気は、グリベックなどのチロシンキナーゼ阻害薬で治療すれば管理できるものとなっている。

CLL　慢性リンパ性白血病。CMLに似たがんで、骨髄で発症するが、やがてリンパ球へ移る。

腫瘍遺伝子　がんを引き起こす遺伝子。研究により、多くの腫瘍遺伝子は、健康な生物にふつうに見つかる変異で、変異した形態ではがんのきっかけになりうることが明らかになっている。

スタウロスポリン　キナーゼ阻害薬としていち早く見つかった化合物のひとつ（とくにＰＫＣというキナーゼを標的としている）。スタウロスポリンは、細菌が自然に作り出す抗生物質である。

赤血球　酸素を体内の細胞に運ぶのに特化した細胞。

染色体　細胞の核に見つかる、ＤＮＡが組織化された構造体。ヒトゲノムには四六本の染色体があり、父母から二三本ずつ受け継いでいる。

ダサチニブ　もともと免疫系のＴ細胞を阻害する目的で作られた薬だが、ＣＭＬに対して効果があることがわかり、ＣＭＬの第二世代のチロシンキナーゼ阻害薬のひとつとなっている。

タンパク質　アミノ酸からなる比較的大きな有機分子。タンパク質は、生体細胞内で生じる多くの生命活動の役に立っている。タンパク質のアミノ酸配列は生物のＤＮＡにコードされているため、タンパク質は、生物の遺伝子が細胞内の物理的なプロセスを誘導する手段と考えられる。

ＤＮＡ　遺伝コードを収めた二重らせん構造の組織。ＤＮＡは、ほぼすべての生物学的機能を担うタンパク質のコードとなる遺伝子でできている。

Ｔ細胞　白血球の一種であるリンパ球の一タイプ。ほとんどのＴ細胞は、異物を標的とする「キラー（殺し屋）」か、キラー細胞の活動を誘発する「ヘルパー（支援者）」のどちらかだ。

転座　二本の染色体のあいだで遺伝物質が入れ替わる遺伝子変異。フィラデルフィア染色体では、９番染色体と22番染色体が転座を起こしている。

白血球　身体を病気から守る免疫系の細胞。ＣＭＬは、ほかの白血病と同じく、欠陥品の白血球を過剰に産生する。

白血病　血液や骨髄のがん。初期のがん研究者の多くは、これやほかの「液性がん」にとくに目を向けていた。血流にがんがあると、固形がんよりもはるかに直接進行を定量化しやすかったからだ。

ＰＫＣ　プロテインキナーゼＣ。一部の一般的ながんに関与するキナーゼ。ＰＤＧＦＲやＥＧＦＲと同様、ＰＫＣも当初はキナーゼ阻害の有望な標的と考えられていた。

Ｂ細胞　白血球の一種であるリンパ球の一タイプ。Ｂ細胞はヘルパーＴ細胞によって活性化され、侵入者と戦うための抗体を産生する。Ｂ細胞はエーベルソンウイルスの標的でもあり、初期のがん研究では重要なツールとなっていた。

bcr　22番染色体が千切れ、９番染色体と遺伝物質を交換してフィラデルフィア染色体になっているときに、22番染色体の切断個所（「切断点クラスター領域（breakpoint cluster region）」）にある原腫瘍遺伝子。この転座では、*bcr*が

*abl*のそばに運ばれ、ＣＭＬの原因となる*bcr/abl*という融合遺伝子が形成される。

Bcr　*bcr*遺伝子のタンパク質産物で、融合タンパク質Bcr/Ablの構成要素。

Bcr/Abl　*bcr/abl*遺伝子のタンパク質産物。この変異型チロシンキナーゼは、ＣＭＬのメカニズムに関わっている。Bcr/Ablは、白血球の産生をうながすタンパク質をリン酸化して、この通常はきっちり調節されているプロセスを制御不能に陥らせ、芽球を過剰に作り出させる。

ＰＤＧＦＲ　血小板由来成長因子受容体。多くのタイプのがんに過剰に見つかるキナーゼ。ＰＫＣやＥＧＦＲと同様、ＰＤＧＦＲは、いくつか一般的ながんに存在するのでキナーゼ阻害の標的として研究された。

標的療法　体内の特定の分子や化合物を標的として効果を示す治療のこと。グリベックは標的療法の一種で、Bcr/Ablというキナーゼに狙いを絞っている。別の例としてタモキシフェンもあり、これはエストロゲンを阻害し、一部のタイプの乳がんの治療に使われている。

フィラデルフィア染色体（PH, PH^1）　ＣＭＬ患者に見られる異常に短い22番染色体を指してつけられた呼称。染色体を短くした変異は、当初は多くの研究者に欠失と考えられていたが、のちに、９番染色体と22番染色体のあいだで遺伝物質が入れ替わる転座であることがわかった。

フェーズⅠ試験　ヒトでの薬剤のテストで最初の段階。この試験では、少数の患者を登録し、ごく少量の用量から薬の投与を始め、次第に用量を増やして結果をモニターする。主な目標は、薬の安全性を確かめることだ。

フェーズⅡ試験　ヒトでの薬剤のテストで第二の段階。フェーズⅠより規模が大きく、複数の施設で数百人の患者を対象におこなう。この段階の試験から、薬の有効性の調査が始まる。

フェーズⅢ試験　大規模な治験で、患者を無作為に試験対象の実験的治療と従来の最良の治療に振り分ける。ＳＴＩ－５７１すなわちグリベックの有効性は、インターフェロンと比べてテストされた。

フォーカスアッセイ　正常な細胞をペトリ皿のなかで発がん因子にさらし、それによってがん化した細胞を増殖させるテクニック。がんを引き起こしうる外部要因を調べて定量化する手法。

変異　生物のＤＮＡの塩基配列に変化が生じること。多くの変異は何の影響も及ぼさないが、なかには重大な変化をもたらす変異もある。フィラデルフィア染色体は、転座というタイプの変異によってもたらされる。

ポリオーマウイルス　がんのメカニズムを探る初期の研究で使われていた発がんウイルス。ポリオーマウイルスの研究により、一部のキナーゼ、とくにチロシンキナーゼががんに関与していることが明らかになった。

ポリメラーゼ連鎖反応　ＣＭＬ患者の分子遺伝学的奏効を評価するために用いられる診断検査。この検査では、患者のどれだけの血球がフィラデルフィア染色体をもっているかを対数目盛で評価する。

慢性白血病　機能しない異常な血球が過剰に産生されるがんの一種。最初はたいてい進行が遅く、概して成人が罹る。

モロニーウイルス　マウスにがんを引き起こすRNAウイルス。ハーブ・エーベルソンはこのウイルスの研究をきっかけに、がん探索の重要なツールと言えるエーベルソンウイルスを発見した。

ラウス肉腫ウイルス（**RSV**）　二〇世紀初頭に発見されたこのウイルスは、がんが感染によって細胞内で引き起こされうることの最初の証拠を提供してくれた。のちに、フォーカスアッセイという新技術で、このウイルスがレトロウイルスであることが明らかになった。

リン酸　リン原子一個と酸素原子四個からなる分子。生体細胞の「燃料」となるATPには三つのリン酸基が含まれている。酵素のキナーゼは、ATPからリン酸基を一個奪って別のタンパク質につけることで、連鎖反応（シグナル伝達の連鎖あるいはシグナル伝達経路）を開始する。

リン酸化　キナーゼがリン酸を別のタンパク質につけて、細胞内の連鎖反応を始めさせるプロセス。

臨床試験（**治験**）　新薬の有効性と安全性をテストする一連の試験。FDAに販売を承認されるまでに、いくつか厳しい段階を経る必要がある。

レトロウイルス　DNAではなくRNAでできたウイルス。このウイルスは逆転写酵素をもち、それによって複製プロセスのひとつとしてRNAからDNAを作り出すことができる（DNAからRNAを作るのではなく）。そしてレトロウイルスのDNAは、宿主の細胞のゲノムに組み込まれることもある。

chromosome-positive leukemias: From basic mechanisms to molecular therapeutics. *Annals of Internal Medicine* 138 (2003): 819–830.

Langreth, R. Big bucks. *Forbes*, May 21, 2007.

Lawce, H. Genetic technology and CML: Culture and history. *Journal of the Association of Genetic Technologists* 37 (2011): 29–30.

Lydon, N. B. Attacking cancer at its foundation. *Nature Medicine* 15 (2009): xix–xxiii.

Lydon, N.B., and B. J. Druker. Lessons learned from the development of imatinib. *Leukemia Research* 28, supplement 1 (2004): S29–S38.

Monmaney T. A triumph in the war against cancer. *Smithsonian*, May 2011.

Mueller, J. M. Taking TRIPS to India—Novartis, Patent Law, and Access to Medicines. *New England Journal of Medicine* 256 (2007): 541–543.

Mukherjee, S. *The Emperor of All Maladies*. New York: Scribner, 2010.

Nowell, P. C. Genetic alterations in leukemias and lymphomas: Impressive progress and continuing complexity. *Cancer Genetics and Cytogenetics* 94 (1997): 13–19.

Pollack, A. Therapies for cancer bring hope and failure. *New York Times*, June 15, 2010.

Rosenberg, N., and K. Beemon. Mechanisms of Oncogenes by Avian and Murine Retroviruses. In: *Current Cancer Research*. New York: Springer Science + Business Media, 2012.

Rous, P. Nobel Lecture, 1966. Available online at http://www.nobelprize. org/nobel_prizes/medicine/laureates/1966/rous-lecture.html.

Sharat Chandra, H., N. C. Heisterkamp, A. Hungerford, J. J. D. Morrissette, P. C. Nowell, J. D. Rowley, and J. R. Testa. Philadelphia Chromosome Symposium: Commemoration of the 50th anniversary of the discovery of the Ph chromosome. *Cancer Genetics* 204 (2011):171–179.

Temin, H. M. Mechanism of cell transformation by RN A tumor viruses. *Annual Review of Microbiology* 25 (1971): 609–648.

Vasella, D., and R. Slater. *Magic Cancer Bullet.* New York: HarperCollins, 2003.

US Department of Health and Human Services. Office of Inspector General. The Orphan Drug Act—Implementation and impact. May 2001.

OEI-09-00-00380. Available online at http://www.dhhs.gov/progorg/oei.

US Food and Drug Administration. Summary basis of approval (SBA) for Gleevec. Document provided by FOI Services. Document number 5202527.

Wade, N. Powerful anti-cancer drug emerges from basic biology. *New York Times,* May 8, 2001.

Weiss, R. A., and P. K. Vogt. 100 years of RSV. *Journal of Experimental Medicine* 208 (2011): 2351–2355.

Wong S., and O. N. Witte. The BCR-ABL story: Bench to bedside and back. *Annual Review of Immunology* 22 (2004): 247–306.

fibroblast and lymphoid cells. *Proceedings of the National Academy of Sciences of the United States of America* 75 (1978): 2488–2492.

Young, J. C., and O. N. Witte. Selective transformation of primitive lymphoid cells by the BCR/ABL oncogene expressed in long-term lymphoid or myeloid cultures. *Molecular and Cellular Biology* 8 (1988): 4079–4087.

Zimmermann, J., E. Buchdunger, H. Mett, T. Meyer, and N. B. Lydon. Potent and selective inhibitors of the Abl-kinase: Phenylamino-pyrimidine (PAP) derivatives. *Bioorganic and Medicinal Chemistry Letters* 7 (1997): 187–192.

その他の出版物

以上の論文や書籍などの出版物は、研究や歴史的視点などの参考事項をまとめてくれている。こうした著作の多くは、総説や、当該分野でとくに関連の深い原著論文だ。本書の情報源としてはほかにも参考資料を用いているが、とりわけ重要なレポートを以下に掲げる。

Arnold, K. After 30 years of laboratory work, a quick approval for STI571. *Journal of the National Cancer Institute* 93 (2001): 972–973.

Baltzer, F. "Theodor Boveri: The Life of a Great Scientist 1862–1915." Berkeley: University of California Press, 1967. Available online at http://9e.devbio.com/article.php?ch=2&id=25.

Bazell R. *HER*-2. New York: Random House, 1998.（『ハーセプチン Her-2』（中村清吾監修、福見一郎訳、篠原出版新社））

Bishop, J. M. Oncogenes. *Scientific American* 246 (1982): 68–78.

Cohen, P. Protein kinases—the major drug targets of the twenty-first century? *Nature Reviews Drug Discovery* 1 (2002): 309–315.

Druker, B. J. Translation of the Philadelphia chromosome into therapy for CML. ASH 50th anniversary review. *Blood* 112 (2008): 4808–4817.

Druker, B. J., C. L. Sawyers, R. Capdeville, J. M. Ford, M. Baccarani, and J. M. Goldman. Chronic myelogenous leukemia. *Hematology*. American Society of Hematology Education Program (2001): 87–112.

Hunter, T. The proteins of oncogenes. *Scientific American* 251 (1984): 70–79.

——. Treatment for chronic myelogenous leukemia: The long road to imatinib. *Journal of Clinical Investigation* 117 (2007): 2036–2043.

Hunter, T., and W. Eckhart. The discovery of tyrosine phosphorylation: It's all in the buffer! *Cell* S116 (2004): S35–S39.

Kharas, M. G., and G. Q. Daley. From hen house to bedside: Tracing Hanafusa's legacy from avian leukemia viruses to SRC to ABL and beyond. *Genes & Cancer* 1 (2011): 1164–1169.

Kurzrock, R., H. M. Kantarjian, B. J. Druker, and M. Talpaz. Philadelphia changes associated with infection by a murine nonthymic lymphatic tumor virus. *Journal of the National Cancer Institute* 46 (1971): 481–491.

Rowley, J. D. Chromosomal patterns in myelocytic leukemia. *New England Journal of Medicine* 289 (1973): 220–221.

——. Letter: A new consistent chromosomal abnormality in chronic myelogenous leukemia identified by quinacrine fluorescence and Giemsa staining. *Nature* 243 (1973): 290–293.

Sawyers, C. L., A. Hochhaus, and E. Feldman. Imatinib induces hematologic and cytogenetic responses in patients with chronic myeloid leukemia in myeloid blast crisis: Results of a phase II study. *Blood* 99 (2002): 3530–3539.

Schindler, T., W. Bornmann W, P. Pellicena, W. T. Miller, B. Clarkson, and J. Kuriyan. Structural mechanism for STI-571 inhibition of Abelson tyrosine kinase. *Science* 289 (2000): 1938–1942.

Stam, K., N. Heisterkamp, G. Grosveld, A. de Klein, R. S. Verma, M. Coleman, H. Dosik, and J. Groffen. Evidence of a new chimeric *bcr/c-abl* mRN A in patients with chronic myelocytic leukemia and the Philadelphia chromosome. *New England Journal of Medicine* 313 (1985): 1429–1433.

Talpaz, M, R. T. Silver, and B. J. Druker et al. Imatinib induces durable hematologic responses and cytogenetic responses in patients with accelerated phase chronic myeloid leukemia: Results of a phase 2 study. *Blood* 99 (2002): 1928–1937.

Tamaoki T, H. Nomoto, I. Takahashi, Y. Kato, M. Morimoto, and F. Tomita. Staurosporine, a potent inhibitor of phospholipid/Ca++dependent protein kinase. *Biochemical and Biophysical Research Communications* 135 (1987): 397–402.

Whang, J., E. Frei III, J. H. Tjio, P. P. Carbone, and G. Brecher. The distribution of the Philadelphia chromosome in patients with chronic myelogenous leukemia. *Blood* 22 (1963): 664–673.

Witte, O. N. Involvement of the *abl* oncogene in human chronic myelogenous leukemia. Oncogenes and Cancer. Utrecht: *Japan Society Press, 1987. S. A. Aaronson et al, editors. 143-149.*

——. Role of the BCR-ABL oncogene in human leukemia. *Cancer Research* 53 (1993): 485–489.

Witte, O. N., A. Dasgupta, and D. Baltimore. Abelson murine leukemia virus protein is phosphorylated in vitro to form phosphotyrosine. *Nature* 283 (1980): 826–831.

Witte, O. N., N. E. Rosenberg, and D. Baltimore. Identification of a normal cellular protein cross-reactive to the major Abelson murine leukaemia virus gene product. *Nature* 281 (1979): 396–398.

Witte, O. N., N. Rosenberg, M. Paskind, A. Shields, and D. Baltimore. Identification of an Abelson murine leukemia virus-encoded protein present in transformed kinase C. *Biochemistry* 23 (1984): 5036–5041.

Hughes, T. P., A. Hochhaus, S. Branford, M. C. Muller, J. S. Kaeda, L. Foroni, B. J. Druker, E. Guilhot, R. A. Larson, S. G. O'Brien, M. S. Rudoltz, M. Mone, E. Wehrle, V. Modur, J. M. Goldman, and J. P. Radich. Long-term prognostic significance of early molecular response to imatinib in newly diagnosed chronic myeloid leukemia: An analysis from the International Randomized Study of Interferon and STI571 (IRIS). *Blood* 116 (2010): 3758–3765.

Iba, H., T. Takeya, F. R. Cross, T. Hanafusa, and H. Hanafusa. Rous sarcoma virus variants that carry the cellular src gene instead of the viral src gene cannot transform chicken embryo fibroblasts. *Proceedings of the National Academy of Sciences of the United States of America* 81 (1984): 4424–4428.

Kantarjian, H., S. O'Brien, G. Garcia-Manero, S. Faderl, F. Ravandi, E. Jabbour, J. Shan, and J. Cortes. Very long-term follow-up results of imatinib mesylate therapy in chronic phase chronic myeloid leukemia after failure of interferon alpha therapy. *Cancer* 118 (2012): 3116–3122.

Kantarjian, H., C. Sawyers, and A. Hochhaus et al.; International STI571 CML Study Group. Hematologic and cytogenetic responses to imatinib mesylate in chronic myelogenous leukemia. *New England Journal of Medicine* 346 (2002): 645–652.

Konopka, J. B., S. M. Watanabe, J. W. Singer, S. J. Collins, and O. N. Witte. Cell lines and clinical isolates derived from Ph1-positive chronic myelogenous leukemia patients express c-*abl* proteins with a common structural alteration. *Proceedings of the National Academy of Sciences of the United States of America* 82 (1985): 1810–1814.

Konopka, J. B., S. M. Watanabe, and O. N. Witte. An alteration of the human c-*abl* protein in K562 leukemia cells unmasked associate tyrosine kinase activity. *Cell* 37 (1984): 1035–1042.

Lydon, N. B., B. Adams, J. F. Poschet, A. Gutzwiller, and A. Matter. An *E. coli* expression system for the rapid purification and characterization of a v-abl tyrosine protein kinase. *Oncogene Research* 5 (1990): 161–173.

Nishizuka, Y. The role of protein kinase C in cell surface signal transduction and tumour promotion. *Nature* 308 (1984): 693–698.

Nowell, P. C., and D. A. Hungerford. A minute chromosome in human chronic granulocytic leukemia. *Science* 132 (1960): 1497.

——. Chromosome studies on normal and leukemic human leukocytes. *Journal of the National Cancer Institute*. 25 (1960) : 85–109.

O'Brien, S. G., F. Guilhot, and R. A. Larson et al.; IRIS investigators. Imatinib compared with interferon and low-dose cytarabine for newly diagnosed chronic-phase chronic myeoid leukemia. *New England Journal of Medicine* 348 (2003): 994–1004.

Rabstein, L. S., A. F. Gazdar, H. C. Chopra, and H. T. Abelson. Early morphological

Lydon, H. Kantarjian, R. Capdeville, S. Ohno-Jones, and C. L. Sawyers. Efficacy and safety of a specific inhibitor of the BCR-ABL tyrosine kinase in chronic myeloid leukemia. *New England Journal of Medicine* 344 (2001): 1031–1037.

Druker, B. J., M. Talpaz, R. J. Resta, B. Peng, E. Buchdunger, J. M. Ford, and C. L. Sawyers. Clinical efficacy and safety of an Abl-specific tyrosine kinase inhibitor as targeted therapy for chronic myelogenous leukemia. Plenary Presentation for the Annual Meeting of the American Society of Hematology, 1999.

Druker, B. J., S. Tamur, and E. Buchdunger et al. Effects of a selective inhibitor of the Abl tyrosine kinase on the growth of Bcr-Abl positive cells. *Nature Medicine* 2 (1996): 561–566.

Druker, B. J., S. Tamura, E. Buchdunger, S. Ohno, G. C. Bagby, and N. B. Lydon. Preclinical evaluation of a selective inhibitor of the ABL tyrosine kinase as a therapeutic agent for chronic myelogenous leukemia. *Blood* 86, supplement 1 (1995): 601a.

Eckhart, W., M. A. Hutchinson, and T. Hunter. An activity phosphorylating tyrosine in polyoma T antigen immunoprecipitates. *Cell* 18 (1979): 925–933.

Foulkes, J. H., M. Chow, C. Gorka, A. J. Frackelton, and D. Baltimore. Purification and characterization of a protein-tyrosine kinase encoded by the Abelson murine leukemia virus. The *Journal of Biological Chemistry* 260 (1985): 8070–8077.

Gale, R. P., and E. Canaani. An 8-kilobase abl RN A transcript in chronic myelogenous leukemia. *Proceedings of the National Academy of Sciences of the United States of America* 81 (1984): 5648–5652.

Goff, S. P., E. Gilboa, E. N. Witte, and D. Baltimore. Structure of the Abelson murine leukemia virus genome and the homologous cellular gene: Studies with cloned viral DN A. *Cell* 22 (1980): 777–785.

Gorre, M. E., M. Mohammed, K. Ellwood, N. Hsu, R. Paquette, P. N. Rao, and C. L. Sawyers. Clinical resistance to STI-571 cancer therapy caused by BCR-ABL gene mutation or amplification. *Science* 293 (2001): 876–880.

Groffen, J., J. R. Stephenson, and N. Heisterkamp et al. Philadelphia chromosomal breakpoints are clustered within a limited region, bcr, on chromosome 22. *Cell* 36 (1984): 93–99.

Heisterkamp, N., K. Stam, J. Groffen, A. De Klein, and G. Grosveld. Structural organization of the bcr gene and its role in the Ph' translocation. *Nature* 315 (1985): 758–761.

Heisterkamp, N., J. R. Stephenson, and J. Groffen et al. Localization of the c-*abl* oncogene adjacent to a translocation break point in chronic myelocytic leukemia. *Nature* 306 (1983): 239–242.

Hidaka, H., M. Inagaki, S. Kawamoto, and Y. Sasaki. Isoquinolinesulfonamides, novel and potent inhibitors of cyclic nucleotide dependent protein kinase and protein

Ben-Neriah, Y., G. Q. Daley, A. M. Mes-Masson, O. N. Witte, and D. Baltimore. The chronic myelogenous leukemia-specific P210 protein is the product of the bcr/abl hybrid gene. *Science* 233 (1986): 212–214.

Buchdunger, E., A. Matter, and B. J. Druker. Bcr-Abl inhibition as a modality of CML therapeutics. *Biochimica et Biophysica Acta* 1551 (2001): M11–18.

Buchdunger, E., J. Zimmermann, and H. Mett et al. Inhibition of the Abl protein-tyrosine kinase in vitro and in vivo by a 2-phenylaminopyrimidine derivative. *Cancer Research* 56 (1996): 100–104.

——. Selective inhibition of the platelet-derived growth factor signal transduction pathway by a protein-tyrosine kinase inhibitor of the 2-phenylaminopyrimidine class. *Proceedings of the National Academy of Sciences of the United States of America* 92 (1995): 2258–2262.

Carroll, M., S. Ohno-Jones, and S. Tamura et al. CGP 57148B, a tyrosine kinase inhibitor, inhibits the growth of cells expressing BCR-ABL, TELABL and TEL-PDG FR fusion proteins. *Blood* 90 (1997): 4947–4952.

Daley, G. Q., R. A. Van Etten, and D. Baltimore. Induction of chronic myelogenous leukemia in mice by the P210bcr/abl gene of the Philadelphia chromosome. *Science* 247 (1990): 824–830.

De Klein, A., A. G. van Kessel, and G. Grosveld et al. A cellular oncogene is translocated to the Philadelphia chromosome in chronic myelocytic leukemia. *Nature* 243 (1973): 290–293.

Deininger, M. W., J. M. Goldman, N. Lydon, and J. V. Melo. The tyrosine kinase inhibitor CGP57148B selectively inhibits the growth of BCRABL-positive cells. *Blood* 90 (1997): 3691–3698.

Demetri, G. D., M. von Mehren, and C. D. Blanke et al. Efficacy and safety of imatinib mesylate in advanced gastrointestinal stromal tumors. *New England Journal of Medicine* 347 (2002): 472–480.

Druker, B. J., F. Guilhot, and S. G. O'Brien et al.; IRIS investigators. Fiveyear follow-up of patients receiving imatinib for chronic myeloid leukemia. *New England Journal of Medicine* 355 (2006): 2408–2417.

Druker, B. J., C. L. Sawyers, H. Kantarjian, D. J. Resta, S. F. Reese, J. M. Ford, R. Capdeville, and M. Talpaz. Activity of a specific inhibitor of the BCR-ABL tyrosine kinase in the blast crisis of chronic myeloid leukemia and acute lymphoblastic leukemia with the Philadelphia chromosome. *New England Journal of Medicine* 344 (2001): 1038–1042.

Druker B. J., C. L. Sawyers, M. Talpaz, D. J. Resta, B. Peng, and J. M. Ford. Phase I trial of a specific ABL tyrosine kinase inhibitor, "CGP-57148B," in interferon-refractory chronic myelogenous leukemia patients. Poster presented at the Annual Meeting of the American Society of Hematology, 1998.

Druker, B. J., M. Talpaz, D. J. Resta, B. Peng, E. Buchdunger, J. M. Ford, N. B.

参考文献

インタビュー

学界の科学者、医師、企業の研究者、患者、企業の幹部へのインタビューが、本書の一次資料となった。以下にアルファベット順で挙げた個人には、著者がインタビューをおこなった。一部のインタビューは2007年におこなわれたが、大半は2012年におこなわれた。

ハーバート・T・エーベルソン、デイヴィッド・ボルティモア、J・マイケル・ビショップ、キャロリン・ブラスデル、クララ・ブルームフィールド、サラ・ボウデン、エリザベト・ブーフドゥンガー、ルノー・カプデヴィル、サー・フィリップ・コーエン、ジョエル・クラウチ（電子メール）、ジョージ・デイリー（電子メール）、ブライアン・ドラッカー、ゲイリー・アイクナー、レイ・エリクソン、エミール・フライライヒ、ジェニファー・ガングロフ、スティーヴン・ゴフ、ジョン・グッドマン、アレクサンドラ・ハーディ、ブライアン・ヘミングズ、アリス・ハンガーフォード、トニー・ハンター、カラ・ジョンソン、ヘレン・ロース、ハンス・ローランド、ニック・ライドン、アレックス・マター、スーザン・マクナマラ、ケリー・ミッチェル、ピーター・ノーウェル、フランク・オレム、ジュディ・オレム、ベヴァリー・アレックス・オーウェン、ピーター・パーカー、ナオミ・ローゼンバーグ、ジャネット・ラウリー、チャールズ・ソーヤーズ、モーシェ・タルパズ、ピーター・トラクスラー、ダニエル・ヴァセラ、ジャッキー・ホワン・ペン、オーウェン・ウィッテ、ユルク・ツィマーマン。

原著論文

知見や経緯やデータなどの情報は、科学文献、会議の発表、新聞雑誌の記事、その他紙やオンラインで手に入る多数の著作物から選び取った。以下の査読を経た論文——科学界では一般に「原著論文」と呼ばれる——は、本書で語ったなかでもとりわけ独創的な実験や治験の結果を公表したものだ。1960年に報告されたフィラデルフィア染色体の最初の観察結果に始まり、最近のものでは、1998年以降グリベックを服用したCML患者の最新の生存データがある。

謝辞

ブライアン・ドラッカー、ナオミ・ローゼンバーグ、オーウェン・ウィッテ、デイヴィッド・ボルティモア、ニック・ライドン、アレックス・マター、ダニエル・ヴァセラ、チャールズ・ソーヤーズ、スティーヴ・ゴフ、サー・フィリップ・コーエン、レイ・エリクソン、ハーブ・エーベルソン、マイケル・マウロ、ピーター・ノーウェル、ジャネット・ラウリー、ユルク・ツィマーマン、エリザベト・ブーフドゥンガー、ヘレン・ロース、ルノー・カプデヴィル、ジョン・ゴールドマン、ピーター・トラクスラー、モーシェ・タルパズ、ブライアン・ヘミングズ、ピーター・パーカー、エミール・フライライヒ、ジョージ・デイリー、J・マイケル・ビショップ、ノラ・ハイスターカンプ、カラ・ジョンソン、ジョエル・クラウチなど、インタビューを受けてくれたすべての科学者・臨床医に感謝したい。さらに、スティーヴ・ゴフとヘレン・ロースには、初期の草稿を読んでコメントしてくれたことに謝意を表する。ゲイリー・アイクナー、ジュディ・オレム、フランク・オレム、アリス・ハンガーフォード、ハンス・ローランド、ベヴァリー・アレックス・オーウェン、ケリー・ミッチェル、スーザン・マクナマラ、アレクサンドラ・ハーディ、ジェニファー・ガングロフには、自分のことを話し、私生活を垣間見せてくれたことに対し、お礼を申し上げる。ラドンナ・ロポッサ、ドリ・モーテンソン、ジェイ・ウェインステイン、ヴァージニア・ガーナーにも感謝する。本書の情報源となった『ＳＴＩ新聞』と「感謝のアルバム」に寄稿したすべての方々も称えたい。

またこうした方々に対し、私が他人の人生という神聖な場を歩きまわるにあたり、きちんと敬意を示せていたものと願いたい。

本書は、多くの人の励ましと支援のおかげで形になった。版元のジ・エクスペリメントでは、マシュー・ロアとニコラス・シゼクだ。著作権エージェントのラッセル・ガレンにも感謝を。ＯＨＳＵのサラ・ボウデンとエリーサ・ウィリアムズ、ラダー・フィン社のサラ・ケステンバウムにも支援を受け、ノーマ・マクレモアは編集の労を執り、ジェイソン・ロートハウザーは校正をおこなってくれた。スティーヴ・カーランダー、ポール・マクダニエル、ターニャ・マッキノン、シエナ・シーゲル、ジョイ・ピンカスも、本書に息を吹き込んでくれた。

私に場所とインスピレーションと息抜きを提供してくれた家族にも感謝する。

私は、公表された文献にあたって科学的内容やデータをチェックし、本書で語る出来事について各個人の記憶をできるだけクロスチェックして、正確に話を伝えることに最善を尽くした。誤りや遺漏、話を単純化しすぎた点などがあれば、すべて私の責任であり、誤解してここに挙げた方々のせいにしないでもらいたい。

訳者あとがき

がん、なかでも白血病といえば、これまで小説や映画などで定番とも言える不治の病だった。抗がん剤や放射線治療はひどい副作用があるうえにいくらか生存期間を延ばせるだけで、骨髄移植なども危険な治療でそれ自体が死因になることも多く、再発すれば従来の治療が効かなくなりもした。それが近年、一部のタイプとはいえ、白血病を薬物療法で完全寛解という健康状態にまで治療できるようになった。病因そのものに作用する分子標的薬が開発されたのだ。

本書は、慢性骨髄性白血病（CML）と呼ばれる希少疾病の病因——フィラデルフィア染色体——の発見・解明から、特効薬——グリベック——の開発・上市までの半世紀にわたる歴史をつまびらかに追った、医療ノンフィクションである。著者ジェシカ・ワプナーは、保健医療分野を専門とするフリーのサイエンスライターで、『サイエンス』などの学術誌から『ニューヨーク・タイムズ』などの一般紙まで幅広い媒体に寄稿している。書籍を著したのはこれが初めてらしいが、本書は処女作にして『ウォール・ストリート・ジャーナル』に二〇一三年のノンフィクショントップ10に選ばれた。

本書執筆にあたり、著者は数多くの関係者に直接インタビューをおこない、そうして引き出した話を忠実にドキュメンタリーとして再現している。おそろしく細部まで描き込んでいるがゆえに、いささか内容が混沌とした印象も読者に与えるが、現にこの薬が世に出るまでの経緯は錯綜としているのであり、かえってそのリアリティがひしひしと伝わり、そのときどきの登場人物の心境が手に取るようによくわかる。また前半の病因解明については、別々の研究と思われたものが、人々の偶然の結びつきなどもあっていつしか関連し合っていくさまに、さながらパズルを解くかのようなスリルも味わえる。

とくに治療薬の開発以降の話で主人公となるのは、医師のブライアン・ドラッカーだ。彼のキャリアは苦難続きだった。共同研究者とライバル企業の関係になってしまって薬剤開発に関われなくなるとか、会社から十分な予算を与えられず仕事を半ば干されてしまうとか、転職先が決まりかけていたのにそのポストが埋まってしまうとか、苦労してなんとか新薬の臨床試験にこぎつけたのにあやうく自分が蚊帳の外になりそうになるとか。それでもドラッカーがへこたれずに頑張れたのは、臨床の現場で手の施しようもなく死んでゆく患者たちをどうにかしてあげたいという思いが強かったからだ。臨床とラボの両方を経験していた彼は、じっさい両者をつなぐ大きな役割を果たした。CMLのような希少疾病の薬は、患者数の少なさゆえに利益にならないとして、一般に製薬企業は商品化に対して腰が重い。事実、ノバルティスは候補となる化合物を見つけてからもなかなか本腰を入れなかった。そこで開発に初期段階から携わっていたノバルティス社内の人間も必死に声を上げたが、最終的に会社を動かしたのは、臨床試験を審査する食品医薬品局（FDA）に直接問い合わせるなど必死に手を尽くしたドラッカーや、彼のもとで献身的な診療を受けていた当の患者たちだった。患者がインターネットで結びついて情報交換をおこない、ノバルティスに臨床試験の加速を訴える請願書をしたためるに至ったのだ。その意味で本書は、患者のために戦い抜いた医師を中心に、利益優先の企業体質を打ち砕いた英雄譚として、爽やかな読後感も与えてくれる。

記述が細部まで忠実なだけでなく、公平な視点でなされていることも本書の大きな長所だろう。開発元ノバルティスの対応の鈍さに苛立つドラッカーだけでなく、当時ノバルティスCEOになったばかりのヴァセラの言い分も取り上げるなどして、著者自身のバイアスを極力排除する姿勢が見られるのだ。それでも、グリベック発売後にヴァセラがドラッカーの貢献を無視した内容で開発の経緯を記した本を著したくだりを読むと、ワプナーがここまで緻密に事実を詰め込んだ開発史をものしたのは、だれよりもこの薬のために身を捧げながら十分に報いられていないドラッカーを正当に評価してあげたいという彼女の義憤からくる使命感も大きな一因だったのではないかと思わざるをえない。

最後に、本書の原書刊行後、日本でグリベックを含む薬剤の副作用報告をノバルティスが怠っていたことが発覚した事実に触れておきたい。二〇一四年五月、ノバルティスの白血病治療薬グリベックなどで、同社の営業社員が、患者へのアンケート調査で重い副作用と見られる症状を把握しながら社内の安全担当部署に伝えず、国にも報告していなかったことが明らかになった。厚生労働省は七月、薬事法にもとづいて同社に業務改善命令を出したが、その後の調査で二六品目三二六四症例に及ぶことが判明し、ついには二〇一五年二月に業務停止命令が下されるに至った。ノバルティスについては、それ以前に高血圧治療薬ディオバンの臨床データ改竄で元社員が逮捕起訴される事件もあった。本書の38章でノバルティスのCEOヴァセラが、産学協同による欠点に警戒しながらも互いの信頼によってうまくいったと自賛しているが、信頼関係がなれ合いになったり都合良く利用されたりしないようにするには、よほどの自律や慎重さが求められるのだと考えさせられもする。

また、本書でもグリベックで完全寛解に至った患者が再発するケースもあることが語られているが、それについて先日、ＣＭＬの再発を抑制する新しい治療法が考案されたとの報道があった。広島大学が金沢大学や韓国のＣＨＡ大学校と共同研究した成果だが、再発の原因となるＣＭＬ幹細胞が栄養源を獲得するメカニズムを解明し、それを阻害する薬剤の効果をマウスで確認したということだ。

末筆ながら、本書に出会わせてくださり、編集の労を執ってくださった柏書房の二宮恵一さんに、この場を借りてお礼を申し上げたい。

斉藤隆央

二〇一五年八月

か

索引

著者紹介

ジェシカ・ワプナー（Jessica Wapner）

ヘルスケアと医療に関するフリーランスのサイエンスライター。『サイエンティフィック・アメリカン』『ニューヨーク・タイムズ』『ロサンジェルス・タイムズ』『サイエンス』『ネイチャー・メディスン』『サイコロジー・トゥデイ』などに記事を書いている。そのほか医療系の雑誌などに頻繁に記事を書いている。ブルックリン在住。

訳者紹介

斉藤隆央（さいとう・たかお）

1967年生まれ。東京大学工学部工業化学科卒業。化学メーカー勤務を経て、現在は翻訳業に専念。訳書に、ターリ・シャーロット『脳は楽観的に考える』（柏書房）、ミチオ・カク『フューチャー・オブ・マインド』『2100年の科学ライフ』『サイエンス・インポッシブル』（以上NHK出版）、クリストファー・ボーム『モラルの起源』（白揚社）、エドワード・O・ウィルソン『人類はどこから来て、どこへ行くのか』（化学同人）、ホッド・リプソン＆メルバ・カーマン『2040年の新世界』（東洋経済新報社）、ピーター・アトキンス『ガリレオの指』、マット・リドレー（共訳）『やわらかな遺伝子』（以上早川書房）、ニック・レーン『ミトコンドリアが進化を決めた』『生命の跳躍』（みすず書房）ほか多数。

フィラデルフィア染色体

遺伝子の謎、死に至るがん、画期的な治療法発見の物語

2015年10月1日　第1刷発行

著　者　　ジェシカ・ワプナー
翻　訳　　斉藤隆央

発行者　　富澤凡子
発行所　　柏書房株式会社
　　　　　東京都文京区本郷2-15-13（〒113-0033）
　　　　　電話（03）3830-1891［営業］
　　　　　　　（03）3830-1894［編集］

装　丁　　鈴木正道（Suzuki Design）
DTP　　　有限会社一企画
印　刷　　萩原印刷株式会社
製　本　　小高製本工業株式会社

ISBN978-4-7601-4619-2